肠胃知道答案

发现人体消化之旅

丁彬彬 | 著

U0212978

清华大学出版社

北京

版权所有，侵权必究。侵权举报电话：010-62782989　　13701121933

图书在版编目（CIP）数据

肠胃知道答案：发现人体消化之旅 / 丁彬彬著. —北京：清华大学出版社，2018
ISBN 978-7-302-48943-6

Ⅰ.①肠…　Ⅱ.①丁…　Ⅲ.①消化系统疾病－防治　Ⅳ.①R57

中国版本图书馆CIP数据核字（2017）第287608号

责任编辑：张　宇
封面设计：欧阳显根
责任校对：刘玉霞
责任印制：沈　露

出版发行：清华大学出版社
　　　　　网　　址：http://www.tup.com.cn，http://www.wqbook.com
　　　　　地　　址：北京清华大学学研大厦 A 座　　　邮　　编：100084
　　　　　社 总 机：010-62770175　　　　　　　　 邮　　购：010-62786544
　　　　　投稿与读者服务：010-62776969，c-service@tup.tsinghua.edu.cn
　　　　　质量反馈：010-62772015，zhiliang@tup.tsinghua.edu.cn
印 装 者：三河市君旺印务有限公司
经　　销：全国新华书店
开　　本：165mm×235mm　　印　张：17　　字　　数：275 千字
版　　次：2018 年 1 月第 1 版　　　　　　印　　次：2018 年 1 月第 1 次印刷
定　　价：55.00 元

产品编号：075379-01

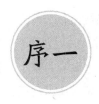

传递医学温度的科普

十月的一天，一个年轻人走进我的办公室，他说："院长，我想请您给我的书写'序'。"

他叫丁彬彬，消化内科主治医师，认识他首先是从医院微信公众号开始，他发表过很多科普文章，有时也会写一些行医感悟，但凡读过他文章的人，都知道他文笔细腻，文风严谨，无论在同事还是患者那里，都有不错的口碑。

如今，这样一名优秀的医生又要出版一本科普图书，所以我非常高兴接受他的邀请来给《肠胃知道答案——发现人体消化之旅》这本书作序。

在和彬彬聊天的时候，我对他说，虽然我是院长，但同时也是一名骨科副主任医师，我也是从一名普通医生过来的，对于医学，我有着自己独特的感触，很多人觉得医学是冰冷的，这是不对的，医学应该有温度，也需要有温度。

只要有温度，温暖就可以传递，循环，生生不息。

那么，医学的温度如何传递？

我曾与很多年轻医生探讨过这个问题，他们说到了医患沟通，说到了医者的仁爱之心，也说到了医生的信念与勇气，但是，我觉得有一点同样很重要，那就是做好科普。

这一点在与彬彬的谈话中，我感触颇深。

首先，一名年轻医生能利用自己的休闲时间去写科普，这就很难得。医生写科普，除了要给同行看，给患者看，更重要的受益者还是大众。过去，因为缺少发达的网络，再加上医生的重点都放在专业学术上，缺少通俗易懂的科普知识，一旦某些重大疫情发生时，总是会谣言满天飞，但网络的发展让我们迎来了新媒体，如今很多医生都建立了自己的微信公众号、头条号、微博，有些粉丝达到了10万、20万，甚至过百万，通过及时更新科普文章，在短短的几小时之内，就可以获得巨大的阅读量，想想看，这将会为整个社会带来多么大的益处。科普的普及，让越来越多的人能够了解疾病，认识健康，从而更好地做到预防，也有效遏制了某些以假乱真的谣言，让大众掌握了靠谱的健康知识。

其次，科普的温度来源于科普者的内心。一名优秀的科普工作者往往要具备耐心、决心和恒心，三天打鱼两天晒网是不行的，没有热情也是不行的，正因为热爱，正因为无私奉献的高贵品质，所以才会一直坚持去做科普。听彬彬说，他已经坚持科普创作五年，我非常欣慰，正因为这份执着和热情，才使得他写出来的科普一点都不冰冷，我认为文字是有温度的，它们如同一个个鲜活的生命，跃然纸上。

最后，有温度的科普文章才能更普及。我与彬彬探讨了学术与科普的区别，我们一致认为虽然学术对于医生很重要，比如《科学引文索引》（SCI）文章，但它却无法普及，非医学人士看不懂，有时也难以接触到，但科普文章就不同了，它以科学为基础，普及才是目的，如果医生像写学术那样写科普，它将失去温度，大众也不会愿意看，如果医生能够为其穿上"温度"的外衣，则一切截然不同。好的科普，有温度的科普，不应该是沉闷刻板，它应该生动有趣，也应该能打动人心，有时我们看到好的科普文章，会哈哈大笑，有时我们看到融入行医手记的科普文章，也会被其中真挚的感情所打动，这就是有温度的科普文章。

如今，坚持了五年科普创作的彬彬，终于用半年左右的时间写了一本消化科普图书。

我花了很长时间来阅读，一直到今天才动笔，依然还是那个文笔细腻，文风严谨的彬彬，写出来的东西也是那么真挚，所以我认为这是一本有诚意的科普图书。

彬彬用25万字详细描述了整个消化系统的常见病、多发病，加入了真实的行医手记，让看似简单的科普文章有了人文精神，我相信，有幸看过这本书的人，一定会有所收获。

比如他在书中写的有关消化道异物、消化道肿瘤、幽门螺杆菌、肠道益生菌、食品安全，以及喝酒和如何正确用药等方面的科普知识，都与我们日常的生活方式密切相关，用一句流行的话说，非常接地气。

我相信有很多人在读这本书之前还保持着某些不健康的生活方式，或者自认为正确其实却是错误的家庭用药、急救知识。我推荐你们来看这本书，相信看完后一定会受益匪浅。

作为人体器官最多的系统，消化系统是否正常，直接关系着我们的健康，正如彬彬所说，他作为消化内科的主治医师，在临床一线工作了很多年，各种疑难病例、经验积累为他的科普创作提供了无穷的素材。工作的时候，他耐心与患者沟通，将复杂的医学概念转化为通俗易懂的知识告知患者，他与很多患者长期保持微信、电话联系，长时间的追踪随访甚至与他们成为了很好的朋友，而业余时间创作科普的时候，他又把这些点点滴滴记录下来，让更多的人了解科普，掌握知识。据我所知，迄今为止，他已经创作科普文章达上百万字，10万＋阅读量的文章数不胜数，而超过百万阅读量的文章也有很多。

温暖是可以传递的，也是可以循环的。医学的温度，就是从一颗心到另一颗心的温度。两颗心交流碰撞，就会产生巨大的正能量，汇聚成不可阻挡的正暖流。正如曾益新院士所言："医学作为整体，不只是一门科学和技术，还包含着人文精神，尤其是与人沟通的医术。把更多的疾病知识真诚而透明地传递给大众，对营造和谐的医患关系是大有裨益的。"

作为一名院长，我很欣慰看到医院的职工除了能做好本职工作，还能积极参与科普创作，为更多的人提供帮助，我也希望更多优秀的医生能够像彬彬一样，保持良好的医学素养和社会责任感，做真正有温度的科普。

蔡安烈

中南大学湘雅医学院附属株洲医院院长

2017 年 12 月

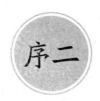

序二

当我受到丁彬彬医生邀请我为他的科普书作序时，真的是有点儿意外，更是让我有一点儿好奇。我一直对医学知识的科普很感兴趣。直觉让我觉得这个医生有很强的探索精神，所以我就让他把书稿发了过来。

在阅读的过程中，我被他生动的语言和巧妙的构思所吸引，也为他严谨的学风所感染。我认为这本书不是简单地介绍一些基本的知识，而是将消化病学中的许多个热点问题进行了深入浅出、通俗易懂的讨论。并且他的每一个论述都力争准确，每一个观点都有据可查。因此，这是一部非常优秀的科普作品。

这使我想起了我在童年时最喜欢的一套书《十万个为什么》。记得《十万个为什么》每个开篇都是一个非常生动的故事，正是这些故事勾起了我探究的渴望，然后一直将一个章节读完。通过一个个故事的讲述和一个个为什么的解答，使我学到了很多的科学知识。我觉得就是从那时起我真正地爱上了科学、爱上了去探究世界的秘密。

医学科学是一门特别深奥复杂的学问。在许多人看来是既神秘又高深，既重要又遥远。在这个网络信息时代，每个人都十分的繁忙，有时真的感觉最大的困扰是没有办法来接收和处理那些漫天飞舞的、来自各个方面的、无序的、真假混杂的信息，更是很难静下心来认真地去分析、品味、鉴赏和消化那些有用的、真实的信息。

随着生活水平的逐步提高，人们对健康的追求也越来越高，也有越来越多的人关心自己的健康，渴望学习和掌握一些正确的医学和健康知识为自己的身体保驾护航。但是那些艰涩难懂的医学书籍，没有 5 年大学的寒窗苦读，是没有多少人能够理解和掌握的。而很多打着养生旗号的伪科学，占据了医学科普的阵地，误导了一大批渴望健康的百姓。

十九大报告中指出，当前我国社会的主要矛盾已经转化为人民日益增长的美好生活需要和不平衡、不充分的发展之间的矛盾。从医学的角度讲，广大群众日益增长的健康需要，和医学知识掌握的不平衡、不充分之间的矛盾显得越来越突出。科普工作是解决这一矛盾的重要方法，丁彬彬医生正是在为解决这样的矛盾做出自己切实的奉献和努力。

在我们的临床工作中，因为缺乏医疗常识，因为知道了错误的信息和理念，甚至上了虚假广告的当而致病或者导致延误治疗的例子比比皆是。因此，用科学的方法给广大人民群众以正确知识的灌输，是一件刻不容缓的事情。

读了丁彬彬医生所写的这本书，我能够深切地体会到他所付出的巨大努力和艰辛劳动。他用精心的构思，在每个章节都给人一个引人入胜的开始，使每个人都能充满好奇心地把整个故事读下来。而且这种通俗易懂的、循循善诱的写作方法让大家在轻松的语境下学到了科学、准确的医学知识。

他所介绍的内容，包含了巨大的信息量，可以想象他是阅读了大量的文献才能够完成这部作品。而且他的每一个故事的科学基础都是非常准确的，除了大量阅读，扎实的临床功底、缜密的临床思维和精心的推敲写作更是完成这部作品的坚实基础。

一个年轻人在完成繁重的医疗工作的同时，还能够抽出时间写出这样一本科普作品来，他所付出的努力是可想而知的。这样一本科普作品并不逊色于一篇SCI文章，因为对于百姓的健康来说，它同样具有重大的意义。

因此，我相信丁彬彬这本书一定会得到广大百姓的喜欢，也会成为临床医护人员的案头参考书，它会帮助我们学习怎样用更加通俗易懂的语言去和病人沟通。

相信会有越来越多的人喜欢他的作品。同时我也希望丁彬彬医生继续努力，把更多更好的信息、更多更好的作品奉献给大家。

刘冰熔

郑州大学第一附属医院消化病院院长

2017 年 12 月于郑州

目录

第三章

开启小肠
大肠之旅

第四章

开启肝脏胰腺
胆囊之旅

第五章

开启吃之旅

第一章

开启口腔
和食管之旅

食物的消化道之旅

一个阳光明媚的早晨，一名实习医生出现在我的视野里，他手里拿着医务科开的实习证明，上面写着，肖杰，男，22岁。

22岁，多么美好的年龄，看到这个朝气蓬勃的学生，我的记忆不由自主又回到十年前，那时的我也是一名实习医生，第一个实习的科室也是消化内科。

"小伙子，我来问你，消化系统包括哪两方面？"耳旁又回响起老主任的声音。

一切恍然如梦。

然后科主任的声音将我的记忆瞬间斩断，仿佛时空穿越了一般，我一下子又回到现实里。

"小丁，这个学生就由你来带吧。"科主任一声令下，肖杰就这样成了我的学生。

不怕生，这是我对肖杰的第一印象，交流之后，我又发现了他的诸多优点，他不但善于思考而且勤学好问，私下里他偷偷告诉我一个秘密，班里的同学都喊他为"十万君"，正因为他的脑袋里装着各种奇思妙想，万事都要问个为什么，所以大家才这么叫他。

我嘴上不说，心里却知道自己格外喜欢爱问的学生。

每个医生都是从学生开始，一步一步，脚踏实地走过来的。实习前，学的是书本上的知识，虽说万变不离其宗，但是医学知识来源于书本，却又远远高于书本，医学高深莫测，即便一个人当了一辈子的医生，可能依然存有困惑无数。包括我，即便工作十年了，但还是有一个又一个的问题，更何况是一个实习医生呢，当发现现实与理论差别巨大的时候，他的内心便会有一个又一个的"为什么"不断浮出！

为了让十万君更好地对消化系统有个整体概念，也为了一解他心中的困惑——人体的消化系统究竟是怎样运转的，我决定为他上一次课。

为了内容不那么生涩难懂，我突发奇想，于是一块红烧肉成了我的教具！我一本正经地问十万君："你知道红烧肉的'消化道之旅'吗？或者说一块红烧肉是如何变成粪便的？"

"老师……"十万君愣愣地望着我，"消化……吸收……还有排泄。"他支支吾吾说了出来。

显然不够全面，或者说只是皮毛。

我趁机对十万君说："要想知道答案，首先你要了解消化系统的构造。"

十年前，当我还是实习医生的时候，没能回答好老主任的提问。

之后，老主任详细的解答让我铭记于心，其实说来简单，医学上将消化系统分为两部分——消化道和消化腺，消化道包括口腔、咽、食管、胃、小肠（十二指肠、空肠、回肠）和大肠（盲肠、阑尾、结肠、直肠和肛管），消化腺则包括口腔腺、肝、胰和位于消化管壁内的许多小腺体。

因为拥有着人体最多的脏器，所以消化系统在人体的地位可谓是举足轻重。当然，只是知道消化道和消化腺的组成远远不够，我们还需要了解它们各自的作用机理，在这里，我为十万君引入了两种不同的消化方式——机械性消化和化学性消化。

机械性消化，又称为物理性消化，是通过咀嚼吞咽和消化道肌肉的收缩舒张运动，将大块食物磨碎成小块，从而使食物与消化液充分混合，并不断地将食物往消化道远端推送，最终抵达肛门。化学性消化则是由消化腺分泌多种消化液，消化液中含有消化酶，通过对蛋白质、糖类、脂肪等大分子营养物质进行化学分解，糖类分解为单糖，蛋白质分解为氨基酸，脂类分解为甘油及脂肪酸，简单来说，就是大分子变成小分子，然后小分子营养物质再被小肠吸收进入体内，通过血液和淋巴液为全身输送营养。

说到这，十万君新的疑问来了，"老师，你说的这两种消化方式有先后之分吗？"

有人说，没有机械性消化，就不可能有化学性消化。的确，机械性消化让我们首先获得食物，但从咀嚼的瞬间开始，化学性消化也立刻启动，如果用先后来区分，反倒忽略了它们的团结协作，事实上，它们就好比打虎亲兄弟，上阵父子兵，环环相扣，缺一不可。

看着十万君似懂非懂地点了点头，理论结合实际这时就显得尤为重要。想想

看，面对美味的红烧肉，饥饿的你第一反应是什么，当然是冲上去狼吞虎咽。看
似简单的过程，但是红烧肉的消化道之旅，却也是一次惊险、曲折的冒险之旅。

红烧肉的口腔之旅

红烧肉进入口腔的一瞬间，消化吸收程序立即启动，红烧肉在口腔里被反复
咀嚼，咀嚼过程中，我们的嘴唇、牙齿、舌头、唾液腺及颌肌共同协作，嘴唇的
闭合将食物含在口中，牙齿把食物嚼碎，三对大唾液腺（下颌下腺、腮腺和舌下腺）
分泌的唾液和口腔壁上许多小唾液腺分泌的黏液，则起到湿润、混合、溶解食物
的作用，口腔里的分泌液同样属于消化液，这种消化液里含有唾液淀粉酶，它是
一种作用于可溶性淀粉、直链淀粉和糖原的酶，简单点来说可以对食物中的淀粉
进行初步分解。

我们都知道在嚼馒头的时候，会发现馒头刚入口时几乎没什么甜味，但是随
着咀嚼时间的延长，会发现甜味越来越明显。其中重要的原因就是，馒头的主要
成分是淀粉，唾液淀粉酶将淀粉分解成了有甜味的麦芽糖。

红烧肉的食管之旅

被咀嚼后的红烧肉与唾液形成食团，伴随着吞咽动作通过咽部进入食管，食
管是连接咽和胃的消化管，当食团进入食管上端的一瞬间，食管肌肉即发生波形
蠕动，使食团沿食管下行至胃，食管的蠕动波长2~4厘米，速度为每秒2~5厘米，
按此速度计算，蠕动波从食管开口到食管末端大概需要9秒，其中液体最快，糊
状食物次之，固体食物最慢。

作为一个连接消化管，食管本身并没有分泌和消化的功能，它好比连接两个
齿轮的传送带，起到的主要作用是传输，而食管两端的括约肌则相当于齿轮，医
学上称之为食管上括约肌和食管下括约肌。

食管上括约肌的作用主要是防止食物反流回咽腔，以免误入气管。同理，食
管下括约肌的作用可以防止胃内食物反流回食管，但如果某些器质性疾病使这两
处肌肉的功能变得异常，那么食物就可能出现反流的现象。

红烧肉的胃之旅

食团经食管进入胃，胃是消化道中最膨大的部位，能暂时储存食物，这个时候胃壁肌肉的机械消化和胃液的化学性消化都开始发挥作用。

当然，红烧肉在胃内的过程远比在食管里要复杂很多。

我对十万君说："红烧肉的胃之旅可以分为两步走。第一步，通过胃的容受性扩张，不但能保持胃腔容量增大，还能保持胃内压力不升高，这样就能更好地接收和储存食物。第二步，红烧肉入胃里 5 分钟后，胃即开始蠕动，蠕动能使食物与胃液充分混合，胃液是一种无色透明的酸性液体，它包括盐酸、胃蛋白酶原、黏液和内因子，pH 为 0.9~1.5，正常成人每日胃液分泌量为 1.5~2.5 升，强大的酸性可以帮助胃液更好地磨碎消化食物，也能激活**胃蛋白酶原**。

通过这两步，食物中的蛋白质开始被胃液中的**胃蛋白酶**初步分解，被消化的食团逐步变成粥一样的物质，医学上称之为食糜。食糜在胃的蠕动推送下分数次通过幽门进入十二指肠。当然，通过幽门也并非那么简单，虽然胃的容量大，但是邻居十二指肠的接收能力却是有限的，因为十二指肠内酸、脂肪、渗透压及机械扩张可刺激肠壁上的多种感受器，反射性地抑制胃蠕动，引起胃排空减慢，所以胃的排空是间断进行的，完全排空的时间需要 4~6 个小时，总体而言，大块食物的排空慢于小颗粒，3 种主要食物成分（糖类、蛋白质类、脂类）中糖类排空最快，蛋白质次之，脂类最慢。

为什么饮食的时候要细嚼慢咽，而且不能吃太多高脂肪类食物？从胃的排空我们就能看出，脂类排空最慢，太多会加重胃的负担，造成胃潴留，毕竟胃的消化能力也是有限的。

红烧肉的小肠之旅

食糜进入十二指肠后，就开始了小肠之旅，我们所说的十二指肠、空肠和回肠，其实都属于小肠，小肠全长 5~7 米，是人体最长的消化管，小肠黏膜形成很多环形皱襞和大量绒毛突入肠腔，皱襞和绒毛能使小肠黏膜的表面积增加 600 倍，而且食糜在小肠内停留的时间很长，一般是 3~8 小时。长度、特殊构造、停留时间，这些都决定了小肠是无与伦比的消化和吸收场所，在这里，我们同样要说两种消化方式——机械性和化学性。

小肠的运动方式除了蠕动之外，还有一种重要的运动形式：分节运动。它是以环行肌为主的节律性收缩和舒张运动，这种运动的主要作用不是向前推进，而是让食糜和消化液充分混合，便于进行化学消化，同时保证食糜与肠壁紧密接触，为吸收创造良好条件。此外，它还能挤压肠壁，有助于血液与淋巴回流。

至于化学性消化，小肠壁肠腺分泌的肠液，胰腺分泌的胰液，肝脏分泌的胆汁，共同构成了小肠的消化液，消化液使食糜变成乳状，再经消化液中各种酶的作用，最终使糖类分解为单糖，蛋白质分解为氨基酸，脂类分解为甘油及脂肪酸。剩下的食糜残渣、部分水分和无机盐借助小肠的蠕动被推入大肠。

红烧肉的大肠之旅

大肠主要包括结肠和直肠，它的主要功能就是吸收食物残渣中的水分和电解质。

大肠也有多种运动方式，比如袋状往返运动、分节运动和蠕动，但是这些运动方式都比较缓慢，对刺激的反应也比较迟钝，所以食物残渣有足够的时间待在大肠里。对于健康人来说，这些残渣停留时间可以达到18~24个小时，对于某些便秘的患者，甚至可以长达72个小时以上。

当然，大肠里也存在大肠液，它是由在肠黏膜表面的柱状上皮细胞及杯状细胞分泌的，富含黏液和碳酸氢盐，其pH为8.3~8.4，能有效保护肠黏膜和润滑粪便。

另外，大肠内含有许多细菌，这些细菌来自食物和大肠内部本身的繁殖，细菌的作用就是进一步分解食物残渣，经细菌分解作用后的食物残渣及其分解产物、肠黏膜的分泌物、脱落的肠上皮细胞和大量的细菌一起共同组成了粪便，最终经肛门排出体外。

说到这，红烧肉的消化道之旅算是结束了，从美味佳肴到代谢废物，听上去是不是很神奇？

十万君点点头："老师，了解食物的消化道之旅后才知道，即便只是一块小小的红烧肉，在人体里被消化吸收的过程依然非常复杂。可以这么说，每一步出了问题，都有可能造成这块肉不能彻底发挥它的营养功效。"

"非常正确！消化道在人体的地位至关重要，除了少部分先天性消化道疾病，其实更多的消化道疾病是后天形成的，人们缺乏对消化道的正确认识，认为它潜力巨大，无所不能，却不知它对食物的消化和吸收其实是非常精细的过程，它同样非常脆弱。如果我们不注意生活方式，想怎么吃就怎么吃，日积月累，换来的必定是消化道的伤痕累累！"

"哎，面对消化道，人们真的需要自我检讨，我就属于那种想怎么吃就怎么吃的，现在想想，还真是祸从口入！"十万君一边说一边在本子上做笔记。

我忍不住笑了："你小子这么认真干什么，检讨的话就不用记录了。"

说完我话题一转，"今天中午没什么事吧，我请你吃饭，活学活用，开启咱们的消化道之旅！"

口腔能反映消化道的健康吗？

一大早十万君就用手捂着脸，年纪轻轻的竟然牙痛，这是咋回事？

原来是贪吃惹的祸，十万君从小就特别爱吃糖，即便到医院检查，医生告诉他有蛀牙要少吃糖，但他还是改不了爱吃糖的毛病。这不昨天又是火锅又是冰激凌又是奶糖的，虽然满足了一时的食欲，但也让牙齿叫苦连连。

我让十万君松开手，一看他右边的腮帮子都肿了，赶紧拉他去找口腔科医生。

通过检查，口腔科医生发现他的蛀牙特别严重，因为吃东西不注意，他的口腔卫生非常糟糕，这一次是食物嵌塞和细菌滋生导致了牙龈炎。

"你小子，自己是学医的，吃东西还不注意，可不要小看口腔疾病，它们不但会影响口腔的健康，还有可能影响消化道的健康。"事实证明我的话并不是危言耸听。

随着生活水平的提高，口腔疾病开始变得越来越普及，蛀牙是一方面，还有牙龈炎，牙周炎，口腔黏膜扁平苔藓、复发性口腔溃疡，甚至是口腔癌。但是大部分口腔疾病都没有引起人们的重视，直到病情很严重了才来就医，处理起来也很棘手。

口腔的消化功能有哪些？

很多人不重视口腔健康，是因为他们不知道口腔的重要消化功能，如果你仅仅以为它只能用来咀嚼食物那就大错特错了。作为消化道的门户，可以这么说，如果口腔不好，食物的消化和吸收肯定也受影响，民间有个成语叫"唇亡齿寒"。同样的道理，如果口腔出现了重大疾病，那么食管、胃、小肠甚至大肠的日子也不会好到哪里去。

咀嚼功能。咀嚼看似简单，实际非常复杂，这需要牙齿、舌、唇、颊、腭的配合和协作。牙齿可以将食物嚼碎；舌推送、转运和搅拌食物，使其与唾液混合，以利于充分咀嚼后吞咽与消化；唇对温度和触觉敏感，可防止不适宜的食物进入口腔，能帮助转运食物，防止食物或饮料从口腔溢出；颊肌收缩将口腔前庭内初步咀嚼的食物推送至上下牙列间再行咀嚼；腭不但与舌共同压挤食物，还能辨别食物粗糙的程度。

吞咽功能。吞咽是一种复杂的反射动作，它使食团通过咽部进入食管，分为两个阶段，第一阶段，食物由于颊肌和舌的作用被移到舌背部分，然后舌背前部紧贴硬腭，食团被推向软腭后方而至咽部；第二阶段，当食团经软腭入咽时，刺激了软腭部的感受器，引起一系列的肌肉反射性收缩，结果鼻咽通路以及咽与气管的通路被封闭，呼吸暂停，食管上口张开，于是食团从咽被挤入食管，这过程进行得很快，通常仅需 0.1 秒。

呕吐功能。呕吐是一种复杂的反射活动，通过这一反射活动使食管、胃肠道呈逆蠕动，伴有腹肌、膈肌的强力收缩，迫使胃肠内容物通过食管逆流而出。呕吐是一种具有保护性的防御反射，能将胃里有害的物质排出。举个简单的例子，有时食物在胃内大量潴留或者进食了被污染的食物后我们就会出现呕吐反应，就是这个道理。

感觉功能。口腔的感觉对人体至关重要，除具有一般的痛觉、温觉和触觉外，还具有独特的味觉功能，目前被广泛接受的基本味道有 5 种，包括苦、咸、酸、甜以及鲜味。它们是食物直接刺激味蕾产生的，味蕾大部分分布在舌头表面的乳状突起中，一般由 40~150 个味觉细胞构成，10~14 天更换一次，味觉细胞表面有许多味觉感受分子，不同物质能与不同的味觉感受分子结合从而呈现不同的味道，一般舌尖和边缘对咸味比较敏感，舌的前部对甜味比较敏感，舌靠腮的两侧对酸味比较敏感，而舌根对苦味、辣味比较敏感。

分泌唾液。唾液是口腔唾液腺分泌的混合液的总称，唾液无色无味，pH 为 6.6~7.1，正常人每日分泌量为 1.0~1.5 升，人的唾液中 99% 是水，有机物主要是黏蛋白、免疫球蛋白、唾液淀粉酶及溶菌酶等，无机物有钠、钾、钙、氯和硫氰离子等。

唾液不禁能预防口腔干燥，润滑食物，还可清洁口腔，冲洗残留在口腔里的食物残屑。唾液中的溶菌酶和免疫球蛋白具有杀菌作用，黏蛋白不仅有润滑作用，进入胃后，还可中和胃酸，并在胃酸作用下，附着于黏膜上，对抗胃酸对胃黏膜的腐蚀。另外，唾液还有排泄作用，能够排除体内的某些细菌和病毒，所以如果乱吐的话，就有可能引起致病微生物的传播。

牙齿和消化道健康的关系

听我说到这，再想想自己可怜的牙齿，十万君下定决心，以后一定不乱吃东西了！

我点点头，有句广告语叫"牙好，胃口就好，身体倍棒，吃嘛嘛香"。其实仔细品读，还是有几分道理的。人一生中先后长两次牙，首次长出的是乳牙，到 3 岁左右出齐，共 20 颗，6 岁左右，乳牙开始脱落，长出恒牙，共 32 颗，牙齿按形态分为切牙、尖牙和磨牙，切牙的功能是切断食物，尖牙可以捣碎食物，而磨牙则能够磨碎食物。

如果牙齿不健康，很容易诱发各种口腔甚至消化道疾病，比如最常见的龋齿（俗称蛀牙），它是由黏附在牙齿表面的细菌造成的，牙齿表面的细菌通过繁殖、生长形成更大的细菌集团，细菌集团借助自身分泌的胶状物质，形成一种稠密的、不钙化的团块，这就是牙菌斑。牙菌斑中含有很多细菌，最常见的是变形链球菌，其他还有嗜乳酸杆菌，这些细菌利用人体摄入的糖类物质产生多种有机酸，使牙齿中的无机矿物质溶解、牙齿脱矿、结构崩解，最终形成龋洞。

轻度的龋齿可以影响咀嚼功能，严重的龋齿则可以引起牙髓病、根尖周病、颌骨炎症等并发症，甚至成为口腔病灶，影响颌面部的正常发育。

我们都知道，空军在招飞行员的时候，无龋齿是重要条件，原因是高空低气压很容易导致牙髓内气体膨胀，从而诱发航空性牙痛，而龋齿恰恰是导致牙髓病变的罪魁祸首。

口腔溃疡和消化道疾病有关吗？

口腔溃疡是一种常见的口腔疾病，那种连刷牙、漱口、喝水、咀嚼食物都会痛的感觉，相信很多人都有着深刻体会。

那么，新的疑问出现了，口腔溃疡的发生与消化道疾病有关吗？

口腔溃疡除了与口腔卫生、遗传因素、营养元素、精神元素有关外，也与消化道疾病有关。比如炎症性肠病，它是一种异常免疫介导的肠道慢性及复发性炎症，主要包括克罗恩病和溃疡性结肠炎，它们除了会影响肠道健康以外，还会引起诸多肠外表现，如口腔复发性溃疡、外周关节炎和结节性红斑等，其中口腔溃疡是很常见但又不典型的并发症，极易被忽视。

除了炎症性肠病之外，研究发现功能性消化不良、消化性溃疡、慢性胃炎等疾病并发口腔溃疡的概率也很高，很多罹患消化道疾病的患者，他们口腔溃疡的发病概率比健康人群要显著提高。也有研究者认为，这些胃部疾病常常合并幽门螺杆菌感染，所以推测这种细菌的感染可能也与口腔溃疡的发病有关。

究竟哪些因素会影响口腔卫生？

"哪些因素会影响口腔卫生？"十万君的这个问题非常好，其实很多人都会有这样的困惑，为什么天天刷牙，可是口腔卫生依然非常糟糕，而口腔卫生的好坏又直接关系着口腔乃至整个消化道的健康。

① 正确的刷牙方式和次数。每次当我说到刷牙的时候，很多人都会笑着说，

刷牙这么简单的事，谁不会啊！没错，刷牙非常简单，但是能百分之百做到正确的刷牙方式却并不容易。目前刷牙的方式有很多，但是口腔科医生常推荐的方法是水平颤动拂刷法，也称改良 Bass 刷牙法，如果每天能够正确刷牙 2~3 次，就能够有效清除牙菌斑，也能有效清除食物的嵌塞和细菌的滋生。

② 牙齿同样需要护理。除了要养成正确的刷牙方式，还需要定期到医院口腔科检查牙齿，口腔科医生能够帮助你准确判断牙齿的健康状况，对于蛀牙等一系列危害牙齿和口腔健康的疾病也应该积极治疗。

③ 抽烟和嚼槟榔。说实话，这两种行为对口腔健康真是百害而无一利，我们都知道香烟里含有多种致癌物质，它们会损伤口腔黏膜，甚至会诱发口腔炎症、溃疡甚至是癌症，至于槟榔，其中含有的粗纤维成分和生物碱也很容易损伤口腔黏膜，诱发口腔癌发生。

④ 不注意手的卫生。有个成语叫病从口入，我们都知道手上往往寄居了大量的细菌，如果不注意手的卫生，很多致病菌就可能污染食物，随即进入口腔，从而诱发口腔疾病。如果细菌被吞进胃肠里，可能还会诱发胃肠炎症，为什么越小的孩子越容易得口腔疾病，就是因为他们不注意手卫生，而且常吃不干净的东西。

⑤ 食物对口腔同样有刺激。作为消化道的门户，口腔首先接收食物，如果食物粗糙、辛辣，过于坚硬、冰冷，那么在咀嚼的过程中，不但有可能损伤牙齿，还有可能损伤口腔黏膜。另外，变质的食物里可能藏有大量致病菌，如果这时进入口腔，也会影响它的卫生和健康。

咳嗽与消化道疾病有关吗？

十万君最近迷上了巧克力，我发现他总是时不时地从口袋里掏出一颗来，吃得津津有味，我好奇地问他："小子，我发现你似乎把这玩意儿当早餐了！"

"恩，亲身验证，吃巧克力绝对能满足能量需求！"十万君胸有成竹地说道。

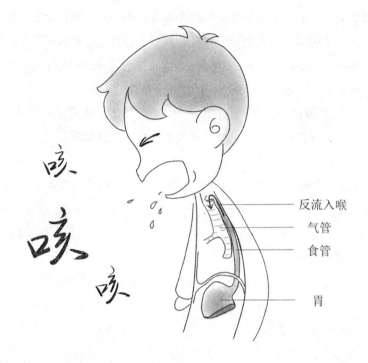

咳

咳

咳

反流入喉
气管
食管
胃

虽然我不吃巧克力，但对于巧克力的了解却一点都不比十万君少。它的主要成分是可可脂，可可脂中含有可可碱，对人类来说，可可碱有提神、利尿、兴奋心肌、舒张血管、松弛平滑肌的作用。除了可可碱以外，巧克力中还含有脂肪、纤维素、碳水化合物、蛋白质以及各种维生素和微量元素，进食100克巧克力中大概可以获得586千卡的能量，成人每天所需的能量，即便休息不动，也要1500~1600千卡，中等活动量则需要1800~2000千卡。也就是说，如果只靠巧克力来满足能量，每天至少需要256克以上，普通的一块巧克力大约在12克，大概需要21块，分成三餐，每餐需进食7块左右。

因为巧克力能提供庞大的能量来源，所以很多人都把它当成能量补充剂，特别是爬山、游泳、跑步等消耗体力的运动，随着生活节奏的加快，职业一族因为赶时间和加班，他们来不及吃早餐甚至晚餐，所以也会选择巧克力作为能量补充剂。

正如十万君依靠巧克力顽强战斗，虽然精神可嘉，但我却十分担心他的健康。说实话，吃巧克力并不可怕，作为一种食品，它历史悠久，安全可靠。可怕的是一个人把巧克力当成主餐来吃，天天如此。我们都知道健康的饮食结构应该是均衡的，而非单一结构，且不说空腹进食巧克力会导致消化不良，长期这样吃也容易打乱正常的生活规律和饮食习惯。

看着眼前的十万君，我不禁想起了5年前遇到的一名患者，小柏。

那天阳光明媚，一个叫小柏的男生走进了诊室，他戴着厚厚一层口罩，坐下来的时候，打开背包，然后从里面拿出厚厚一沓病历资料。打开病历资料，我诧异地发现，最早的检查资料，竟然是半年前。这个男生外表看起来似乎一切都好，只是那层口罩带来了一种无法言说的神秘感。当揭开口罩的一瞬间，男生突然爆发出了急促的咳嗽，民间有句话来形容咳嗽的剧烈，叫"咳得肺都要出来了！"我没有猜错，小柏饱受困扰的疾病，正是持续了半年的干咳。干咳，这听上去似乎不算什么事，平时谁没有个感冒咳嗽的，有时吃饭吃急了会咳嗽，喝水呛到了也会咳嗽，吸入有刺激性的油烟，还是会咳嗽，其实很多人不知道，咳嗽是人体为清除呼吸道分泌物或异物而采取的保护性反射，所以突然出现的咳嗽往往是有利的，但长期剧烈咳嗽，结果则恰恰相反。

长期饱受咳嗽的困扰，心情会变得沉闷抑郁，特别是病因不明的时候，会更加烦恼，从而影响生活工作和学习；其次，长期慢性咳嗽会使肺内压增高，对于罹患慢性阻塞性肺疾病等肺部疾病的患者，剧烈咳嗽可使肺泡壁弹性减弱，最终导致肺泡破裂，形成肺大疱，造成恶性循环；最后咳嗽本身会造成咽喉部充血，从而导致咽喉炎反复发作。更可怕的是，长期咳嗽又无法找到明确病因，为了弄清病因，患者往往会耗费大量的时间、金钱和精力，频繁地到医院就诊，频繁地检查，可检查来检查去，始终找不到真正的病因。

说到这，是不是有一种要疯的"赶脚"？

小柏无奈地说，大大小小的医院全看了一遍，从头到脚，检查做了很多，可没有哪个医生给准确的答复。前两天，一个五官科的医生建议他到消化科来看看，排除消化道疾病所致，小柏起初有点不愿意，毕竟，他没有任何消化道不适症状。

咳嗽真的与消化道疾病有关吗？

我首先问十万君，他皱着眉头，好像肺部疾病引起咳嗽的比较多，消化道疾病能吗？

　　我笑了笑，其实从食管和气管的解剖位置就能看出两者之间的联系。气管与食管上方，均与咽部有接属关系，食管上段走行于气管后方略偏左，呼吸时，通向气管的气道开放，摄食咽下时，食管通道开放，气道关闭，不致发生误差。

　　但是如果出现这么一种情况，食物通过食管反流到口腔内呢？我们都知道，进入胃的食物含有大量的酸性成分，这些成分不但对口腔黏膜是严重的刺激，也会影响到比邻食管的气管，进而诱发咳嗽，所以说咳嗽与消化道疾病有关还真不是危言耸听！

　　至于哪种消化道疾病会引起咳嗽？我们还得再来认真翻一翻小柏的病历资料。

　　医学上，对慢性咳嗽的定义有着严格标准，根据咳嗽病程，小于 3 周为急性咳嗽，3~8 周为亚急性咳嗽，大于 8 周才能定义为慢性咳嗽。

　　小柏出现慢性咳嗽后，他第一时间挂了呼吸内科的专家门诊，通过一系列检查，排除了呼吸道的疾病，医生建议小柏去五官科就诊。

　　五官科医生通过对小柏的鼻咽检查，发现他的确有慢性咽喉炎，医学上慢性咽喉炎确有可能导致慢性咳嗽，但是通过积极治疗，小柏咳嗽的症状并没有丝毫缓解，反而更加严重了，五官科医生考虑小柏是不是存在过敏因素，又让他去看皮肤科。皮肤科看了，不考虑过敏因素，还是觉得应该是呼吸科和五官科的问题。

　　这样反反复复，再加上小柏不止在一家医院看病，不同的医院，不同的医生，自然也有不同的观点，最终导致的结果是，虽然看了不少医生，做了不少检查，但病因还是不明。

　　其实小柏找到我看病的时候，问题已经变得相对简单了。首先，很多科的疾病已经排除了，比如呼吸内科和皮肤科，虽然五官科存在一定问题，但我觉得，除了鼻咽部疾病和过敏性因素会导致慢性咽喉炎之外，其实消化道疾病也能。

　　于是，从消化道疾病出发，我为小柏安排了胃镜检查。检查结果显示小柏并没有食管和胃的器质性疾病，如果不是专业的消化科医生，仅凭这一纸报告就有可能彻底否决了与咳嗽有关的消化道疾病。但是我对十万君说，做医生一定要有死磕到底的精神，我们不妨自问一句，仅凭胃镜检查就能彻底排除消化道疾病吗？

　　当然不能！因为有种食管疾病，即便胃镜检查，有时也无法观察到。

　　要想揪出真凶的狐狸尾巴，我们必须借助另一种功能检查，那就是 24 小时食管 pH 监测，pH 监测可用来评价症状与酸反流的相关性，对于内镜检查没有食管炎，但有典型胃食管反流症状或可疑症状的患者却尤其有价值。

柳暗花明又一村，峰回路转带来了让人振奋的消息，通过 24 小时食管 pH 监测，我们发现小柏的食管里的确存在过度酸反流的客观依据，通过口服质子泵抑制剂，过度酸反流得到控制，他的咳嗽症状很快减轻了。此时，诊断胃食管反流病毋庸置疑！

什么是胃食管反流病？

胃食管反流病是指胃十二指肠内容物反流入食管而引起了慢性症状和（或）组织损伤，根据是否导致食管黏膜糜烂、溃疡，分为反流性食管炎及非糜烂性反流病。它的典型症状为烧心和反流，烧心是指胸骨后或剑突下烧灼感，常由胸骨上段向上延伸，反流是指胃内容物在无恶心和不用力的情况下涌入咽部或口腔的感觉。但临床症状有时因人而异，除了典型症状外，它还有非典型症状，比如胸痛、吞咽困难、咽喉炎、慢性咳嗽甚至是哮喘，反流物侵蚀牙齿还能引起龋齿。

实际工作中，我们碰到很多胃食管反流病的患者往往只以咳嗽为唯一表现。正因它与慢性咳嗽的重要关系，所以欧美、日本等很多国家都将胃食管反流病列为慢性咳嗽的重要病因之一，地位等同于能够引起慢性咳嗽的咳嗽变异性哮喘、上气道咳嗽综合征、嗜酸粒细胞性支气管炎和变应性咳嗽。

哪些因素会引起胃食管反流病？

虽然小柏的胃食管反流病不太典型，但如果认真询问病史，我们还是能够发现一些蛛丝马迹，比如小柏咳嗽的症状往往在卧位、弯腰或腹压增高时加重，比如他特别爱吃巧克力、喝咖啡、吃烤翅和炸鸡腿，并且每一周都要吃很多。

医学上导致胃食管反流病的因素有很多，其中饮食尤为重要，像巧克力，各种高脂肪食物、咖啡、酒精与浓茶都可能是致病凶手，平时偶尔食用或饮用没事，但如果长期大量摄入，罹患胃食管反流病的风险就会大大增加。

"老师，真没想到长期吃巧克力竟然也是病因之一，看来以后我不能再这样暴食了，不过我有个疑问，这些食物为什么会引起胃食管反流病的发作？"

还记得我之前对你说过的吗，在食管下端有食管下括约肌（LES），它位于食管和胃的连接处，是一处宽 1~3 厘米的高压区，正常人静息时食管下括约肌压力为 10~30 毫米汞柱，比胃内压高 5~10 毫米汞柱，是阻止胃内容物逆流入食管的一道屏障。

我们可以将食管下括约肌形象比作开关，食物来的时候，食管下括约肌开，食物顺利进入胃内后，食管下括约肌立刻关，避免食物反流回食管。但是如果这个开关变得没那么灵敏，结果会是怎样呢？

答案非常清楚，那就是胃十二指肠的内容物很有可能反流回食管。

像巧克力、各种高脂肪食物、咖啡、酒精与浓茶，不但会刺激胃酸分泌，还能抑制胃肠蠕动，久而久之食管下段括约肌压力也随之变化，最终造成了开关失灵的现象。

所以从这点来说，长期大量进食巧克力会导致胃食管反流病，还真不是空穴来风！

另外，贲门失弛缓症手术后、食管裂孔疝、腹内压增高（如妊娠、肥胖、腹水、呕吐、负重劳动等）及长期胃内压增高（如胃扩张、胃排空延迟等），某些激素（如缩胆囊素、胰高血糖素、血管活性肠肽等）、药物（如钙通道阻滞、地西泮等）也都能引起食管下括约肌结构受损。也有研究发现，烟草中所含尼古丁可直接刺激食管黏膜，破坏黏膜屏障，降低食管下括约肌压力，诱发食管炎、食管溃疡形成，并延缓其愈合，进一步导致恶变，所以抽烟也是致病因素之一。

如何治疗胃食管反流病？

目前治疗胃食管反流病的主要方式是药物治疗，质子泵抑制剂是最有效的药物，虽然胃食管反流病可以治疗，但也容易复发，很多患者长期饱受折磨，苦不堪言。

如果认真研究这部分复发的患者，就能发现虽然他们坚持口服了药物，却并没有注意日常的生活方式，显然，他们对于生活方式和胃食管反流病之间的关系重视不足，事实上 25% 的胃食管反流病患者通过改变不良生活方式症状即可缓解，甚至不需要服药。

所以要想彻底远离胃食管反流病，我们还需从改变不良的生活方式做起。

① 胃食管反流是婴幼儿期一种正常的生理过程，通常不需要检查或治疗，但90%的婴幼儿会在 2 岁前缓解，如果你的孩子在 2 岁之后依然出现胃食管反流症状，比如打饱嗝、反酸、烧心等，应该警惕是否罹患了先天性食管畸形或是神经系统功能障碍。

② 儿童易出现胃食管反流，因为他们喜欢高热量高脂肪类食物。伴随生活水平的提高，儿童肥胖已经成为严重的健康问题，肥胖使腹腔压力增加，可诱发或加重食物反流，所以父母一定不要溺爱孩子，不能让他们养成偏食的习惯。

③ 孕妇易出现胃食管反流，因为妊娠和体重的增加，会让她们的腹腔压力增加。同时饮食也是极为重要的因素，孕妇的饮食搭配同样应该合理，过度进食高热量高脂肪类食物，不仅会加剧胃食管反流，还有可能导致妊娠性糖尿病。

④ 注意减少引起腹压增高的因素，如肥胖、便秘、紧束腰带等；避免长期大量进食使食管下括约肌压降低的食物，如巧克力、咖啡、浓茶等，进食的时候宜细嚼慢咽，每一餐不要吃得太撑、太饱；尽量减少或避免长期服用降低食管下括约肌压的药物及引起胃排空延迟的药物，如硝酸甘油、钙通道阻滞剂及抗胆碱能药物；进餐后不宜立刻卧床，饭后运动 20~30 分钟，为了减少夜间反流，睡前 2小时内最好不要再进食。

⑤ 戒烟及禁酒，保持乐观开朗的心情。

⑥ 睡前将头抬高 15~20 厘米，可以起到利用重力来清除食管内容物的作用，这对减少夜间平卧时的反流非常重要。

那些年我们碰到的消化道异物

夜班时分，十万君接到一个电话，那是他表姐打来的，电话里表姐非常着急，说自己的孩子不小心吞食了一根鱼刺，现在喝水都喊痛。

十万火急，孩子才 7 岁，要是有个三长两短该怎么办啊！

可十万君毕竟还是个实习医生，此时书本上的知识完全用不到，他并不能给表姐提供什么有用的帮助，这个时候，需要的就是经验！

十万君一筹莫展，急忙求助于我，我接过电话，详细询问了病情之后，对十万君的表姐说："从你诉说的情况看，鱼刺很可能卡在了食管里，现在需要立刻去医院，挂消化内科的急诊号，寻求他们的帮助，越快越好！"

我为什么要这么斩钉截铁，那是因为 3 年前的一个病例，让我彻底见识了消化道异物的可怕，以致到现在，每当碰到腹痛的患者时，我都会胆战心惊！

3 年前，一个叫李娟的女患者用手捂着肚子走进了急诊室，她 40 岁，农民，主诉是腹痛腹泻，急诊科医生查了腹部立位平片、淀粉酶、心肌酶、心电图、腹部彩超都没有发现问题，只是血常规发现白细胞和中性粒细胞计数升高。

急性肠炎？这是急诊科医生的初步诊断。

深夜，我在住院部接诊这个患者的时候，微微皱起眉头。

患者左下腹部有压痛，但腹肌比较软，没有反跳痛，通过粪便化验，发现里面有白细胞。

急腹症，这是一个消化科医生在临床工作中经常碰到的。作为接诊医生，我知道自己必须尽快做出判断，是急性阑尾炎吗？很明显不是，患者腹痛部位在左下腹，而且麦氏点没有压痛反跳痛，腹部彩超并没有提示阑尾区的异常。

是急性盆腔炎吗？很明显也不是，腹部彩超提示子宫卵巢都无异常，盆腔也没有积液，患者自诉月经白带均正常，一个月前单位体检还进行过妇科普查，一切正常。

我详细地询问病史，仔细地做着体格检查，一遍又一遍查看着在急诊科完善的检查资料。

可能就是急性肠炎吧，别自己吓自己了，腹主动脉瘤，心肌梗死，哪会有这么多？

治疗之后，第二天早上查房，李娟很高兴，说好多了。腹痛没那么剧烈了，而且腹泻也明显好转。

难道真是急性肠炎那么简单吗？身为医生，"三思而后行"这 5 个字常常提醒着我，看似简单的病例，往往深藏玄机，我再次为患者做了腹部检查，就是这一次常规检查，却意外发现了问题，虽然患者一直说腹痛没那么剧烈了，但是刚一触诊左下腹，患者就喊痛，而且紧皱眉头，整个身子都在哆嗦，不是说腹痛好转了吗，怎么会这样？

继续触诊，发现腹肌明显变得紧张，左下腹局部也有了反跳痛，腹膜刺激呈阳性，这提示患者已经有急性腹膜炎的表现了。"医生，应该没什么大问题了吧，干脆出院算了！"李娟主动提出了出院，这个时候，我丝毫没有犹豫，当即拒绝了她的要求。不但不能出院，我还建议完善腹部 CT 检查，进一步明确腹痛病因。哪知这么一说，李娟反倒不高兴了，"你们医院怎么回事，在急诊科就做了一堆检查，花了我一千多块，后来也没弄清病因，又要住院，我好些了，你们还不要我出院，又要做 CT，这不是乱搞吗！我不做！我今天必须出院！"

"你不能出院！"我再次拒绝李娟的要求。

很快，李娟丈夫出现了，我将其带到医生办公室，耐心地与他详细沟通病情，虽然李娟自己诉说病情有所好转，但腹部体格检查却显示病情在加重。

是什么原因导致了腹膜炎的出现，急性肠炎吗？这种可能性不大。好在李娟的丈夫比较配合，谈完后同意按照我的思路继续住院诊治。立刻安排腹部 CT，通过 CT 检查，果真有了让医生毛骨悚然的发现。CT 提示左下腹部小肠壁炎症，伴周围腹膜炎症，考虑小肠腔内条状高密度异物所致。

小肠异物？我第一时间在 CT 室与放射科的医生探讨，CT 片上的确显示着一个高密度异物影，可这个东西究竟是什么？

随即是普外科会诊，阅片和体格检查后，同样考虑是小肠异物所致穿孔可能性大，建议立刻转科手术，患者转入普外科后，当天上午进行了剖腹探查手术，探查发现患者穿孔处位于回肠，距离回盲部约 150 厘米，于穿孔远端约 3 厘米处发现肠腔内有一个红枣核……

红枣核！谁也没有想到，在 CT 片下的条状高密度影竟然是这个东西。

李娟全麻清醒后，主动询问医生究竟是什么东西，外科医生告知是枣核，她难以置信。可是就在半个月前，她的确生吃过红枣，那是因为每次月经之后，习惯吃点红枣补血，十年来，养成习惯了，而且之前从没有出现任何异常，哪知道这一次，竟然是枣核导致了穿孔。

如果没有反复的体格检查，如果没有完善腹部 CT，如果轻描淡写地允许患者出院，那么后果将难以想象，别小看一颗小小的枣核，却可能会成为夺命杀手。

但好在没有如果，我对十万君说，行医十年来，听到的最多的一句话就是小心谨慎，如履薄冰，三思而后行。看似简单的东西，往往暗藏玄机。医学就是这样，成败往往只在一念之间。还有现在看似发达的医疗设备，在为我们创造便利的同时，也在一次又一次蒙蔽我们的双眼，就像李娟，明明已经有穿孔，可是腹部立位平片却没有看到。

是影像科医生的失误吗？在患者住院当天，我就曾看过这张 X 片，的确没有发现任何异常，膈下没有游离气体。记得老主任曾经对我们说过的一句话，就算腹部立位平片没有发现膈下游离气体，也不意味着没有穿孔，一些微小穿孔或迟发型穿孔，在 X 片上是可以没有任何异常的。

由此可见，行医之路是多么步步惊心啊！

那些年我们碰到的消化道异物

"老天，太可怕了，真想不到，一个枣核竟然导致了肠穿孔！"十万君难以置信地望着我。

我回答他，李娟的经历告诉我们一定要重视消化道异物，作为消化科医生，当患者的某些症状和体征无法用常见疾病来解释的时候，一定要想到消化道异物的可能。

其实不光枣核，行医十年，我见过形形色色的消化道异物，这些异物不乏奇形怪状，不怕你想不到，就怕你吓一跳。每次取出这些异物，医生都是胆战心惊。

你可能听说过鱼刺、枣核，你可能听说过硬币、纽扣，但你听说过在消化道里发现有 7 号电池、打火机、牙刷、铅笔、铁勺、注射器甚至是体温计的吗？

可能鱼刺、枣核听起来并没有那么恐怖，但是那些不是食物的异物呢？你可以想象，把它们吞食下去，我们的消化道会变成什么样？

"老师，真的难以想象，吞食鱼刺、枣核，可能是在吃东西的时候没注意，无心所致，但是你说吞食电池、打火机、牙刷，我在想这些人是不是要自杀？"十万君的分析有一定道理，衣食住行是每个人都离不开的，所以理论上来说每个人都有吞食异物的可能，但这种异物多是食物导致，至于其他的异物则最常见于儿童、精神病患者和企图自杀人群，在无人看管或看管者大意的时候，儿童往往会将身边的各种东西随手放进口中。一旦吞食，就可能成为消化道异物，精神病患者因为思维判断和控制能力有限，也有可能吞食异物，企图自杀人群对生活失去信心，往往会铤而走险，采取各种极端方式结束生命。

不幸的是，消化道九曲十八弯，异物一旦进入，它可以到达消化道的任何部位，所以食管、胃、十二指肠、空肠、回肠、结肠甚至直肠都可能是异物停留的地方。

万幸的是，消化道虽然九曲十八弯，但是也具有一定的膨胀空间，一些体积较小的异物，比如纽扣、戒指，可能会通过肛门自行排出。但不幸的是，每个人的消化道都是独一无二的，某个地方可能存在憩室、炎症，空间狭窄的后果可想而知。体积较大的异物很容易卡住，这个时候，通过消化道本身的蠕动无法排出异物，卡住的异物会对消化道造成难以想象的破坏。这个时候，如果不及时处理，就会出现各种并发症甚至危及生命。

为了让更多人知道消化道异物的危险，我特意收集了行医十年来碰到的各种异物，总结了一下，希望更多人能引起重视。

一共搜集了 300 名患者，其中男性 200 名，女性 100 名，消化道异物者最小年龄 2 岁，最大年龄为 85 岁，其中异物种类及数量为：食管异物 150 例，分别为鱼刺 100 例、枣核 10 例、硬币 5 例、鸡鸭骨 20 例、纽扣 10 例、金属钥匙 5 例；胃内异物 140 例，分别为铁钉 20 例、戒指 15 例、指甲钳 20 例、打火机 15 例、火柴 8 例、义齿 7 例、硬币 15 例、牙刷 3 例、铁丝 4 例、注射器 3 例、项链 1 例、旅行小剪刀 2 例、玻璃珠 2 例、钢针 2 例、胃石 17 例、圆珠笔帽 3 例、7 号电池 3 例；十二指肠异物 4 例，分别为缝针 2 例、铁片 2 例；下消化道异物 6 例，分别为铅笔 1 例、体温计 2 例、筷子 2 例、铁勺 1 例。

吞食异物后的不正常表现

当听到这些离奇的消化道异物时，我的学生十万君已经瞠目结舌了。

随即，他有了新的疑问，"吞食异物，究竟会引起怎样的症状，如果是婴幼儿或精神病患者，他们本身无法诉说，怎样判断可能吞食了异物呢？"

通过对 300 名吞食异物的患者主诉进行统计归纳，我发现其实他们的差异很大，每一个患者在吞食异物后都可能会有不同的症状。比如有的表现为腹痛，有的表现为恶心呕吐，有的患者会出现肠梗阻，有的患者则可能出现便血，有的患者症状并不典型，只是表现为咳嗽、呼吸困难，也有患者在吞食后完全没有任何症状。

婴幼儿或者精神病患者本身无法诉说，对病情的判断显然有难度。但是当他们出现呛咳、拒绝进食、流涎、呕吐、呼吸困难时，我们应该想到消化道异物的可能。

"老师，消化道异物也会引起呛咳和呼吸困难吗，我还以为是气管异物的表现呢。"

"你说的没错，气管异物的确会引起呛咳或呼吸困难，但有时也不是绝对的，我们最好先来了解一下解剖结构。"气管与食管上方，均与咽部有接属关系（连接），呼吸时，通向气管的气道开放，摄食咽下时，食管通道开放，气道关闭，不致发生误差；食管上段走行于气管后方略偏左，在气管分为左主支气管处，形成食管的一个狭窄，也就是医学上所说的食管第二狭窄。

那么，假设有异物在食管里，特别是食管狭窄的部位，自然就可以压迫气管后壁发生呼吸困难，此时口腔分泌较多的唾液流入气管又会引起刺激性咳嗽等症状。

吞食异物后，该怎样处理？

"原来如此，老师，听你这么一说，我开始对消化道异物有种莫名的恐惧感，特别是小朋友，不小心吞食了，家长又该怎么办？"十万君接着问我。

其实消化道异物里最危险的要数尖形异物（如鸡骨、牙签）或有毒异物（如含铅的物品），因为它们非常容易卡在食管中，从而引起食管黏膜的糜烂、出血、穿孔等并发症，如果停留时间超过 24 小时，异物还可能穿透食管，到达邻近的器官，所以有时异物跑到气管、血管甚至纵隔里都是有可能的，这种情况要紧急处置。

当然，有些异物穿过食管，停留在了其他部位，如果引起了明显的腹痛、呕吐、肠梗阻、便血等不适症状，我们推荐的原则还是积极干预治疗。

　　根据目前的医疗水平，绝大多数小的异物在吞服后的短时间内可经胃肠镜取出，成功率有时可以达到 95% 以上，虽然异物的种类各式各样，但是能够抓住它们的专用器械也有很多，比如常用的活检钳、异物钳（鼠齿钳和鳄嘴钳等）、圈套器、网篮，医生在操作胃肠镜的时候会根据观察到的情况选用合适的器械把异物取出来，这种取异物的方式避免了外科开胸或开腹的创伤，处置更及时，并发症少，患者恢复也更快，缺点是部分异物位于胃肠镜无法达到的部位，有时异物过大、太光滑或卡入太深等，胃肠镜难以取出，或异物已经引起严重的胃肠穿孔、大出血时，就要借助外科手术来干预了。

　　必要的影像学检查可以大致确定异物的位置，即便患者没有什么不适症状，但如果吞食的异物是过大过长异物、尖锐异物、腐蚀性异物（如电池）或多个磁性异物，也要求最好取出来，因为这些异物非常容易腐蚀损伤消化道黏膜，容易导致出血、穿孔等严重的并发症，对于其他的异物，如果已经随着消化道的蠕动而排下，也可以保守观察。这时候，患者只要保持清淡饮食，避免剧烈运动，避免腹部受到外力冲击，理论上，只要异物能顺利通过消化道内两处最狭窄的部位——幽门和回盲部，80%~90% 都能顺利经肛门排出体外，如果时间超过 24 小时，异物依旧没有排出，对于滞留的异物能取也要尽量取，以避免造成严重并发症。

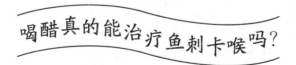

喝醋真的能治疗鱼刺卡喉吗？

　　清晨，十万君又接到了他表姐的电话，原来昨晚她已经按照我说的，带孩子到医院找到了专业的消化内科医生，最后通过胃镜取出了那根鱼刺，现在，孩子一点都不痛了。

　　挂断电话后，十万君终于如释重负！

　　但是我的心情却非常沉重，说实话，一不留神吞食鱼刺几乎是每个家庭都会遭遇的事情，但是被卡后，却很少有家庭能采取正确的处理方式，作为消化内科医生，即便这么多年我一直在不遗余力地进行科普宣教，遗憾的是，收效甚微。

我对十万君说："鱼刺作为消化道异物里常见的一种，可别小看它，一根小小的鱼刺，真的有可能致命！"言毕，十万君立刻惊讶地望着我："老师，不至于吧？"

现实生活中，大家都对鱼刺再熟悉不过，人们爱吃鱼，是因为鱼肉鲜美，可是吃鱼有风险，那尖锐细长的鱼刺，其实特别喜欢消化道黏膜，一旦卡住，自然就成了难以摆脱的异物。

我们都知道猫爱吃鱼，却很少有鱼刺会卡在猫的喉咙里，因为猫的牙齿排列方式异于其他动物，猫共有 30 个牙齿，包括 12 颗小门齿（上下颌各 6 颗），4 颗犬齿和 14 颗臼齿，位于上颌的后假臼齿和位于下颌的第一真臼齿通常较其他牙齿粗大，因此又称为食肉齿，这些牙齿非常适合猫进食鱼骨等质地硬的食物，另外猫的舌头上还富有丝状乳突，乳突表面披有很厚的倒钩形角质层，方便猫刮干净鱼骨上的肉，这样一来，猫就很少会吃到鱼刺了。

但人类的牙齿和舌头可不具备这样的功能，人们在咀嚼鱼肉的时候，无法完整地将鱼肉和鱼刺彻底分开来，一旦吞食，鱼刺就很容易卡在消化道里。

"鱼刺卡喉后，怎样的做法才是正确的？"我并没有急着说出答案，而是让十万君先回答。

十万君似乎胸有成竹，直接说："喝醋呗，大家都知道的土方法，很管用。"

我忍不住笑出了声："你确定，喝醋真的管用？"

听我这么一反问，刚刚还胸有成竹的十万君一下子没有了自信，他开始变得支支吾吾，"应……应该管用吧，我自己也用过……好像效果不错。"

我严肃地说："对付谣言的最佳方式，就是用科学回击它！"

日常生活里，碰到鱼刺卡喉，每个家庭虽然处理的方法稍有不同，但用到最多的无外乎三招，第一招，喝醋，第二招，吞饭团，第三招，用手指抠。

记忆回到童年时代，小时候吃鱼，鱼刺卡了喉咙，母亲总会立刻找来醋，快喝，喝下去就能把鱼刺软化了，这事给我的印象非常深刻，以致在学医之前，我都认为，喝醋治疗鱼刺卡喉是灵丹妙药。但事实是，这是欺骗了无数家庭的谎言。

家庭所使用的食醋根本不可能软化鱼刺，我可以用两点来反驳。第一点，喝下去的食醋会很快通过咽部进入食管，因此与鱼刺的接触时间极短，根本不可能起到软化作用。第二点，家庭使用的食醋是一种酸性调味剂，它含有的主要成分是乙酸（俗称醋酸），食醋的品种不同，酸度也有高有低，一般在 2%~9%，这样的酸度不可能软化鱼刺，换句话说，如果食醋的酸度能够软化鱼刺，那么，它对人体消化道黏膜的腐蚀将会更加严重。

刚开始吞食鱼刺的时候，可能它卡住的位置并不深，这个时候，只要家庭里有人稍微懂点医学常识，让患者张开嘴巴，轻发"咿"音，用手电筒照亮口腔，看到鱼刺后，借助工具（如镊子）夹住取出即可，就算不容易取出，到医院后，专业的五官科医生也能很快解决问题。

但是如果这个时候贸然喝醋或吞饭团，就有可能导致鱼刺通过咽喉进入食管，至于用手抠，因为定位不准，不但抠不出，还有可能将鱼刺推得更深。另外，如果抠的力量较大，还有可能造成二次伤害，因为手指刺激会厌，所引发的剧烈呕吐有可能损伤食管。

此时进入食管的鱼刺，就像攻击战舰的鱼雷，简直是杀伤力巨大。

我不会忘记，深夜里总有人神色慌张地跑到医院求助，有儿童，也有成人，他们无一例外地吃了鱼，无一例外地通过喝醋或吞饭团将鱼刺吞进了食管，如果说咽喉部的鱼刺五官科医生还能解决的话，那么食管的鱼刺就只能由消化科医生出马了。

众所周知，五官科医生只看五官，即便有先进的检查仪器，鼻咽镜，但观察也只是到会厌部打止，至于会厌部以下的食管，就必须依靠胃镜来观察。

医学上处理食管鱼刺最佳的方法就是通过胃镜取出，目前使用的胃镜都是电子胃镜，它的冷光亮度强，影像放大清晰，加上异物钳可以自由进出，而且全程都是在医生直视状态下进行，所以它安全可靠，对人体创伤很小，应用也最为广泛。

鱼刺为什么容易停留在食管？

人体的消化道九曲十八弯，按照生理解剖结构，口腔、食管、胃、小肠、大肠都有可能有鱼刺停留，但目前最常见的还是鱼刺扎在口腔和食管，口腔是我们咀嚼食物的通道，鱼刺首先要经过的就是口腔，再加上人类的口腔无法和猫的口腔相媲美，所以口腔很容易被鱼刺卡住，至于食管为什么也容易，恰是因为它的三个狭窄。

食管的第一个狭窄位于食管的起端，即咽与食管的交接处，相当于环状软骨和第 6 颈椎体下缘，由环咽肌和环状软骨所围成。

食管的第二个狭窄在食道入口以下 7 厘米处，位于左支气管跨越食管的部位，由主动脉弓从其左侧穿过和左支气管从食管前方越过而形成，距中切牙约 25 厘米。

食管的第三个狭窄是食管通过膈肌的裂孔处，距中切牙约 40 厘米相当于第 10 胸椎水平。

为什么要重点说食管的三个狭窄？打个比方，一辆货车在宽阔的公路上行驶，肯定是畅通无阻的，但如果在狭窄的山路上行驶呢，这个时候就可能遭遇无数未知风险。

而食管的三个生理狭窄，因为局部空间受压，鱼刺在经过的时候，就很容易停留在这些地方。另外三个生理狭窄往往比邻着重要的器官，所以也是风险最大的地方。

鱼刺的危害

鱼刺的危害究竟有多大？说到鱼刺的危害，十万君首先想到的是它会划伤消化道黏膜。

其实轻微的划伤并不恐怖，只要能及时取出鱼刺，不用药它也能好，这是因为人体的自我修复功能，但有时鱼刺造成的伤害远远超过了能够自我愈合的范围。

不是吓你们，一年前，我曾接诊过一名呕血的男性患者，做完检查后，我们惊异地发现竟然是一根鱼刺导致了损伤性食管主动脉瘘，以致大动脉中的鲜血源源不断涌入食管所致。

从食管狭窄的位置来看，最危险的当然是第二个狭窄，因为那里有主动脉弓。一旦鱼刺穿透食管损伤主动脉，那么，大出血很快会导致失血性休克，昏迷，所以一根鱼刺能够致命，这绝不是危言耸听！

即便吞入鱼刺没有损伤主动脉，它也可能穿透食管伤到膈肌、气管甚至是心脏，几乎每一种并发症都有可能诱发严重的感染，很多患者也可能因此丧命。

当我说到这的时候，十万君已经彻底目瞪口呆了。

他绝对没想到食管鱼刺竟可以让人如此胆战心惊！

话说回来，就算侥幸没有损伤食管，但是人体的消化道漫长而曲折，在鱼刺穿梭的过程中，也不能保证其他的部位不会受伤。

先拿口腔来说，很多人觉得鱼刺卡在口腔里应该是最好处理的，我之前也说过了，如果卡的位置不深，借助镊子取出即可。但临床上也有一些情况，鱼刺喜欢和人们捉迷藏，很小的鱼刺卡住的时候本身可能不会造成太多不适，没有不适，人们就会忽视它的存在。时间一长，它导致的后果就是到处游走和诱发感染。五官科医生经常会碰到口腔不明脓肿的患者，结果一检查才发现是鱼刺诱发了严重的感染。也有的患者，出现颌下腺、颈部甚至是甲状腺脓肿，这是因为鱼刺穿透口腔黏膜的不同位置最终游走到了这些地方。再比如小肠和大肠，如果说胃壁相对较厚的话那么肠黏膜就非常薄了，鱼刺卡在肠道里很容易造成肠穿孔，有时鱼刺还可以游走到腹腔里，形成包裹性的脓肿。

如何预防鱼刺卡喉？

"老师，你所说的这些情况我还真是闻所未闻，至少教科书上没出现过。"十万君听得津津有味。

当然！教科书教的是常见病，像我说的这些情况，都是经验之谈，总体来说，发生率还是比较少的，不过我说出来不是为了吓人，而是想提高大家对于鱼刺的重视。

像这些发现不及时的鱼刺，时间的延长让它产生了诸多并发症，这时候胃肠镜就无法解决问题了，只能通过外科手术来救命！

"哎，为了吃鱼，挨上一刀真是不值！"十万君感慨道。

也没有那么恐怖了，其实鱼肉还是非常美味的，我可不想因为小概率事件让大家都彻底远离这种美味！事实上只要吃鱼的时候小心谨慎一点，大多数人是可以避免被卡的，我在这里有三点小建议，可以教大家如何预防鱼刺卡喉。

① 鱼杀好后，用刀把鱼肉和鱼骨分开，这样鱼骨就被剔出来了。

② 吃鱼的时候要细嚼慢咽，感觉不对时最好立刻把吃进去的东西吐出来，这个时候千万不能直接咽下去，虽然人的口腔不如猫的口腔，但舌头的敏感性还是很强的，只要不那么急，事实上大部分鱼刺是可以感觉出来的。

③ 吃鱼的时候最好不要大声说话，也不要大笑，因为说话和大笑会让我们的注意力分散，另外也会使声门开放，这个时候进食很容易引起呛咳、误吸甚至误吞！

如果已经非常注意，还是被鱼刺卡了，只要采取正确的处理方式取出即可，如果家人无能为力，只要鱼刺卡得不深，早点到医院就诊也能减少并发症的风险！

我们最害怕的就是那种采取了错误方法来处理，侥幸吞下去以为没事了，拖很久才到医院。这个时候我们一般不会贸然去取，而是会借助 X 线、CT 或胃肠镜综合评估，确保鱼刺没有穿透到大血管里，才会决定下一步治疗方案。

听我说完，十万君同样惊出了一身冷汗。要知道，他也有过鱼刺卡喉的经历，每一次他都是用喝醋的方法化解，好在最后没事，其实像十万君这样的经历，并不是食醋起了作用，而是鱼刺被吞进后，万幸没有卡在消化道，最终被顺利排出体外了。

但是幸运之神可不会总是眷顾我们，只有科学的处理方法，才能避免悲剧重现！

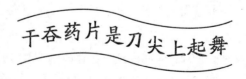

干吞药片是刀尖上起舞

近来昼夜温差大，十万君受凉感冒了，他鼻塞咽痛，声音嘶哑，更糟糕的是还畏寒发热，我劝他回家好好休息，他把脑袋摇得跟拨浪鼓一样。

说实话，这种天气时冷时热，很多患者都出现了消化道不适症状，病房一下子人满为患，十万君知道我们五个值班的老师都特别辛苦，所以执意要带病上班。

真是个勤奋的好青年！不过也要注意劳逸结合，毕竟身体是革命的本钱！

我见十万君面色潮红，于是跑到护理部拿了一根体温计，让他夹在腋下量了一阵子，然后拿出来一看，39.5℃，要爆表了！

即便是高热，但十万君依然不愿意回去休息，护理部有备用的尼美舒利，为了尽快退热，他从美小护那里要到一颗，扬起脑袋，将药片放进嘴里，然后喉咙上下起伏了一下，十万君不知道，我在一旁早已看得目瞪口呆。

"喂！"我着急喊出了声。

十万君将圆溜溜的脑袋复位，愣愣地看着我，"老师，怎么了？"

"你吞药片不用喝水的吗？"我问他。

"不用，从小到大都是这样，养成习惯了。"十万君不知道这里面还有什么讲究，他脸上写了一个大大的问号，似乎想从我这里得到答案。

"你小子命真大！要知道在我们消化科医生看来，干吞药片，实在是刀尖上起舞，危险至极。"

"就这么一片小小的药片还会有危险？老师，你有点夸张了吧！"

我很严肃地告诉十万君，一点都不夸张，每每看到有人干吞药片，我总会想到那个叫老杨的患者，说实话，他给我的印象太深刻了，以致到现在我都愧疚不已。

老杨与我爷爷是战友，他患有高血压、冠心病和 2 型糖尿病。有一次爷爷请老杨到家中做客，得知老杨最近经常头昏，胸痛不适，我让其吃点阿司匹林，可以预防血栓。

但是万万没想到，两周后，一个患者突然冲进了急诊室，他对医生说，医生，我不行了！

而这个患者正是老杨，他跑到急诊科看病，是因为胸痛突然加剧，老杨以为是心脏病作怪，所以他迅速含服了硝酸甘油，平时几分钟之内就缓解了，但这一次恰恰例外！

老杨感到了死亡的恐惧，好在离医院不远，他得以迅速赶到医院，急诊医生在接诊老杨的时候首先考虑的也是冠心病，老杨胸痛剧烈，让医生想到了冠心病里最严重的一种类型，那就是急性心肌梗死，于是一场争分夺秒的拯救行动开始了！

可是当检查都做完的时候，急诊科医生还是百思不得其解！

无论是心电图还是心肌酶，都没有任何证据显示老杨患有急性心肌梗死，心内科医生也跑来急会诊，通过详细的问诊和体格检查，也不考虑是心绞痛发作！

那么，真相到底是什么？

老杨起病那天刚好我值班，接到急诊科的求助电话，我很快见到了老杨，从老杨的症状、体征来看，我开始觉得，他的胸痛，似乎与消化道疾病密切相关。

老杨住院后，我为他完善了很多检查，最终是胃镜揭开了罪魁祸首，导致老杨胸痛的真凶，竟然是一片小小的阿司匹林！

"老天，难以置信！"当我说到这的时候，十万君惊呼了出来，我猜想，这个时候，他最想做的就是赶紧喝点水，或是能把那片干吞下去的尼美舒利吐出来就好。

然后，他猴急地选择了第一种方式，一口气喝了一大杯水。

"但愿刚刚吞下去的药片不会卡在食管里。"十万君胆战心惊地说。

没错，一片阿司匹林黏附在老杨的食管壁上，并导致了严重的食管损伤。医学上食管损伤是可以引起胸痛的，患者最明显的感觉是胸痛往往位于胸骨后，不过严重的时候，可表现为剧烈刺痛，疼痛可放射到后背、胸部、肩部、颈部、耳后，有时酷似心绞痛。当然，症状因人而异，除了胸痛之外，药物导致的食管损伤还可以引起吞咽疼痛、吞咽困难、烧心、反流、恶心呕吐甚至呕血、黑粪。

药物对食管的损伤如此严重，按理说吃药时应该小心翼翼，但实际工作中，医生碰到的类似病例却越来越多。比如去年一年，我就碰到了 10 例，更让人无法想象的是其中 3 例还是患者在住院期间发生的。如果认真研究其中缘由，我们不难发现，无论医生还是患者对于口服药物可能对食管带来的影响并没有足够重视！很多患者无知者无畏，而因为医生的疏忽才导致的并发症实在太不应该。

所以我认为一名合格的医生在为患者开口服药的时候，一定要先了解药物在消化道的吸收过程。如果你自己都不了解，又怎么能更好地指导患者正确服药？

药物的消化道之旅

某些舌下含片、口腔黏附片、胃内漂浮片及分散片、肠溶片及肠溶胶囊、结肠靶向制剂、直肠栓剂及灌肠剂，其实都是通过消化道吸收的，虽然给药途径可能有所不同，但是通过消化道的吸收，药物最终都进入了血液循环而发挥作用。

在这些药物里，应用最广的就是口服药物，我对十万君说还记得我不久前和你说过的食物的消化道之旅吗，十万君点点头。我们都知道食物在消化道里不仅受到物理消化，还要接受各种消化酶的化学消化，当然，药物口服后也不例外。

口腔之旅。口腔作为给药的一个途径，越来越受到重视，口腔黏膜总面积约200平方厘米，口腔黏附片及舌下含片都可以通过口腔的颊黏膜和舌下黏膜直接吸收，这种吸收方式的优点是避免了药物的首关效应。

所谓首关效应是指某些药物经胃肠道给药，在尚未被吸收进入血循环之前，在肠黏膜和肝脏被代谢，而使进入血循环的原形药量减少的现象。

举个简单的例子，硝酸甘油是医学上使用很普遍的一种药物，广泛用于冠心病患者，它最常使用的方式就是舌下含服，虽然直接口服也能完全吸收，但是通过肝脏时，90% 被谷胱甘肽和有机硝酸酯还原酶系统灭活。而舌下含服，药物可以直接由口腔黏膜吸收进入上腔静脉，再到体循环，不经肝脏就可发挥疗效，因此吸收时间更短，药物浓度更高，效果也更好。

接下来是食管之旅。药物通过口腔进入食管，一般 5~15 秒就可以通过整个食管，体位不同，速度会有差异，比如站着口服药物肯定比躺着口服药物通过食管的速度要快。和食物一样，食管只是作为一个运输管道，食管平滑肌也不具有吸收功能，所以药物不会在食管被吸收。

胃之旅。大部分口服药物进入胃内后都会分散和溶解，因为胃内的 pH 值为0.9~1.5，所以某些酸性药物更容易被吸收，很多人经常有这样的疑问，药物究竟是饭前服好还是饭后服好？除了药物会不会伤胃外，食物对药物的吸收也有影响，一方面食物会影响胃的排空，另一方面，食物可以影响到药物的分散和溶解。所以任何一种药物的口服都有着时间上的要求，如果不懂一定要及时咨询医生和查看药品说明书。

小肠之旅。小肠黏膜拥有很大的表面积，不仅是食物吸收的主要场所，也是药物吸收的主要场所，事实上大多数口服药物主要在小肠中上部进行吸收。

像临床上使用比较广泛的肠溶制剂或胶囊，事实上都是为了避免药物在胃内酸性环境中被破坏，确保能在小肠内充分溶解释放，发挥作用。

大肠之旅。药物通过小肠进入大肠，大肠主要吸收水分和无机盐，对药物的吸收要差很多，但肠道内有很多细菌，药物可以被其分解，最终只有极少量的药物和代谢物被吸收。

干吞药片为什么有可能损伤食管？

如果能够了解口服药物在消化道的整个过程，我们就可以做出这样的推测，虽然食管平滑肌不具有吸收功能，但是食管却存在 3 个狭窄，某些患者如果吞食了体积较大的片剂或胶囊，那么药物很有可能黏附在食管壁上。还有一些患者，本身就有食管器质性疾病（比如食管憩室、食管狭窄、食管裂孔疝等）或者食管功能障碍，这些都可能导致药物黏附在食管壁上。我们都知道站着服药比躺着服药更容易让药物通过食管，所以不正确的服药方式，比如服药时饮水较少、干吞药片、服药后立刻躺卧或躺着服药也有可能导致药物黏附在食管壁上。

与年轻人相比，老年人更易发生药物性食管损伤。老年人往往有很多基础疾病，比如高血压、糖尿病、冠心病等，他们往往每天要口服很多药物，一旦服药方式不对，发生药物性食管损伤的概率就会增加。老年人易患心肺疾病，食管被硬化扭曲的主动脉及扩大的心脏压迫，容易出现狭窄。一项对年龄在 80 岁左右人群的研究表明，约 63% 的老年患者有吞咽困难，老年人在吞咽片剂和胶囊的过程经常是不完全的，在咽部就出现药物和送服的水分离，导致"干吞"现象，再加上老年人身体敏感性下降，即便药物已经停留在食管里，早期可能也不会有什么异常感觉，等到有感觉的时候，病情往往已经很严重了。

我之所以一直对老杨存有愧疚，就是作为一名医生，我们在告诉患者该服哪种药的时候，却没有告知该如何服药，如果当时我能够告诉老杨正确的服药方式和药物可能带来的不良反应，悲剧应该会避免，毕竟药物性食管损伤与服药方式有着密切的关系。

不正确的服药方式会导致药物不能快速到达胃内，一旦黏附在食管壁上停留时间过长，就可能导致食管黏膜损伤，轻者是糜烂，重者就是溃疡、出血甚至穿孔！

所以药丸虽小，但是从进入食管的一瞬间开始，危险就已经成倍增加。研究发现，细胞毒性药物（如氯化钾、非甾体类消炎药、洋地黄药物、奎尼丁及氟尿嘧啶等）和高酸性药物（如强力霉素、四环素、土霉素、硫酸亚铁及维生素 C 片等）更容易导致药物性食管损伤。

听我说完干吞药片可能引起的食管损伤，十万君着实被吓得不轻。我笑着安慰他，你事后很快采取了补救措施，喝了那么多水，就是药片想黏都难，但是千万不要以为自己年轻就可以贸然行事，养成良好的习惯比什么都重要，毕竟不可能每一次运气都那么好。

"为了安全起见，我以后还是不要吃药了。"十万君感慨道。

正确的服药姿势

也不能那么说，人从出生的那刻起，就一直在与疾病做斗争，药物能够帮助我们恢复健康，比如很多人都患有高血压病，吃药就能够很好地控制血压，延缓疾病进展。万事有利就有弊，虽然口服药物有滞留食管、损伤食管壁的可能，但这种可能也是可以预防的。

事实上，如果能够做到以下五点，就可以将食管损伤的风险降到最低。

① 在服药之前的一段时间，如果已经出现吞咽困难的症状，这个时候应该警惕食管是不是出现器质性疾病或功能障碍，最好到医院排除病变后再服药。

② 服药姿势要正确，最好取立位或坐位，切记不要躺着服药。服药后不要立刻躺下，至少观察 10 分钟以上再躺下休息。服药应确保充足的饮水量，切记不要干吞药片。

③ 不要随意改变药丸的包装，比如胶囊制剂不要去胶囊服用，糖衣片不要压碎服用，失去包装的药物颗粒，更易黏附食管壁，过高的药物浓度，更易引起食管损伤。

④ 老年人和儿童在服药的时候身边一定要有人帮助，可以帮忙核对服用药物的量、方式、时间是否正确，如果需要口服多种药物，最好分开来，避免一次性

服完。

⑤ 服药期间应该密切观察有无胸痛、烧心、反流、吞咽困难等症状，如果出现应该及时就医，避免病情拖延或加重。

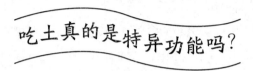

凌晨 1 点，我和十万君依然坚守在值班室，这个时候，病房里的患者都已经休息，我们难得清闲下来。十万君利用这个时间上网查询了一下文献，原来，两天前他看到了这样一例新闻，说是国外一名女性，每天都要进食泥土，猎奇的新闻媒体很快蜂拥而至，更有媒体为这名女性打上了特异功能的名号！

十万君于是发出这样的惊呼："进食泥土，老天，她的胃该有多强大呀！"

我冲十万君笑笑，你说的这种情况其实并不罕见，在医学上它有一个专业的名称叫异食癖，很多不懂医学的人把异食癖当成是一种特异功能，但这是对异食癖的误解。其实异食癖是一种病！说到这，我不由得想到了两个月前碰到的一个病例。我对十万君说："说完这个病例，你就会知道，其实异食癖患者的胃和我们的并没有什么区别。"

深夜，一名母亲抱着她的孩子冲进了急诊室，她的第一句话就是："医生，快救救我的孩子！"

躺在她怀里的是一个面黄肌瘦的孩子，她一边哭一边喊："痛！痛！"

当医生掀开她的衣服时，顿时目瞪口呆了，只见上腹部胀成了一个皮球！

小女孩有一个很好听的名字叫思思，今年 6 岁，在思思两岁的时候爸爸就去世了，妈妈独自抚养她，但是对她缺少关心。其实思思腹部不适已经有很长一段时间了，她总是用手摸着肚子对妈妈说这里痛。可这并未引起妈妈的注意，有一次妈妈听人说孩子肚子里最容易生虫了，于是去药店为思思买了打虫药，吃下去之后思思有一段时间没再喊肚子痛，妈妈以为是打虫药发挥了作用，但是她不知道思思不过是强忍着而已。但凡留点心，妈妈应该能很早发现思思逐渐膨隆的腹部，但她还是没有，等到发现的时候连医生都目瞪口呆了。

在检查之前我们曾一度怀疑是不是恶性肿瘤，但是检查结果出来后我们却吓坏了，罪魁祸首是思思胃中的一个大物体，胃镜显示那是巨大胃石，而石头的罪魁祸首竟然是毛发！

原来，思思四岁开始就喜欢吃各种奇怪的东西，没有爸爸的关爱她有点自闭。有一次将妈妈的头发放进口里咀嚼，竟嚼出了一种特别的感觉，从那以后一发不可收拾。

妈妈梳头掉落的头发都被思思收集起来吃掉了，除此之外，这个小女孩还喜欢吃卷纸，吃指甲，到底吞了多少异物进去，思思也记不清了，不过这种习惯一直坚持到现在。

可是粗心大意的妈妈竟然丝毫没有察觉。

因为思思胃中的石头实在太大太硬了，我们通过胃镜根本无法取出，没办法她只能转到外科手术治疗，最后外科医生打开她的胃，取出了一个巨大的胃石！

"老天！真的难以置信！"十万君惊呼了出来！

我顿了顿，接着说："其实像思思这样的异食癖患者，不存在消化道有什么特异功能，相反我觉得，其实他们的消化道还更脆弱，要知道长期吞食异物，危险几乎是时刻存在，轻者引起消化不良，重者就会引起消化道梗阻、感染、出血甚至穿孔。"

"可是老师，那为什么有些异食癖患者长期吞食，还是没有引发严重的并发症呢？"

"的确，有些异物癖患者，比如长期吞食泥土，他可能吞食了好多年，但从来没因此进过医院。我的分析是，吞食泥土相对比较松软，而且唾液、消化液和泥土混合后，会起到一定的润滑溶解作用，最终不能吸收的泥土通过消化道经肛门排出了，所以患者并无特殊不适。但是如果长期吞食某些金属物品，比如饭勺、刀叉等，这些要是不来就医看病，那还真是神一般的存在了！据我了解，目前国内外均有对异食癖人群的报道，英国有一名女子在 5 年的时间里大概吃掉了 1000 块海绵，而这种行为竟然是从怀孕第三个月开始的，美国有一名孕妇，不断进食家具擦亮剂，即便知道这对胎儿发育不利，但她无法控制自己，荷兰一名男子喜欢每天早上吃餐具，对桌子上的美味佳肴却丝毫没有兴趣。特别是最后一名男子，当医生打开他胃的时候，发现是满满的刀叉，那种震撼常人难以理解，我分析那名外科医生在取完所有的刀叉之后，每次吃饭前一定都会有无限的回忆！"

"老师，你真幽默！我听得可是毛骨悚然，鸡皮疙瘩起了一身呢！"十万君一脸的惊悚。

看着他有点窘的神情，我反倒越说越有瘾了。

"如果你觉得这些离我们很遥远的话，那么目光聚焦在国内，我曾查询过近十年的相关新闻和文献报道发现有儿童吞食玻璃的病例，也有人喜欢吞食陶瓷甚至是石块，如果你还觉得这些不够吓人的话，你可能开着汽车上下班，而为车子提供燃料的就是汽油，但你一定不会想到，有人每天的爱好就是喝汽油。"

太多的异食癖报道，不怕你想不到，就怕你吓一跳！

所以，像思思这样的异食癖患者其实非常多，我曾将这个真实病例告诉过很多孩子的父母，希望能引起他们的重视，能够抽出时间多陪陪孩子，能准确地分辨出孩子的异常行为，与其等到出了问题才来看病，还不如认真负责地做好预防。

异食癖究竟是什么导致的？

诸多问题随即而来，很多家长都有这样的疑问：医生，异食癖究竟是什么导致的？比如网上有人说，异食癖是缺锌引起的，果真如此吗？

说到这，我看了看十万君，看是否能从他的口中得知，他想了半天，摇了摇头。

想知道真相就得先了解锌，众所周知，人体必需微量元素共八种，包括碘、锌、硒、铜、钼、铬、钴、铁，所以锌是其中之一，它在人体生长发育、生殖遗传、免疫、内分泌等重要生理过程中起着极其重要的作用，被人们冠以"生命之花""智力之源"的美称。

锌存在于众多的酶系中，如碳酸酐酶、乳酸脱氢酶、超氧化物歧化酶、碱性磷酸酶、DNA 和 RNA 聚中酶等中，是核酸、蛋白质、碳水化合物的合成和维生素 A 利用的必需物质，具有促进生长发育、改善味觉的作用；缺锌时容易出现味觉不灵敏、厌食、生长缓慢等表现，也有研究发现，锌是大脑海马回所需的重要微量元素，海马回位于脑颞叶内，发挥着关于记忆以及空间定位的作用，儿童缺锌会导致大脑发育受损，进而引起记忆力和智力下降。说到这，答案似乎有了定论，缺锌能够导致味觉和智力的异常，理论上味觉和智力异常的确有导致食欲不振、厌食甚至异食癖的可能。

但是医学从来就是严谨的，一部分异食癖的缺锌患者并不能代表这个群体，科学家很快发现，很多异食癖患者身体内也有可能不缺锌，那么，导致异食癖的原因自然还有其他。

不过归纳来看，导致异食癖的原因可能有以下四点。

① 精神心理因素。包括心理发育障碍，也有人认为异食癖是心理失常的强迫行为。

② 铁、锌等微量元素的缺乏。这些微量元素均参与机体多种酶的合成和代谢，缺乏时导致相应组织、器官功能障碍而发生异食癖。有研究发现，部分缺铁性贫血和缺锌的儿童可能有异食癖表现，当补充铁剂或锌剂后，这种现象可以消失。

③ 铅中毒。铅中毒可能导致严重的中枢神经系统病变，如癫痫样发作、行为异常、语言功能发育迟滞以至丧失等，这些异常的病变很有可能诱发异食癖的形成。

④ 寄生虫感染。蛔虫、钩虫等寄生虫寄生在肠道，常引起感染等一系列症状。蛔虫分泌的毒素直接刺激肠管，钩虫可导致贫血，这些都有可能导致异食癖的发生。

为什么儿童更易罹患异食癖？

异食癖患者以儿童居多，而儿童异食癖又以学龄前儿童最多，其次是婴幼儿。学龄儿相对较少，男女比例无明显差异，农村比城市发病率高。

于是十万君新的疑问来了，为什么儿童更易罹患异食癖？

很多人都知道成人会出现各种各样的心理障碍，比如焦虑症和抑郁症，但儿童的心理健康却很少被关注，即便是父母，认识也存在严重不足。

研究发现，儿童心理失常往往与家庭忽视和环境不正常的现象有关，比如持续的与父母或依恋的照顾者的分离会导致儿童的焦虑。父母离婚、婚姻出现矛盾甚至家庭暴力经常使家庭的气氛变得紧张，儿童缺乏基本的安全感，也会出现焦

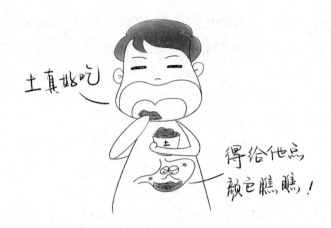

虑抑郁。父母及学校给予儿童过高的学业压力，与年龄不相称的过多的强迫性的学习不但剥夺了他们的世界，还让他们变得孤独、紧张甚至是恐惧，和成人相比儿童更易遭受挫折，且受挫后缺乏正确的表达和有效的应对能力，久而久之，心理障碍就可能诱发生理变化，初期儿童可因无人照顾，擅自拿取异物放在口中把玩，日久成为习惯，就变成了不易解除的条件反射。

另外，儿童经常会出现偏食、厌食的情况，而且身体正值生长发育阶段，所以他们更容易出现营养物质和微量元素的缺乏。好奇心很重，对周围环境的危险意识不足，也会使他们吞食异物甚至是毒物。喜欢玩耍，不注意手卫生，喜欢吃乱七八糟的食物，也使他们更容易遭受寄生虫的感染，这些因素都导致了儿童异食癖发病率比成人更高。

所以异食癖往往不是单一因素所致，它可能存在两种甚至更多的综合因素。

"哎，孩子们真可怜！可是，究竟要怎么做，才能让更多的孩子免受异食癖的困扰？"十万君的问题也是很多家长特别关心的，毕竟，孩子能健康成长是所有家长的希望。

如何预防异食癖？

避免孩子异食癖的悲剧重在预防，对家长我有四点建议。

① 父母应不断提供对孩子情绪的支持和生活的关照，及时与孩子进行交流，了解孩子的内心世界，而不应该施加各种压力给孩子，同时应注意培养孩子的情

商。能够善于与人相处，善于调节控制自己的情绪。

② 自闭症的孩子更容易患上异食癖，所以家长应该密切观察孩子平时的一举一动，我们常把自闭症孩童形容为星星的孩子，我们希望家长、社会给予这个群体更多的关怀。

③ 找准异食癖的病因，如果明确为微量元素和寄生虫感染，应该及时求助专业医生。

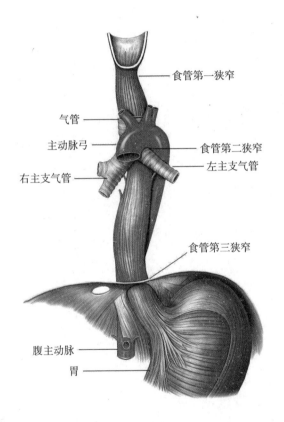

食管是前后扁平的肌性管状器官，长约 25cm，第一狭窄为食管的起始部，第二狭窄为食管在左主支气管的后方与其交叉处，第三狭窄为食管通过膈的食管裂孔处。狭窄部位是异物易滞留和食管癌的好发部位

④父母应该培养孩子养成良好的饮食习惯，不挑食，不偏食，注意个人卫生，饭前便后要洗手，不咬指甲，不吃脏东西和不能吃的非食物性物品，父母每天下班后要有足够的时间和儿童亲昵、玩耍，以满足他们情感及心理上的需求，避免他们向不正常的方面去寻求刺激和安慰。对严重病例，要尽早带他们去看心理医生。

第二章

开启
胃之旅

胃里的石头怎么出现的，如何消灭？

新的一天，晨交班刚完，我的学生十万君就迫不及待地问我："老师，我一个亲戚得了胃结石，很早就打电话问我是什么情况，我也是一头雾水。"

我有点惊讶地望着十万君："你难道不知道吗？"

"老师，说来惭愧，我听说过胆囊结石，听说过肾结石，就是没听说过胃结石。"

想想，十万君刚到消化内科不久，对于胃结石不够了解也是情有可原，而他的疑问也代表了很多人的困惑，那就是，胃里真的会长石头吗？

我放慢速度，沉思了一会儿，然后给十万君讲了一个不久前遇到的病例。

两个月前，急诊科收进来一名急腹症的患者，他用手按住上腹部，在病床上不停地辗转反侧，然后嘴里喊着："医生，我痛死了，快给我用点止痛药吧！"腹痛是消化内科常见的疑难杂症，人体的消化系统格外庞大，腹腔里有各式各样的脏器，任何一个脏器出了问题，都有可能会引起腹痛。医生在接诊的时候，往往会根据患者的主诉和体格检查大致判断哪些脏器最有可能出问题。就如这名叫李军的腹痛患者，他的腹痛部位在上腹部，剑突下压痛最为明显。

是急性胰腺炎吗？还是更为凶险的腹主动脉瘤？

医生更多的时候是个侦探，他们要像推理小说里描述的一样寻找证据，不放过任何蛛丝马迹，再利用一些高科技手段揭开真相往往不是难事。

焦点再回到李军身上，我们使用排除法逐一排除了可疑的凶手，最终通过CT检查我们发现了位于胃腔内的巨大团块，此时新的疑问出现了：巨大团块是什么，是恶性肿瘤吗？

胃镜检查最终为我们揭开了真相，出现在胃腔的不明团块可不是什么恶性肿瘤，它只是一块坚硬的石头而已。当我们将诊断告诉李军的时候，他目瞪口呆，和十万君一样，他听说过胆结石，听说过肾结石，但是胃结石，还真就从来没听说过。

其实不光患者如此，就连很多非消化专科的医生，可能也会有这方面的疑问。

胃里竟然也会长石头，胃石，它究竟是一种怎样的存在？

胃石是指经口摄入的某些食物、药物或异物在胃内正常或异常环境影响下形成的不可吸收的石性团块状物，形状多为圆形或椭圆形，大小不一，小的如乒乓球，大者似婴儿头。

其实有关胃石的报道最早可追溯到 1950 年，首次有医学文献描述了胃石，之后有关胃石的文献报道越来越多，虽然它是一种少见病，但发病却与我们的生活方式密切相关。

胃结石的种类

植物性胃石。以柿子、山楂、黑枣引起居多，橘子、石榴等也可引起，研究发现，这些食物里含有丰富的鞣酸、纤维素、半纤维素、木质素及果胶，在胃酸作用下，鞣酸与蛋白结合形成不溶于水的沉淀物，并将果皮、果纤维或食物残渣黏结积聚形成巨大团块，无法通过幽门口排出；至于果胶，它是植物细胞壁成分之一，存在于相邻细胞壁间的胞间层中，起着将细胞粘在一起的作用，不同的蔬菜、水果口感有区别，主要是由它们含有的果胶含量以及果胶分子的差异决定的，某些水果的果皮中果胶含量可以达到 30%，在适宜条件下果胶能形成弹性胶凝，和鞣酸一起促进胃结石的形成和加固。

动物性胃石。由于咽下较多的毛发和难消化的瘦肉等在胃内缠绕而成。

药物性胃石。指长期服用含钙、铋等无机化学药物或制酸剂（如氢氧化铝凝胶）、中药残渣、X 线造影钡剂以及药丸粘合剂等，在胃内沉淀形成胃石，也可在胃酸的作用下形成小团块，与食物残渣混合形成胃石。

混合性胃石。顾名思义，这种胃石可能同时含有上述两种以上成分。

在四种胃结石中，以植物性胃石最为常见，其他种类的胃结石，虽然文献上也有报道，但总体罕见，说到这，十万君有了新的疑问："老师，胃结石的形成仅仅与吃下的东西有关吗？"

当然不是！举个简单的例子，两个人同时吃柿子，甲罹患了植物性胃结石，但乙却没有，一方面是因为每个人的敏感性不同，另外一方面则是因为胃的排空区别。

前者属于个人体质，后者则可能提示了某些疾病，比如胃手术史、消化性溃疡、慢性胃炎、胃肿瘤、消化不良和糖尿病神经病变所致胃轻瘫患者都可能存在胃动力障碍，胃蠕动减少、排空延迟，以及幽门功能异常，都为诱发胃石形成提供了条件。

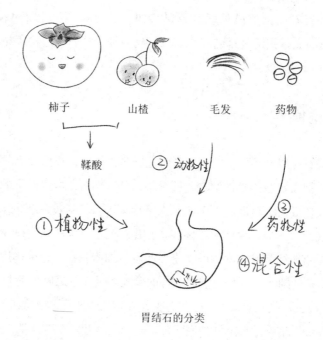

胃结石的分类

因为缺乏对胃结石的了解，很多人并不知道，大量食用含有高鞣酸、果胶的食物可能会引起胃结石的形成，就算形成了，它也不是一两分钟的事情，所以它的起病有时非常隐匿，很多患者往往是好多天之后出现上腹痛、饱胀、嗳气、恶心呕吐等症状，到医院检查才发现胃里出现了结石。胃结石最恐怖的地方就在于胃石会对胃壁产生机械压迫与摩擦，同时刺激胃酸分泌，从而容易引起胃黏膜糜烂、溃疡、出血甚至穿孔！

因为胃结石本身体积较大，如果刚好卡在幽门口，就会导致幽门梗阻。此时胃内容物不能顺利入肠，而在胃内大量潴留，因患者无法正常进食，并大量呕吐，时间一长还会导致严重的营养不良、电解质紊乱、低蛋白血症及贫血。

"天啊！真想没到胃结石这么恐怖！"听我说到这的时候，十万君惊讶地半张着嘴巴。

喝可乐可以溶解胃结石吗？

虽然胃结石恐怖，但也不是没有治疗方法，我们首先来了解下网络讨论最热门的话题，很多人认为平时喝的可乐能够溶石，是治疗胃结石的神器，果真如此吗？

要知道真相，必须先要了解可乐的成分。可乐是一种黑褐色、甜味、含咖啡因的碳酸饮料。早期的可乐是从可乐果中提取物质制成的，故而称为可乐。可乐果原产非洲热带，当地土著居民用其做嗜好品，在口中咀嚼，做兴奋剂和疲劳恢复剂，其主要成分为可可豆碱、香精油、糖苷、可乐碱。可乐曾在第二次世界大战时期大放光彩，因为它是很好的兴奋饮料，所以深受美军的欢迎。即便到现在，可乐也是备受欢迎的饮料。研究发现，可乐在治疗胃石方面确实能发挥一定作用，以致在很多医院，连医生都会建议罹患胃石症的患者去买可乐，作为消化科医生，我也这么做过。

关于可乐的作用原理，有发现认为可能是市面上可乐的 pH 值约为 2.6，能够酸化胃内容物及释放二氧化碳气泡，从而使胃石破裂，对于植物性胃石，这种作用尤其明显。2002 年，希腊医生拉达斯（Ladas）等率先在《欧洲胃肠病学与肝脏病学杂志》发表文章称，其使用 3 升可乐经鼻饲灌洗超过 12 小时来治疗植物性胃石 5 例，全部获得成功。此后，国内外均有学术报道可乐治疗植物性结石成功的案例，由此可见，可乐治疗胃结石，并不是谣传，还是有一定科学依据的。

"真想不到可乐竟然还能治疗胃结石，我现在就给我亲戚打电话。"十万君兴奋地拿起手机！

我制止住他："你猴急什么呀，我还没说完呢！"医学永远不是一概而论，每个人都是独一无二的个体，可乐能够治疗胃石症，但不是所有的患者都适合口服这种碳酸饮料。

作为一名消化内科医生，我的观点有三个方面。

首先，胃结石并不是在胃里固定不动的，它会随着胃的蠕动而滚动，常常将

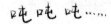

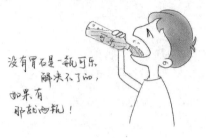

没有胃石是一瓶可乐
　　解决不了的
如果有
那就两瓶！

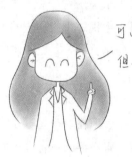

可乐有溶石的作用
但不适用于所有人哦！

胃黏膜损伤，所以胃石伴随胃溃疡在医学上非常常见，对于胃溃疡患者，口服可乐有导致溃疡穿孔风险。

　　其次，可乐对植物性结石效果较好，对于其他的结石，则没什么效果，这个时候如果没有针对性地口服可乐，有可能加重病情。

　　最后，可乐并不是万能的，很多胃石过于坚硬，即便口服可乐，可能也没有很好的效果，与其让患者痛苦地等待，倒不如积极采取其他的治疗措施，防止病情进一步恶化。其他的治疗措施，就是我们所说的内镜下治疗和外科手术。但是每一种治疗方式都存在一定的风险和并发症，这需要内、外科医生的积极合作，为每一位患者量身定制合适的治疗方案。

　　说到这，十万君脑洞大开，问我："老师，胃石可以体外震波碎石吗？"

　　体外震波碎石，简而言之就是利用冲击波从体外将人体内的结石击碎，变成细小的碎块，以利于排出体外。它与 CT、核磁共振一起被誉为 20 世纪三大医疗新技术。1980 年，德国率先使用这种技术治疗肾及输尿管等泌尿系结石，发展到现在，这种技术其实已经非常成熟了，事实上，很多学者受泌尿系结石体外震波碎石的启发来尝试将此类方法应用于胃石的治疗，虽然有研究发现体外震波碎石可能对部分植物性结石有效，但因为胃石与泌尿系结石所处解剖情况区别较大，胃石的碎石疗效并不确切，所以并未得到广泛开展。不过即便无法在体外开展震波碎石，现在的内镜技术却可以做到体内碎石。比如在 1986 年首次有报道应用钇铝石榴石（YAG）激光治疗胃结石成功的案例，这种听起来有点高大上的治疗方式，其实在国内也有使用，但因为它的费用太过昂贵，所需硬件要求较高，加上胃结石发病远没有肾结石那么广泛，所以它的应用受限。目前内镜下碎石最常使用的方法是使用活检钳、异物钳、圈套器、网篮、氩气刀和液电碎石设备进行分次切割碎石，虽然听起来没有激光那么高大上，但是它的疗效却是值得肯定的。

　　了解了胃结石的病因、危害和治疗方法后，让我们再把注意力集中在李军身上。

胃结石怎么预防?

　　当真相被揭露的时候，我们往往会惊呼，身边看似美好的东西，却极有可能对我们的健康造成危害。就比如李军只是看到美味的柿子，空腹一口气吃了 3 个，然后中午还喝了半斤白酒。虽然通过胃镜，我们顺利为其取出了柿子导致的胃石，但是仔细回想，很多患者正是因为缺少基本的医学常识，才导致了悲剧的发生。

　　就像李军，他犯了三个错误。第一，空腹吃柿子；第二，一次性吃太多；第三，饮酒。

　　空腹时游离胃酸增多，更容易与鞣酸、果胶发生胶凝形成结石，吃太多柿子会进一步加重这种现象，而饮酒，则使胃石形成得更彻底、更坚硬，因为乙醇能加速蛋白质的凝固。

　　很多罹患了胃结石的患者即便康复也是心有余悸，他们往往会问，究竟怎样才能预防?的确，避免胃结石最好的办法就是预防，对于本身胃排空就不好的人，这种预防尤为重要，因为这部分人有罹患胃结石的高危因素，一旦不忌嘴大量进食了高鞣酸的食物，罹患胃结石的可能性就很大。对于胃排空功能正常的健康人，也不意味着就可以毫无后顾之忧。常言道，人在河边走，哪有不湿鞋，第一次可能没事，但是第二次、第三次呢，可能就没那么幸运了。

　　① 如果你喜欢柿子、石榴、橘子、山楂、黑枣等水果中的一种或多种，那么

请不要一次进食太多，不要以为自己的胃很健康，就不顾它们的感受。民间有说法叫胃要七分养，这其实是有道理的，这种养是爱护保养，是像对待孩子一样对待自己的胃。医学发现进食适量的水果对身体是非常有益的，因为水果中含有丰富的维生素，但是过度进食，胃不堪重负，就算不引起胃石，也会引起消化不良。

②不要空腹吃水果，也不要餐后立刻进食。空腹时游离胃酸增多，餐后立刻进食则会加重胃肠负担。另外，食物还没有被身体消化吸收，这个时候吃进去，水果和食物很容易混合形成胃石，所以最佳进食水果的时间是在餐后2个小时左右。

③戒酒。酒精和消化系统疾病的发作密切相关，大量酗酒可以诱发急性糜烂出血性胃炎、急性胰腺炎，还可以导致酒精性肝病，甚至肝硬化。至于能够促进胃石的形成则是普通民众不知道的，相信当更多人看到这篇科普时，应该能够戒酒。

④除了植物性结石之外，动物性胃石多见于异食癖的患者。至于药物性结石，其实发生率非常低，但我有一个小小的建议，是药三分毒，如果没有请教专业医生，自己乱买一些药长期口服，那么危险是可想而知的。

幽门螺杆菌其"菌"

有人将幽门螺杆菌的研究成果称为革命性的发现，正因它的发现，才使人们对消化道有了一个崭新的认识，也使一些消化道疾病能够得到根治。不过发现这种细菌的，只是两个普通的医者，他们的名字分别是巴里·马歇尔（Barry J.Marshall）和罗宾·沃伦（J.Robin Warren）。

罗宾·沃伦，是一个普通的病理科医生。时光倒流至39年前，1979年6月11日，澳大利亚西部皇家珀斯医院，在澳大利亚众多医院中，名不见经传的皇家珀斯医院实在没有什么大放光彩的地方。历史的车轮如同云朵，安静地飘过，谁又会想到在皇家珀斯医院病理科，这一晚注定将永远载于史册。

罗宾·沃伦，一个普通的病理科医生，虽然这一天是他的生日，但他像往常一样从事着病检这项烦琐的工作。电子显微镜下，是一块已经做了染色的胃黏膜标本，根据病史描述，这名男性患者在进行胃镜检查时，发现了位于胃窦部的一处慢性活动性炎症。于是检查医生取了五块胃黏膜进行病检，本来只是为了排除癌变，但是细心的沃伦却一直认真地看了很久，他脸上的表情由严肃变得逐渐舒展，如同哥伦布发现了新大陆。

善于发现和总结一直是沃伦的优点，即便只是一名普通的病理科医生。其实前一段时间，通过对很多胃黏膜标本的观察，沃伦已经发现这些标本虽然各不相同，但冥冥之中，似乎又有着惊人的一致。直到今晚，沃伦再次确认，他通过电子显微镜，很清楚地观察到了紧密黏附在胃黏膜上皮细胞上的无数螺杆菌。其实发现螺杆菌倒没什么可吃惊的，要知道早在 1892 年，意大利病理学家朱里奥·比佐泽罗（Giulio Bizzozero）就首次在动物实验中发现一种抗酸性螺杆菌能够在狗的胃部存活，但是没有引起当时医学界的重视。

虽然不是第一个发现螺杆菌的人，但是敏锐的沃伦还是以独特的目光发现了规律。他发现有细菌寄生的胃黏膜标本，竟然都是取自慢性活动性胃炎的患者。这意味着什么？螺杆菌难道是导致慢性活动性胃炎的罪魁祸首吗？……只是当沃伦将胃活检标本兴奋地展示给科室同事之后，他们却并不能够观察到这些螺杆菌，甚至对沃伦的观点提出了质疑。

要知道在此之前，所有的研究和结论都一致认为因为胃内的高酸状态不可能有任何微生物可以生存。弗里德伯格（Freedberg）和巴伦（Barron）在 1940 年发表了一篇文章报道了数例螺杆菌感染，但是几年后，帕尔默（Palmer）便证实这种细菌是不存在的。

现在，沃伦竟然提出了不同的观点，大家自然不屑一顾，甚至认为他有点异想天开！

然而，在通向真理的道路上，注定不可能一直孤独。

沃伦的观点虽然被大家嘲笑，但是却很快在医院里流传开来，但几乎所有人都觉得沃伦是痴心妄想，沃伦成为所有人茶余饭后的笑料。

直到有一天，一名医生出现在沃伦面前，这名医生来自皇家珀斯医院的消化内科，他叫巴里·马歇尔（Barry J.Marshall），马歇尔谦虚而礼貌地向沃伦介绍了自己，他听闻了沃伦的观点，但与其他人不同，马歇尔竟然觉得沃伦的观点很有道理，他恰好也想做这方面的研究，以便完成一篇论文，所以今天慕名而来，他想和沃伦携手合作。

茫茫人海，终于觅得一知音，沃伦自然是格外开心。

两个人通过商量后决定收集 100 个患者的胃黏膜标本，送到微生物实验室进行细菌培养。由于这种螺杆菌非常接近弯曲菌属，所以沃伦和马歇尔两人使用标准的弯曲菌培养基对这一未知细菌进行分离培养，遗憾的是很长一段时间之后，研究并没有实质性的突破。"哎，老兄，第 34 个培养皿已经被丢掉了！"马歇尔显得格外沮丧。沃伦劝他不要灰心，毕竟两个人决定收集一百个标本，所以机会还是有的。转眼到了 1982 年的复活节，假期从 4 月 9 日到 4 月 12 日，放假前一天 4 月 8 日，马歇尔和沃伦对一例有十二指肠溃疡病史的中年患者进行了胃黏膜组织取样，并交给了医院微生物实验室的约翰·彼尔曼（John Pearman）再次进行细菌分离培养。

人算不如天算，5 天后，1982 年 4 月 13 日，微生物实验室的值班医生，竟然惊奇地发现培养基上长满了透明细小菌落，于是约翰打电话激动地告诉马歇尔细菌分离培养成功的消息，通过后续的一系列研究和实验，沃伦和马歇尔这才发现，这种螺杆菌最佳培养周期是 5 天，而之前的 34 个标本，每一个标本的培养周期都只是两天，这次若不是因为复活节放假，那么标本在 48 小时后可能会再次被丢弃。

真是冥冥之中，自有天佑。

沃伦和马歇尔发现胃内存在的这一种细菌其实是一种螺旋状带鞭毛的革兰氏阴性微需氧细菌。由于该菌在光学显微镜下的形态及结构与弯曲杆菌相似，所以两人将其称为未鉴定的弯曲样杆菌。但是即便发现了这种细菌，科研之路却依旧坎坷。

小小的一个皇家珀斯医院，远远比不上哈佛或者牛津这些重点学术研究的医学院，而沃伦和马歇尔因为名不见经传，更是不被学术主流所接受。他们在培养出未鉴定的弯曲样杆菌之后，虽然多次投稿，但不是被无情退回就是被无情嘲笑，在很多医学教授看来，这就是痴心妄想的事情，有人甚至公开讥讽，就算分离出细菌，就能证明这种细菌是导致胃炎或胃溃疡的罪魁祸首吗？

面对质疑，沃伦和马歇尔知道，医学讲究的是证据，辩驳毫无意义！

1984 年 6 月 12 日，距离沃伦发表自己独特的观点已经整整 5 年过去了，33

岁的马歇尔决定亲自进行吞服细菌的人体志愿者试验，试验前他并无胃十二指肠疾病，也无溃疡病的家族遗传史。

吞服细菌前，马歇尔接受了胃镜检查，并从胃和十二指肠各自取了活检进行组织学检查和细菌培养，结果证明并无胃病，也无弯曲杆菌感染。之后，马歇尔口服了约 30 毫升含有大量螺杆菌的蛋白胨肉汤培养基。在服入细菌的最初 24 小时内，马歇尔除了感到肠蠕动增加外，并无特殊不适。第 7 天凌晨，开始出现恶心呕吐症状，一直持续了整整 3 天。第 10 天，马歇尔再次接受胃镜检查，检查发现马歇尔原本健康的胃出现了急性炎症的改变，胃黏膜充血水肿，通过组织学检查，显示胃窦部黏膜组织中度活动性炎细胞浸润，浅表层上皮细胞和腺细胞有中性粒细胞浸润，黏膜固有层慢性炎细胞数量少量增多，可见黏蛋白中度减少伴炎症反应性改变。而细菌培养则进一步证实马歇尔感染了这种弯曲杆菌。

随后马歇尔口服替硝唑治疗，通过治疗，他的临床症状得到了完全缓解，之后再次胃黏膜细菌培养，显示感染已被根除。至此，马歇尔终于有效证明了他与沃伦联手发现的弯曲杆菌是导致胃炎或胃溃疡的罪魁祸首，之后，他与沃伦合著的正式论文发表在《柳叶刀》杂志上，随即引起轰动。

有志者事竟成。

1987 年沃伦和马歇尔发现的未鉴定的弯曲杆菌正式被命名为幽门弯曲杆菌，并归入弯曲菌属。但随后的研究进一步证明该菌的超微结构和脂肪酸组成与弯曲杆菌属有很大不同。1989 年，幽门弯曲杆菌正式易名为幽门螺杆菌，得到了国际医学界的广泛认可和接受。

鉴于马歇尔和沃伦在发现幽门螺杆菌方面做出的突出贡献,2005 年 10 月 3 日，诺贝尔委员会宣布，马歇尔和沃伦共同获得 2005 年度诺贝尔生理学或医学奖……

马歇尔和沃伦，他们发现了导致人类罹患胃炎、胃溃疡和十二指肠溃疡的罪魁——幽门螺杆菌，革命性地改变了世人对这些疾病的认识。但是回顾发现之路，一路曲折，一路坎坷，荣耀的背后，却是无穷的冷嘲热讽。两个微不足道的小医生，是什么鼓舞着他们，激励着他们，为了那神圣的梦想而奋斗不息，甚至不惜以身试菌，完成生命的壮举？那是信仰，医学的世界需要信仰。马歇尔和沃伦，这两个微不足道的小人物，用经历向全世界证明了，哪怕在最不起眼的地方，最不起眼的人身上，科学也能闪闪发光。

让人脑洞大开的幽门螺杆菌

一连几天，十万君都在缠着我给他讲有关幽门螺杆菌的知识，自从马歇尔和沃伦发现它后，说实话，有关这种细菌的种种神奇传说，就一刻也没停止过。

不要小看幽门螺杆菌的致病能力

这种细菌之所以如此受重视，与它的致病力、潜伏能力、强大的生命力都密切相关，特别是幽门螺杆菌成为明确的致癌原之后，更掀起了大家对它的警惕和重视。我对十万君说，人体感染幽门螺杆菌后，依靠自身免疫力往往难以清除，所以它造成的感染是持久的，如果不治疗，也可能是终身的。侵入人体的幽门螺杆菌依靠独特的螺旋形带鞭毛穿过胃黏液层，最终定居在黏液层与胃窦黏膜上皮细胞表面，定居后的幽门螺杆菌可产生多种毒素和有毒性作用的酶破坏胃十二指肠黏膜屏障，菌体细胞壁的 LewisX 和 LewisY 抗原还会引起自身免疫反应，进一步损伤黏膜屏障，最终导致了一系列胃部疾病的形成。

幽门螺杆菌感染最常导致的胃部疾病是慢性胃炎，然后是消化性溃疡，极少部分发展成为胃癌或胃黏膜相关淋巴瘤。

① 慢性胃炎。大多数慢性胃炎患者的胃黏膜可检测出幽门螺杆菌，细菌在胃内的定植与胃炎分布一致，也就是哪里有幽门螺杆菌，哪里就最有可能有胃炎。虽然大多数幽门螺杆菌所致的慢性胃炎患者并无特殊不适，但也有一部分存在功能性消化不良，如果给予积极的杀菌治疗，部分功能性消化不良可以缓解，甚至连慢性萎缩性胃炎也能明显好转。

② 消化性溃疡。主要分为胃溃疡和十二指肠球部溃疡，胃溃疡患者幽门螺杆菌感染率为 80%~90%，十二指肠球部溃疡患者幽门螺杆菌感染率甚至可以达到90%~100%，根除幽门螺杆菌可以促进溃疡愈合，并能显著降低溃疡的复发率。

③ 胃癌。幽门螺杆菌会增加胃癌的发病风险，根除幽门螺杆菌能够降低胃癌

术后的复发率。

④ 胃黏膜相关淋巴瘤。幽门螺杆菌感染是胃黏膜相关淋巴瘤发生的重要危险因素，根除幽门螺杆菌甚至可以治愈早期的低度恶性的胃黏膜相关淋巴瘤。

口臭也与幽门螺杆菌有关？

老师，网上有很多讨论幽门螺杆菌的话题，说它还会导致口臭呢！

的确如此，早期医学界认为幽门螺杆菌寄居在人的胃腔内，所以它导致的疾病应该都是胃内疾病，随着研究的深入，研究者发现，事实上所有人都低估了幽门螺杆菌的致病实力。

所以有人提出了这样的设想，口臭会不会与幽门螺杆菌也有关？

其实，绝大多数的口臭都源于口腔，这点是毋庸置疑的，比如常见的龋病（俗称蛀牙）和牙周病（牙龈炎和牙周炎）等口腔病都与口臭密切相关。

虽然 20%~70% 的人可能备受口臭干扰，但很多人并未觉得口臭是什么大病，或者以为它是非常普通的小病。我的观点是，别小看口臭这小小的毛病，它会使人（尤其是年轻人）不敢与人近距离交往，从而产生自卑心理，影响正常的人际、情感交流。

近些年，随着对幽门螺杆菌的研究深入，人们发现幽门螺杆菌似乎也会导致口臭，困惑也随之涌现，两者之间真的存在着必然联系吗？

这不由得让我想到了自己临床工作中经常碰到的一些咨询者，好友小姜就是其中一位。小姜是名健身教练，他体格健壮，但是最近，却备受疾病困扰。原来小姜患上了口臭，这让他非常烦恼。健身教练为了更好地指导学员训练，随时的讲解总是必需的，但如果近距离解说，让别人闻到了阵阵口臭味，尴尬可想而知。真还别说，在小姜聊天的时候，虽然他下意识用手捂住嘴巴，但我还是闻到了异味。到底怎么回事呢？小姜有口腔疾病吗？根据我对他多年的了解，他不抽烟，不喝酒，不嚼槟榔，生活里特别注意卫生。我知道他一天要刷三次牙，私下里有好友还笑他有洁癖，在此之前，小姜也从未遭受口臭的干扰，那么，口臭真是口腔疾病导致的吗？

我首先带他去看口腔科，口腔科的医生用专业检查仪器详细地检查了他的口腔，没有蛀牙，没有牙周病，再加上小姜很注意牙齿保养，定期还会到专业的口腔医院洗牙，所以口腔科医生说，牙齿护理还是做得挺不错的。当然牙齿健康，不代表整个鼻腔和咽喉都健康。咽喉及鼻腔疾病，如化脓性上颌窦炎、萎缩性鼻炎、扁桃体炎、咽炎等，也可导致口臭。于是小姜又去检查了这些部位，结果同样排除了。

见一时找不出原因，小姜有些着急了。作为专业的消化科医生，我告诉他，在排除了口腔、咽喉、鼻部疾病之后，那么就要考虑口臭是否由消化道疾病导致。研究显示，有三分之一上消化道疾病患者主诉中有反酸、嗳气及口臭。我们在实际工作中也的确发现，胃食管反流病、功能性消化不良患者出现口臭的可能性很大，而且他们的口臭往往伴随典型消化道不适症状。像我们所说的胃食管反流病，因为有各种胃内容物反流至食管，损伤食管黏膜，引起食管炎症、糜烂、溃疡，甚至可波及至口腔，引起咽喉炎，病变区厌氧菌及兼性厌氧菌的产生，很容易引起口臭，再比如功能性消化不良，食物不易消化和排空，在胃内停留的时间延长，在细菌的作用下食物腐败并释放出挥发性异味，经口腔呼出后也会形成口臭。

那么，小姜的口臭真的与消化道疾病相关吗？通过胃镜检查，我们发现他的胃窦黏膜有糜烂水肿，病理学明确为慢性胃炎，像我们所熟知的胃食管反流病和功能性消化不良往往有烧心、反流、腹痛、腹胀、嗳气等典型临床表现，但慢性胃炎大多数患者往往并无明显症状。那么，新的问题来了，导致小姜慢性胃炎的病因究竟是什么？接下来，我们通过对小姜进行呼吸试验测试，显示他胃内感染了幽门螺杆菌。

其实关于口臭与幽门螺杆菌的关系，早在1984年马歇尔博士为验证其致病性，实验前检测 Hp（幽门螺杆菌）阴性后吞服 30 毫升培养的螺杆菌悬液，7 天后其妻子发现他呼吸时有异味呼出，证明幽门螺杆菌感染后有口臭发生，分析原因主要是幽门螺杆菌产生大量的尿素酶分解尿素而产生氨，氨是一种剧臭的物质，大部分氨吸收入血由肝脏再合成尿素，小部分进入肺内而呼出，还有小部分经胃反流入口腔，故而造成口臭。进一步研究发现，在消化不良口臭患者中，80% 在幽门螺杆菌根除后口臭可消失。也有研究发现，幽门螺杆菌可以产生硫化氢和甲硫醇，而这两种气体都是导致口臭的元凶。由此看来，幽门螺杆菌和口臭的确存在某些直接或间接的相关性，而不是空穴来风。

在我的建议下，小姜接受了标准的抗幽门螺杆菌治疗方案，治疗结束后一个月，复查幽门螺杆菌显示为阴性，胃镜显示胃窦部炎症明显好转，此时他的口臭也已彻底缓解。通过小姜这个病例，我语重心长地对十万君说，医学上的某些研究成果，看似偶然，实则必然，正因为科学家的孜孜不倦，才使得越来越多的谜团被揭开，越来越多的真相被公之于众，就像口臭和幽门螺杆菌之间的关系。

幽门螺杆菌的越界破坏力

自从幽门螺杆菌被发现之后，它就一直是热门研究课题，随着相关研究的深入，人们不但发现幽门螺杆菌可以导致胃内疾病，而且很多胃外疾病的发病似乎也与其密切相关，我总结了近些年的文献，虽然这些研究并未彻底明确，但多多少少能让我们脑洞大开。

①幽门螺杆菌与缺铁性贫血。可能机制为幽门螺杆菌感染导致胃黏膜损伤和失血，进而导致慢性萎缩性胃炎，壁细胞泌酸功能减弱，可降低胃液酸度和维生素 C 浓度，进一步影响高铁还原成亚铁，肠道对亚铁的吸收从而减少，另外高铁可通过芬顿（Fenton）反应产生自由基，损伤胃肠黏膜上皮细胞，减少肠道铁的吸收，最终导致缺铁性贫血。

②幽门螺杆菌与特发性血小板减少性紫癜。可能机制为幽门螺杆菌感染可引起慢性免疫刺激，与血小板某些抗原具有相同或相似的抗原表位，从而诱导机体产生血小板自身抗体，破坏血小板。

③幽门螺杆菌与巨幼细胞性贫血。可能机制为幽门螺杆菌感染可诱导机体特异性体液和细胞免疫，从而损伤胃黏膜细胞，引起慢性萎缩性胃炎，导致壁细胞受损，胃酸、胃蛋白酶和内因子分泌降低，因此食物中维生素 B_{12} 释放障碍及其与内因子结合减少，影响维生素 B_{12} 吸收。

④幽门螺杆菌与过敏性紫癜。可能机制为幽门螺杆菌感染可诱发速发型超敏反应，释放抗原，刺激浆细胞产生特异性 Hp-IgE，进而导致肥大细胞被激活，释放出组胺、激肽原酶、硫酸软骨素等，从而引起血管扩张、通透性增加，出现血浆渗出和水肿。

⑤幽门螺杆菌与冠心病。可能机制为炎症反应，幽门螺杆菌感染可引起炎

症细胞增多、聚集和激活，这些炎症细胞可分泌 TNF-α、IL-1、IL-6 等细胞因子，增加冠状动脉平滑肌损伤过程的应答；影响脂质代谢，TNF-α 可抑制脂蛋白酶的活性，引起脂代谢紊乱，血浆胆固醇升高，高密度脂蛋白降低，氧自由基浓度升高，促进冠状动脉粥样斑块形成；维生素 B_{12} 和叶酸吸收不良，导致同型半胱氨酸水平升高，高半胱氨酸可以抑制内皮细胞分泌 NO，促进血小板聚集和血管收缩，进而导致血栓的形成。

⑥ 幽门螺杆菌与皮肤病。据相关文献，1998 年加斯巴里尼医生就发现，55% 慢性顽固性荨麻疹患者的胃内可查出幽门螺杆菌，经抗菌治疗消除幽门螺杆菌后，有 81% 患者荨麻疹不再发生。可能机制为这类患者体内往往存在特异性 IgE 型抗幽门螺杆菌抗体，可持续释放抗原，导致人体的肥大细胞和嗜碱性粒细胞脱颗粒引起组胺释放。体内外研究也发现，幽门螺杆菌可引起人体局部的微血管损伤和功能失调，这可诱发或加重皮肤水肿或风团的形成。也有人报道，区域性斑秃患者与健康成人相比，幽门螺杆菌感染率明显升高，还有报道说银屑病、酒糟鼻也可能与幽门螺杆菌感染有一定相关性，久治不愈的皮肤病，予以幽门螺杆菌根治后，症状有可能得到改善。

⑦ 幽门螺杆菌与 2 型糖尿病。可能机制为幽门螺杆菌感染导致的慢性炎症反应可促进血小板活化及血小板、白细胞聚集，在胰岛素抵抗中发挥一定的作用。幽门螺杆菌感染可导致组织及全身的氧化应激，增加循环中过氧化脂浓度，进而导致胰岛素抵抗、胰岛 β 细胞功能障碍、糖耐量降低、糖尿病的形成。幽门螺杆菌感染可导致胃肠内激素水平紊乱。使生长抑素水平下降，胃泌素的释放增加。生长抑素调节胰岛素的分泌，对胰岛素的释放有抑制作用，胃泌素能减少小肠对糖的吸收，并刺激糖依赖性胰岛素的分泌，两种激素平衡被打乱后通过负反馈导致胰岛素释放的增加，产生胰岛素抵抗，进而促进糖尿病的发生。

⑧ 幽门螺杆菌与口腔疾病。有研究者通过多例慢性牙周炎患者口腔不同部位幽门螺杆菌检测发现，口腔牙菌斑、唾液、舌背黏膜、颊黏膜等部位存在着幽门螺杆菌，且以牙菌斑中居多。研究发现，幽门螺杆菌感染可能与牙周炎、口腔黏膜扁平苔藓、复发性口腔溃疡、龋病、口腔癌等相关，根治幽门螺杆菌后，病程缩短、复发周期延长、自觉症状减轻。

同病不同命

说到这，爱动脑筋的十万君开始有了新的疑问，他发现幽门螺杆菌感染者的结局大相径庭，比如有的人感染了幽门螺杆菌可能一点反应都没有，似乎能与之和平相处，有的人感染了以后可能会反应剧烈，甚至最后发展成为形形色色的疾病。

他的观察是非常仔细的。的确，幽门螺杆菌的感染率其实是非常高的，我国成人的感染率可以达到40%~60%，但是感染后，每个人的反应和结局也并不相同。引起这些差异的主要原因有三方面：感染者自身的身体状况、外界因素是否有协同作用和幽门螺杆菌本身的因素。

① 感染者的身体状况。年龄越大的患者因为身体抵抗力差，且多合并多种慢性基础疾病，所以更易感染幽门螺杆菌，感染后造成的后果可能也更严重；有上消化道疾病的家族史，如胃癌、消化性溃疡、胃黏膜相关淋巴瘤等，那么可能会对幽门螺杆菌的致病更敏感，反应更剧烈。

② 外界因素。长期抽烟、酗酒，常吃富含硝酸盐或亚硝酸盐的食物，高盐高脂饮食，饮食不规律，暴饮暴食，长期口服糖皮质激素或非甾体类抗炎药，不注意手卫生和饮食卫生等都有可能导致幽门螺杆菌感染，反过来，幽门螺杆菌感染后这些因素还会加重它的反应与危害，从而更容易诱发各种胃内疾病甚至胃外疾病。

③ 幽门螺杆菌本身的因素。不同的菌株毒力可能也存在差异，有的致病力强，有的致病力弱，产生的反应也可能会有不同，不同阶段的感染，感染者也可能会出现不同的反应。

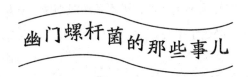

幽门螺杆菌的那些事儿

"老师，真想不到幽门螺杆菌竟会引起这么多疾病！"十万君难以置信地望着我。的确，有关幽门螺杆菌有说不完的话题，作为医生我们很欣喜看到这些新颖的研究方向，也许在不久的将来，科学家们能揭开更多有关幽门螺杆菌的秘密，从而为人类的健康造福。不过伴随新的研究成果，人们对幽门螺杆菌的恐惧却有增无减。

我的观点是：大众更加关注健康，在信息化的时代里，他们可以通过各种渠道了解自己感兴趣的东西，其中就包括健康知识，但是网络上各种言论，普通民众很难甄别其中哪些是真哪些是假，错误的言论很容易混淆视听，不但会增加恐惧而且对健康无益。

"老师，你说得非常对，我也搜索查询过有关幽门螺杆菌的科普知识，发现大家最关心的还是它会不会传染以及要不要治疗的问题，但是网上给出的答案却参差不齐。"

我对十万君点了点头，这需要医生的不懈努力，只有及时发布专业的靠谱的医学科普，才能让更多的人了解真相，明辨是非。

幽门螺杆菌究竟会不会传染？

十万君念出来之后，我的回答是肯定的。

幽门螺杆菌是一种寄居在人胃内的细菌，流行病学资料表明，幽门螺杆菌在全球自然人群中的感染率超过 50%，发展中国家幽门螺杆菌感染率明显高于发达国家，我国幽门螺杆菌感染率总体上仍然很高，成人中感染率达 40%~60%。为什么它的感染率那么高？其中重要的原因就是，它可以通过人与人的密切接触而传播。

但是我们所说的这种传播，绝不是鼠疫、霍乱那般恐怖的传播速度，也不是艾滋病、病毒性肝炎那般独特的传播途径。虽然如此多的人会感染幽门螺杆菌，但是我的观点是幽门螺杆菌不是病毒，也不是超级细菌，它是可以治疗，甚至治愈的，所以大家其实不必过于担心。

幽门螺杆菌的传播途径究竟包括哪些？

十万君一边翻手机一边念，我们必须要感慨网友的想象力实在丰富，各种猜测实在让人脑洞大开。这里面有人说空气会传染，有人说喝水会传染，有人说接吻会，竟然还有人说"啪啪啪"也会，当念到这儿的时候，十万君的脸一下子红掉了，真是情何以堪！

我笑了笑，说"啪啪啪"会传染幽门螺杆菌的网友是何等之污啊，不过他的奇思妙想在科学面前完全站不住脚，在医学上，幽门螺杆菌主要是通过"口—口"或"粪—口"途径来传播的。

有研究发现在非洲西部母亲通过咀嚼食物喂养的幼儿，比非咀嚼喂养的幼儿幽门螺杆菌感染率要高。针对澳大利亚华侨的一项研究提示，使用筷子共用盘子进餐的澳大利亚华侨的幽门螺杆菌感染率比使用筷子分餐制的明显增高。另外合用茶杯、共用牙缸等也都可能导致幽门螺杆菌的感染率升高，这些都提示了"口—口"传播是幽门螺杆菌主要的传播途径。

也有研究发现，虽然胃是幽门螺杆菌寄居的部位，但人的唾液、牙斑、粪便中都可能含有幽门螺杆菌，并且有培养成功的报道，因为唾液中可能含有幽门螺杆菌，所以幽门螺杆菌通过接吻传播应该是有根据的，事实上很多针对配偶间幽门螺杆菌传播的研究证实了与感染幽门螺杆菌配偶的生活时间越长，配偶另一方感染幽门螺杆菌的风险越大；至于粪—口传播，医学界的观点是，幽门螺杆菌定居于胃黏膜上皮细胞表面，伴随着胃黏膜上皮细胞的更新脱落，幽门螺杆菌也随之脱落，通过胃肠道最终以粪便的形式排出，粪便中的幽门螺杆菌可能是通过污染食物和水源而传播感染，所以基础卫生设施、安全饮用水和基本卫生保健的缺乏都会增加幽门螺杆菌的感染率。

目前幽门螺杆菌的传播途径主要是这两种，但也有人提出了不同的疑问，比如幽门螺杆菌会通过母婴胎盘传播吗？或是人与动物接触后会引起传播吗？

母婴胎盘传播幽门螺杆菌的可能被认为极小，你也可以这么理解，到目前为止，没有确切的证据证明幽门螺杆菌会通过母婴胎盘传播。至于后者，虽然1994年科学家首次从家猫的胃中分离出了幽门螺杆菌，随后通过对马、牛、猪、犬等大型动物进行幽门螺杆菌检测，也都发现了幽门螺杆菌阳性感染，但是却没有证据显示，动物携带的幽门螺杆菌会传染给人。在美国调查宠物拥有者发现其幽门螺杆菌感染率与正常人群无差别，所以对于饲养宠物的家庭，只要不是过度亲密的接触，动物携带的幽门螺杆菌不会传给人。

至于网友们脑袋洞大开，说到的空气传播和"啪啪啪"传播，更是天方夜谭了。

检测幽门螺杆菌的方式有哪些?

十万君念出了大家的答案,有的说抽血,有的说做胃镜,有的说是呼气试验,还有的说查粪便,到底哪个更准、更方便、更经济实用呢?

① 抽血检查。幽门螺杆菌感染后,可在人体内产生相应的抗体,所以理论上血清中是可以检测到幽门螺杆菌抗体水平的。但是一般需要数月才呈阳性,因而幽门螺杆菌感染初期做该项检测时,检测结果常常会出现假阴性。另外,即使幽门螺杆菌被根除,但血液中抗体的下降速度也是很缓慢的,患者往往需要 1~2 年才能转阴,这样又会出现假阳性的结果,由此可见,抽血检查幽门螺杆菌显然是不够准确的。

② 胃镜采样检测。胃镜下活检采样后可做快速尿素酶检测,该方法简便快速,但检测结果容易受试剂 pH 值、取材部位、组织大小、细菌量、观察时间、环境温度等因素影响而出现偏差,另外胃镜属于侵入性检查,在国内的普及度还不是很高。

③ 病理组织学检查。通过对胃黏膜组织切片染色的镜检,既能直接观察幽门螺杆菌,也可对胃黏膜病变进行诊断,但不同染色方法的检测结果存在一定差异,免疫组化染色特异性高,但费用较高。苏木精—伊红(HE)染色法可同时作病理诊断,荧光原位杂交(FISH)检测幽门螺杆菌感染具有较高的敏感性,亦可用于幽门螺杆菌对克拉霉素耐药的检测。

④ 细菌培养虽然准确率高,但复杂、耗时,需一定实验室条件,标本转送培养需专门的转送液并保持低温,目前主要用于科研机构进行药敏试验和细菌学研究。

⑤ 粪便幽门螺杆菌抗原检测是一种非侵入性检测新技术,不但简便易行经济,而且有较高的敏感性和特异性。准确性能与呼气试验媲美,可用于幽门螺杆菌治疗前诊断和治疗后复查,因为不需口服任何试剂,所以非常安全,适用于所有年龄和类型的患者。但国内目前尚未广泛开展。

⑥ 呼气试验。现在医院广泛使用的是碳 13 和碳 14 呼气试验,这两种方法简单、准确率高,无创伤,是目前最受大众欢迎的幽门螺杆菌检查方式,相对于抽血、细菌培养和胃镜采样检测,呼气试验更准,更方便,更经济实用,普及率也更高。不过,粪便幽门螺杆菌抗原检测同样是值得我们期待的,相信在不久的将来,它也一定能够在国内广泛开展,为大家提供便利。

呼口气就能确诊的检查方式

既然呼气试验这么好，那么孕妇也可以做吗？

十万君的姑姑就遭遇过这样的窘事，当时还紧张了很长一段时间，不过孩子生下来的时候非常健康，全家人这才如释重负！

我对十万君说，其实消化科医生经常会碰到类似情况，有人做完呼气试验不久发现自己怀孕了，或是已经怀孕又接受了呼气试验，网上讨论比较热烈的是，碳 14 呼气试验有辐射，所以不适合孕妇和儿童检测，果真如此吗？

碳 13 和碳 14 呼气试验算得上一对孪生兄妹，两者的相同点是都是将尿素分子中的碳原子用它的同位素取代后作为标记药物，患者口服标记药物以检测胃内是否含有大剂量强活性的尿素酶，以此来判断是否感染幽门螺杆菌，两者诊断幽门螺杆菌的准确性一致，不同的是两种呼气试验分别采用 13 碳同位素和 14 碳同位素作为标记物。从经济上来说，碳 14 呼气试验更便宜，从安全上来说碳 13 呼气试验是完全没有辐射的，所以即便是孕妇和儿童，都可以接受。

不过也有研究指出，虽然碳 14 呼气试验有辐射，但是辐射能量极弱，0.3 毫米的水或一张纸即可阻挡，做一次碳 14 呼气试验照射剂量相当于坐 1 小时飞机旅行受到的辐射，其辐射完全可以忽略不计。到目前为止，尚没有碳 14 呼气试验不良反应的报道，包括美国在内的很多国家的专业机构都认为碳 14 呼气试验对环境、受试者、操作人员都是安全无害的。

所以我的观点是如果做完呼气试验不久发现自己怀孕了，或是已经怀孕了又不小心接受了碳 14 呼气试验，也大可不必紧张。

那么接受呼气试验前后应注意什么？

十万君首先想到的竟然是要漱口，不过他只回答对了一小部分。

接受呼气试验前应该是空腹状态，如果不是空腹，则需要在餐后 2 小时进行。为了避免口中含有食物残留，受试前应该漱口。呼气试验时需口服试剂，一般用 20 毫升饮用水送服即可，期间不应再进食、饮水或服用饮料，检查开始时应以呼气为主，严禁倒吸，如果不可避免呼出了口水也不要太过担心，并不影响测试结果。

接受检测前必须停用质子泵抑制剂及 H2 受体拮抗剂至少 2 周，停用抗菌药物、铋剂和某些具有抗菌作用的中药至少4周，复测时应至少停药4周，因为这些药物本身可以抑制幽门螺杆菌，所以可能出现结果假阴性。另外上消化道急性出血也可使幽门螺杆菌受抑制，有可能造成试验假阴性，消化道出血一周以上不影响诊断。部分胃切除手术可能造成同位素从胃中快速排空，从而导致试剂无法发挥作用，也会影响测试结果。

那么什么情况下应该接受呼气试验？

胃镜检查时已确诊消化性溃疡、慢性胃炎、胃癌、胃黏膜相关淋巴组织恶性淋巴瘤的应该接受呼气试验检查。有胃癌家族史，出现反酸、烧心、胃痛、口臭、上腹部不适、嗳气、呃逆、恶心呕吐、饱胀等消化道不适症状，因疾病需要长期口服非甾体抗炎药；这些都建议接受呼气试验，明确是否有幽门螺杆菌感染。

也有人会问，医生你说的这些情况我都没有，我的身体非常健康，为什么单位组织体检，还要查幽门螺杆菌呢？因为世界卫生组织下属的国际癌肿研究机构将其定为人类I类（即肯定的）致癌原，再加上大众对幽门螺杆菌的认识越来越多，比如它可能导致的多种胃内外疾病，比如它在家庭成员中引起的相互传播等，这些都成为大家热议的话题，很多人因此主动到医院要求检查幽门螺杆菌。鉴于此，目前很多健康体检机构都开始将幽门螺杆菌检测列为常规体检项目。

有治疗幽门螺杆菌的疫苗吗？

因为幽门螺杆菌可以通过"口—口"或"粪—口"而传播，有人就提出了这样的设想，是不是可以像治疗传染性疾病那样，研制出相关的疫苗，通过免疫接种的方式减少它的感染率。

事实上，这不是脑洞大开的幻想，从20世纪90年代开始，很多国家的研究人员就开始了对幽门螺杆菌疫苗的研究。如果研究成功，那么疫苗接种将成为预防和控制幽门螺杆菌感染最经济而有效的方法，但是正如屈原的诗歌里所描述的一样，"路漫漫其修远兮，吾将上下而求索"，疫苗的研制还有很长的路要走，所以暂时市面上并没有可以预防幽门螺杆菌感染的疫苗。

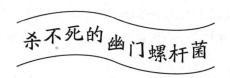

你是否碰到过杀不死的幽门螺杆菌，它们俨若细菌中的小强，生存技能超强；你是否碰到过总是卷土重来的幽门螺杆菌，它们如恶魔一般，无法驱散。

人们对幽门螺杆菌越来越重视的今天，对它的恐惧也有增无减。

我的学生十万君最近就总是接到朋友的求助电话，他们的问题如出一辙：为什么幽门螺杆菌怎么杀都杀不死，都杀好多次了！十万君不知该如何回答，只能求助我。

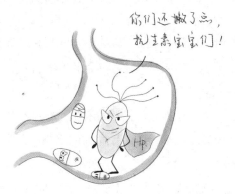

我对十万君说，知己知彼方能百战不殆，要想和幽门螺杆菌打一场硬仗，我们首先得了解它是个怎样的敌人。我沉思了一会儿，然后说了两点："一、我们的敌人是一种细菌，它的生命力强大，能够经受胃酸的围攻；二、它是狡猾的敌人，会随着环境改变而改变。"

十万君忍俊不禁："老师，我倒觉得幽门螺杆菌更像是变色龙！"

抗生素对付不了幽门螺杆菌

我点点头，也可以这么形容，对付这种变色龙，最有效的药物当属抗生素。但遗憾的是，虽然人类发现和合成的抗生素有几千个品种，但是绝大多数对幽门螺杆菌都是无效的，这就好比鸡蛋碰石头，结果可想而知。到目前为止，医学上杀灭幽门螺杆菌的常用抗生素有阿莫西林、克拉霉素、左氧氟沙星、四环素、甲硝唑、呋喃唑酮。

可以这么说，抗生素的发现，在细菌治疗史上具有划时代的意义。1928年英国细菌学家亚历山大·弗莱明在培养皿中培养细菌时，偶然发现从空气中落在培养基上的青霉菌长出的菌落周围没有细菌生长，他认为是青霉菌产生了某种化学物质，分泌到培养基里抑制了细菌的生长，这种化学物质便是最先发现的抗生素——青霉素。1943年青霉素被广泛应用于临床，迄今70多年的时间过去了，虽然抗生素的种类越来越多，但是细菌却也越来越强大，所以抗生素其实是一把双刃剑，一方面它能够杀灭细菌拯救生命，另一方面它也能导致细菌耐药。卷土重来的细菌往往更可怕，最近几年，甚至有国家报道了超级细菌感染的现象。

超级细菌？十万君一脸的惊恐，"老师我想起来了，2010年，印度曾报道了携带NDM-1抗药基因的超级细菌，当时在全世界都引起了不小的恐慌呢，大家生怕它会引起大范围传播。"

说得对，我们都知道超级细菌就是对所有抗生素都产生了耐药性的细菌，一旦感染这种细菌，结局只能是听天由命！而细菌之所以会耐药，其中一个重要的原因就是抗生素的滥用。

众所周知，不光印度是抗生素使用大国，中国也是。国内每年产抗生素原料大约21万吨，出口3万吨，其余自用（包括医疗与农业使用），人均年消费量138克左右（美国仅13克）。

在中国的住院患者中，抗生素的使用率则高达70%，其中外科患者几乎人人都用抗生素，比例高达97%，所以抗生素滥用的现象在国内格外普遍，这还真不是危言耸听！滥用抗生素，最严重的后果就是产生更强大的耐药菌，甚至是超级细菌，最后无药可用。

话题再回到幽门螺杆菌上，也许你就能理解，为什么很多人尽管吃了抗生素，但依然无法杀灭幽门螺杆菌，其中最重要的原因就是，幽门螺杆菌已经对抗生素产生了耐药。我对十万君说，你用变色龙来形容幽门螺杆菌非常贴切，事实上它不但能够经受住严峻环境的考验，还可以通过自身染色体的基因突变，从而对多种抗菌药物产生耐药性。到目前为止，在已知的治疗幽门螺杆菌的抗菌药物中，幽门螺杆菌对甲硝唑、左氧氟沙星和克拉霉素耐药的广泛流行，是导致根除失败的重要因素。医学上，克拉霉素被广泛应用于呼吸系统感染，甲硝唑作为常用的抗厌氧菌药物被广泛应用于口腔感染、妇科炎症、寄生虫感染等疾病，使用频率高，耐药率自然随之提高。

近些年，随着喹诺酮类抗生素被广泛用于临床，导致左氧氟沙星的耐药率也越来越高。在很多地区，近些年报道的幽门螺杆菌原发耐药率，克拉霉素达到 20%~50%，甲硝唑为 40%~70%，左氧氟沙星为 20%~50%。幽门螺杆菌甚至可以对这些抗生素发生二重、三重或更多重耐药。试想，如此高的耐药率，又怎么可能更好地杀灭幽门螺杆菌？除了这三种药物，剩下的可供选择的药物也不多了，因为抗生素的滥用，阿莫西林、四环素、呋喃唑酮这些可以治疗幽门螺杆菌的药物作用也都将岌岌可危。

"真想不到细菌耐药竟然这么可怕，以后我一定不敢乱吃抗生素了。"十万君用手捂着胸口，显得心有余悸。我点点头，遗憾的是，很多人并没有意识到滥用抗生素带来的严重后果。一方面，滥用抗生素导致幽门螺杆菌耐药性越来越强，另一方面，细菌的致病能力也随之增加。

研究发现在幽门螺杆菌致病中起重要作用的主要是两种毒素：空泡细胞毒素（VacA）和细胞毒素相关蛋白（CagA），它们与疾病的严重程度密切相关，对根除治疗也有一定影响。一项荷兰的研究发现，感染 CagA+ /VacAs1 菌株的消化性溃疡患者幽门螺杆菌根除率明显增高，而 CagA 阴性菌株患者幽门螺杆菌的根除率则是降低的，原因可能为此类菌株的复制速度低于 CagA 阳性菌株，从而导致其对抗菌药物敏感性降低。

"太强悍了，难怪很多患者会说幽门螺杆菌怎么杀都杀不死。"十万君感慨道。虽然细菌是否耐药和强大的致病能力决定了我们是否能够杀死它，但是对付变色龙，细节同样决定成败，当治疗失败的患者再次找到我们的时候，我们往往不会立刻更改药物，而是会详细询问病史、个人用药史，从中总能找到一些蛛丝马迹。

比如患者根本没有咨询过专业的消化内科医生，他们跑到药店直接购买药物，一些非专业人士的建议很可能不够全面，我们都知道每个患者都是独一无二的个体，那么口服药物治疗幽门螺杆菌也一定不是一模一样的。该吃什么药，怎么吃，吃多久，这些都是决定幽门螺杆菌是否能够被杀灭的重要因素。举个例子，我半年前曾经遇到一名老年患者，跑到药店去买抗幽门螺杆菌的药物，药店销售人员直接为其推荐了头孢克肟，事实上，这种比较高级的头孢类抗生素，对幽门螺杆菌则是完全无效的。

比如患者的依从性很差，有些患者的确咨询了专业的消化内科医生，他们拿到治疗幽门螺杆菌的药物，但是并没有遵医嘱按时口服，而是断断续续服用，有的患者害怕药物剂量太大，私自将药物剂量减少，我曾经碰到过一名患者，医生明明给他制定的疗程是十天，他却仅仅只吃了五天，试想，用药都没有达到疗程，怎么可能会收到好的效果？

比如患者没有注意到服药期间应该避免的一些不良生活习惯，有的患者爱抽烟、喝酒，医生在开具药物的时候即使已经反复告知要避免，但有的患者根本不听。肯定地说，抽烟能够影响幽门螺杆菌的治疗效果，国外有研究显示，吸烟的十二指肠溃疡患者的幽门螺杆菌根除率明显低于不吸烟者，至于喝酒，就更不用说了。我们都知道，酒后服药，特别是抗生素，很有可能会发生双硫仑样反应，这是极度危险的服药方式，就算侥幸没发生，但是酒精能够刺激胃酸分泌，而治疗幽门螺杆菌其中重要的一点就是要抑制胃酸分泌。

对付幽门螺杆菌必须联合用药

正因幽门螺杆菌的顽强和细菌耐药性的增加，使得抗幽门螺杆菌方案必须要联合用药，面对强大的敌人，单枪匹马的英雄主义并不可行，所以当患者问我们："医生，可否只吃一种药来控制幽门螺杆菌？"我们的回答肯定斩钉截铁："绝对不行！"要知道，单独用药不但杀不了幽门螺杆菌，还会进一步增加耐药率。我们要做的，就是在幽门螺杆菌发生基因突变之前，将其扼杀在摇篮之中，所以此时必须要联合用药。

说到联合用药，我就要考考我的学生十万君了："怎样联合？"

十万君说到了目前国内流行的三联和四联疗法。

我点点头，为了更好地理解，我们可以引入三国的理念。幽门螺杆菌相当于强大的魏国，我们都知道无论是蜀国还是吴国，实力都不足以和魏国相抗衡，但是一旦蜀吴联合呢，局面就变得完全不一样了，所以才有了历史上著名的连蜀抗魏。治疗幽门螺杆菌同样需要强大的组合，先说三联疗法，一般是 1 种 PPI（质子泵抑制剂）+2 种抗生素，疗程 7~14 天。

不幸的是，随着幽门螺杆菌耐药率的上升，标准的三联疗法的根除率已低于或远低于 80%，疗程从 7 天延长至 10 天或 14 天，根除率也仅能提高约 5%。

幸运的是，铋剂四联疗法治疗幽门螺杆菌的优势依然显著，目前四联疗法是 1 种 PPI+1 种铋剂 +2 种抗生素，多项研究都证明它是安全有效的，相对于三联疗法，疗效更为突出。研究发现，即便在克拉霉素、左氧氟沙星和甲硝唑高耐药率情况下，加入铋剂仍能提高幽门螺杆菌根除率。

正因如此，2012 年在江西井冈山召开的第四次全国幽门螺杆菌感染处理共识报告会上，专家们一致认为采用铋剂四联疗法治疗幽门螺杆菌最符合目前我国国情，鉴于延长疗程可在一定程度上提高疗效，故推荐的疗程为 10 天或 14 天，放弃 7 天方案。

共识报告会也列出了五种铋剂四联方案供大家选择，分别是 PPI+ 铋剂 + 阿莫西林 + 克拉霉素，PPI+ 铋剂 + 阿莫西林 + 左氧氟沙星，PPI+ 铋剂 + 阿莫西林 + 呋喃唑酮，PPI+ 铋剂 + 四环素 + 甲硝唑，PPI+ 铋剂 + 四环素 + 呋喃唑酮。

2016 年 12 月 15 日至 16 日来自全国消化病学和幽门螺杆菌研究领域的专家又在浙江杭州召开了第五次全国幽门螺杆菌感染处理共识报告会，在第四次共识的基础上，又增加了两种铋剂四联方案，分别是 PPI+ 铋剂 + 阿莫西林 + 甲硝唑，PPI+ 铋剂 + 阿莫西林 + 四环素。除含左氧氟沙星的方案外（作为补救治疗备选），其他方案不分一线和二线。

说到这儿，十万君提出了新的疑问，既然四联疗法是目前治疗幽门螺杆菌感染的最佳选择，那么，如果连四联疗法都治疗失败了，又该怎么办？

的确，临床上我们经常能碰到一些患者，他们的服药方式、服药疗程都没问题，但是因为细菌的耐药性，使得抗生素无法发挥疗效最终导致治疗失败，碰到这样的患者，我们往往会更换抗生素，同时继续给予 PPI 和铋剂，再使用一个疗程，这就是补救治疗。如果杀菌成功那么万事大吉，如果再次治疗还是失败，这时候，医生和患者都必须认真分析，总结经验。

首先两次治疗都失败了，那么接下来治疗失败的可能性同样很大，伴随药物使用周期的延长，可能会出现不良的毒副作用，比如铋剂，1~2周虽然都是安全的，即便服用后大便会变为黑色，也不必过于担心。但是如果连续使用时间持续3周以上，患者就可能出现各种异常表现，因为铋属于重金属，长期服用可能造成铋在体内的累积，引起铋中毒，如果铋大量沉积于脑部和肾脏，就会引起尿毒症、记忆力变差、精神错乱、头痛等症状。另外，抗生素的长期使用，会引起肠道菌群失调，加重幽门螺杆菌的耐药性，出现雪上加霜的现象。

其次，经历连续的失败，我们还要考虑有无必要再杀下去，比如只是患者主动要求根除幽门螺杆菌，并无其他器质性疾病，类似情况我的建议是完全没必须再进行更多疗程的杀菌治疗，休息半年到一年，重新复查胃镜和幽门螺杆菌后再求助医生，如果碰到胃黏膜相关淋巴瘤、消化性溃疡、有胃癌危险的胃炎（严重全胃炎、胃体为主胃炎或严重萎缩性胃炎等），因为幽门螺杆菌和它们密切相关，如果不杀灭幽门螺杆菌，这些疾病有可能恶化，所以我的观点是，利大于弊，权衡之后可以继续杀。

当然，我们也不能一条道走到黑，在选择新的抗菌药物前，我们可以考虑进行药敏试验，以选择敏感抗菌药物，但是因为条件要求高，所以目前只有一些科研结构才能开展。相信在不久的将来会有准确率高、价格公道、试验过程简单易行的商品化试剂盒问世，我们完全可以在患者初次治疗前就进行药敏试验，以此来选用敏感的抗菌药物，这样不但能提高初次治疗的疗效，还能减少抗菌药物的滥用和耐药菌株的蔓延！

胃镜发现早癌是真还是假？

十万君一直想让我带他到胃镜中心看看，说实话，胃镜长什么样，他还真不知道，之前听我讲了那么多病例，对于病例中屡屡大展神威的胃镜，他充满好奇。

试想，一根检查镜能一路从口腔看到十二指肠，这该是一件多么神奇的事情。

这一天，刚好出夜班，早早就把病房的事情处理好了，我径直拍了拍十万君的肩膀："你不是一直想去胃镜中心看看吗，走，现在去。"

"太好了！"十万君一脸的兴奋，我们离开住院部，一路走到门诊楼。

消化科医生的鹰眼：胃镜

胃镜中心就设在门诊二楼，从周一到周六，每天都要完成很多例胃镜检查。我带着十万君首先来到储镜室，透过橱窗看到储存柜里悬挂的一根根胃镜，十万君不由得发出了惊呼，因为现实中的胃镜与他想象的完全不同。他曾以为胃镜类似于胃管，但是见到后才知道胃镜比胃管可要精致多了。

我笑着说："胃管哪里能和胃镜相比，胃镜最牛的地方在于它的高科技含量，它拥有无与伦比的成像系统，我们消化科的医生经常把胃镜比作医疗鹰眼，对于病变的判断准确又犀利。"

不过，最开始的胃镜可不是这样的，提起胃镜，我们必须要说的就是吞剑。吞剑，想必大家并不陌生，十万君说他小时候就看过江湖上卖艺的杂技师练过这样的绝活。其实吞剑的历史特别悠久，最久可追溯至四千年前的印度，严格地来说，吞剑是一项危险的特技表演，也是一种行为艺术，表演者会把剑插入口中，剑尖经过食道到达胃部，表演期间他们必须要忍受强烈的呕吐反应，因为这项绝活极具危险性，曾经有多起因表演吞剑而导致死亡或受伤的案例，所以现在全球的吞剑表演者其实并不多，估计没超过一百人。

我为什么一定要说吞剑，其实很多人都不知道胃镜的发展过程。1868 年德国人库斯莫尔（Kussmaul）正是从吞剑师那里得到启发，发明了库斯莫尔管。它其实就是一根长金属管，末端装有镜子，但因为这种胃镜容易戳破患者的食管，所以不久就被废弃了。1895 年，德国的罗森海恩（Rosenhein）研制出了硬式胃窥镜，它由 3 根管子呈同心圆状设置，中心管为光学结构，第二层管腔内装上灯泡和水冷结构，外层壁上刻有刻度反映进镜深度。1911 年，埃尔斯纳（Elsner）对"Rosenhein 式"胃窥镜作了改进，在前端加上橡皮头做引导之用，被称为"Elsner

式"胃镜；1932年，德国人沃夫（Wolf）和辛德勒（Schindler）合作研制出第一个半屈曲式胃镜，定名为"Wolf-Schinder式"胃镜，该胃镜直径为12毫米，长为77厘米，光学系统由48个透镜组成，前端具有可屈性，可在胃内弯曲30°到40°，使医生能清晰地观察胃黏膜图像。美中不足的是，虽然几经改造，但这种胃镜的观察范围很小，活检装置也不灵活，不能充分满足临床医生的需求。

　　早期胃镜主要由德国制造，"二战"后则转到了日本，代表人物是东京大学附属医院的外科医生宇治达郎，1950年，宇治达郎成功发明软式胃镜的雏形——胃内照相机。1953年，英国伦敦皇家科学技术学院工作的纳林德尔·卡帕尼（Narinder Kapany）发明了光导纤维技术，1956年，美国人希尔朔维茨（Hirschowitz）及助手成功研制了光导纤维内镜，这一发明使胃镜进入纤维光学内镜阶段，这种胃镜镜身更加柔软，显示更为清晰，之后人们开始将摄影机应用于胃镜。1983年美国雅伦公司研制成功了世界上第一台电子胃镜，该镜前端装有高敏感度微型摄像机，将所记录下的图像以电信号方式传至电视信息处理系统，然后把信号转变成为显示屏上可看到的图像，而目前全世界广泛使用的正是多次创新后的电子胃镜！虽然时光的长河早已将记忆淹没在洪流之中，但是站在储镜柜前，当谈起胃镜的历史时，还是让人有一种时空穿梭的真实感，而发明胃镜的库斯莫尔，也绝对不可能想到，百年之后胃镜竟能变得如此精致。

　　迄今为止，不光诞生了胃镜，还诞生了螺旋CT、双源CT、甚至是PET-CT、核磁共振、高清彩超机，可以说医疗设备越来越先进、高级。但是我必须要说的是，无论哪一种检查，都无法替代胃镜，特别是在上消化道早癌的发现率方面。如果说CT、核磁共振、彩超机这些可以明确进展期癌症的话，那么，它们对早癌则是无可奈何的，而目前，胃镜检查结合黏膜活检却是诊断上消化道早癌最可靠的手段。所以当十万君问我胃镜发现早癌是真还是假的时候，我明确告诉他，这毋庸置疑。相反，很多人缺少对胃镜的了解，在体检的时候，他们更愿意选择CT、核磁共振或是彩超，即便很多人出现了消化道不适症状，也没有考虑去做胃镜，这些人的观点还停留在做胃镜难受，做胃镜创伤大，胃镜不如CT准确的认知层面。这是很令人痛心的，我在进行科普教育的时候，总是强调CT不可能发现微小的早癌病变，有些人动辄到医院做全身CT的检查，试图发现癌细胞的蛛丝马迹，其实这样的检查不但无济于事，还有可能因为接受大量放射性辐射而致癌。胃镜则恰恰相反，首先胃镜并不存在放射性辐射，其次现有的电子胃镜，因为蕴含很多高科技，使得非常微小的早期黏膜病变无法逃出它的火眼金睛。

发现消化道早癌的利器

胃镜对消化道早癌的贡献主要集中在食管和胃，医学界将早期食管癌定义为病变不超过黏膜下层（包括黏膜层和黏膜下层）者，且不伴淋巴结转移，而早期胃癌则是指病灶局限且深度不超过黏膜下层的胃癌，不论有无局部淋巴结转移。医学上不管是食管早癌还是胃早癌，我们都知道早期多无症状，所以在患者没有任何不适的前提下要想发现它，该是何等困难的一件事！

说到这，新的问题来了，消化科医生通过一根胃镜就能发现早癌，他们究竟是怎样做到的？

① 医生严谨的态度。无论谁来操作胃镜，如果没有严谨的态度，囫囵吞枣，检查求速而不求质，检查不够认真仔细，这些都可能会遗漏掉微小的早癌病变。

② 娴熟的控镜水平。如果一个操作者连最基本的控镜能力都没有，野蛮操作，给患者带来伤害，不但可能损伤正常的黏膜，也可能损伤异常的黏膜，想想看，如果一块黏膜被损伤了，它的表面被鲜血和划痕覆盖，你说你还能准确判断是不

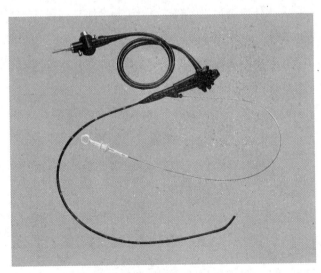

胃镜

是异常的病变吗？

③ 内镜色素染色技术。1966 年日本学者山川（Yamakawa）首先临床应用了内镜色素染色技术，它的原理是应用染料对胃肠道黏膜进行染色，使黏膜结构更加清晰，使病变与周围正常黏膜对比增强，从而提高病变的检出率，目前常用的色素剂有靛胭脂、美兰、碘液、刚果红等。

④ 放大内镜技术。是在普通内镜的前端配置了一个焦距可调的放大系统，可将图像放大至 150 倍左右，有利于观察组织表面血管和表层结构，从而有利于早癌的发现。

⑤ 窄带成像技术（NBI）。2001 年日本学者佐野（Sano）等首次报道将 NBI 用于消化系统疾病的诊断，原理是将传统的宽光谱光通过滤镜转换成窄光谱光，从而让黏膜微细血管显示更为清楚，我们都知道传统的电子内镜使用的"白光"宽带光谱其实是由红、绿、蓝三种光组成的，NBI 系统中的过滤器能将这三种光的宽带光波进行过滤，仅留下 415 纳米、540 纳米和 600 纳米波长的窄带光波，由于黏膜内血液对窄带光波吸收较强，因此能够增加黏膜上皮和黏膜下血管模式的对比度和清晰度，从而更好地显示病灶的血管结构。NBI 属于电子染色，和色素内镜不同的是，它无须染料，更为安全可靠，与放大内镜结合，能够提高更微小病变的检出率。

⑥ 超声胃镜技术（EUS）。是将内镜和超声完美结合的一种检查方式，通过内镜将超声探头引入人体内进行超声扫描，由于超声探头离病变部位近、无腹壁衰减和消化道气体的影响，可采用较高频率的超声波，从而获得较清晰的图像。对于食管癌和胃癌患者，超声内镜的优势是有助于判断肿瘤的侵犯深度、范围，有无周围淋巴结转移及有无周围组织器官的侵犯，所以它有助于区分早期和中晚期肿瘤。

现在，我们都知道胃镜的确能够发现早期食管癌和早期胃癌，但是十万君有了新的疑问："老师，发现了早期食管癌和早期胃癌后，也可以通过胃镜进行治疗吗？"对于食管癌和胃癌来说，它的分期大致都可以分为两期：早期和中晚期。因为中晚期癌细胞的浸润程度已经超过了黏膜下层，所以这个时候要想根治，只能借助外科手术，也有一部分患者发现的时候癌细胞已经广泛转移，连外科手术的机会都没有了，可见早发现早诊断的重要性。事实上只要癌症发现得早，它完全可以通过胃镜进行微创治疗。

伴随内镜技术的飞速发展，目前国内外针对早期食管癌和早期胃癌病变可以采取内镜下黏膜切除术（EMR）或内镜黏膜下剥离术（ESD）的方式进行治疗，简单点说就是借助胃镜和特殊的器械，对病变部位进行切除或剥离。

EMR 最初于 1973 年被提出，主要作为大块病变组织的诊断方法，1974 年，专家应用这种方法切除了胃内息肉样病变，1984 年后日本专家将 EMR 术应用于早期胃癌的内镜治疗，对病灶的黏膜组织进行完整切除，进行病理学检查，可判断肿瘤的浸润深度、病变切缘是否干净，随着技术的发展，1994 年日本专家研制出新型电刀（IT 刀），为一种尖端带有陶瓷绝缘头的电刀，来进行 EMR 术，可一次性完整切除较大的胃黏膜病灶，同年日本国立癌症中心医院最先使用 IT 刀进行早期胃癌的完全切除，2003 年将其正式命名为 ESD 术，因为 ESD 是在 EMR 基础上发展起来的技术，所以两者具有异曲同工之妙。

只是 EMR 更适合直径小于 2 厘米的病变，对于直径大于 2 厘米的病变，因为存在无法有效一次完全切除，分次切除又存在切除不完整的可能，所以这个时候就可以考虑选择 ESD。与 EMR 不同，ESD 的优势是借助各种切割器如 IT 刀、Hook 刀等沿标记部位环形切割黏膜，使黏膜层与黏膜下层分离，能够一次性完全切除直径大于 2 厘米，甚至达到近 10 厘米的病变。

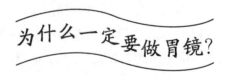

为什么一定要做胃镜？

"真是太让人气愤了！"十万君非常不悦地走进了医生办公室。

他手里拿着一张胃镜知情同意书，看他的样子，我知道一定是碰壁了。

"老师，12 床患者不愿意做胃镜，要不，你去和他说说吧。"

十万君所说的 12 床，是一个叫晓雯的女患者，晓雯因为上消化道出血入院，经过我们的积极治疗，出血已经停止，今早查房的时候，我特地对晓雯说，为了明确出血病因，需要安排胃镜检查。晓雯呢，当时点头答应了。回到医生办公室后，我让十万君打出一张知情同意书，准备让晓雯在上面签个字。但是十万君再去的时候，晓雯的丈夫出现了，一听要做胃镜，立刻拒绝了。

"你们的胃镜一点都不干净，一根胃镜，给无数人做，想想看，脏都脏死了，另外，做胃镜风险太大，我一个朋友的爸爸就是做胃镜，结果十二指肠穿孔，还做了手术呢！"

十万君想据理力争，但一时又找不到词汇，只能灰溜溜地回来了。

听着他的诉说，我忍不住笑了，别忘了，对付谣言的最佳方式就是用科学来回击！

胃镜真的不干净吗？

其实很多人都有这样的质疑，网络上，更是有关于胃镜卫生的种种谣言，大众的普遍观点是，检查完毕后，胃镜只是放在水里洗一洗，然后擦干了就会给下一个患者做。

事实是，检查完毕后，胃镜必须要进行严格消毒。医学上消毒是指利用物理或化学手段抑制病原体繁殖的方式，我们都知道胃镜检查，从口腔开始，依次通过食管、胃，最终到达十二指肠降段，整个检查过程会持续10~30分钟，检查完毕后，唾液、消化液等都有可能黏附在胃镜上，由于被检者的某些疾病所致，这些体液中可能含有各种病原菌，所以检查结束后的消毒自然就显得尤为重要。目前，胃镜消毒有着严格的国家标准，按照卫生部《内镜清洗消毒技术规范》要求，施行分镜种消毒，每个镜种都要有单独的清洗消毒设备。针对肝炎等特殊感染者，使用专用内镜和专门的清洗消毒设备，使用后严格按规范要求进行消毒，以确保患者的检查安全。

经过严格的消毒后，胃镜上的病原菌都会被杀灭，所以不会存在感染他人的情况。另外，很多人也会担心，胃镜检查会不会传播病毒性肝炎和艾滋病呢，其实这样的担心大可不必，医院在为患者进行检查前，往往会完善病毒性肝炎和艾滋病的检查，碰到肝炎和艾滋病的患者，如果确实需要做胃镜，也会使用专用胃镜。而且到目前为止，国际上尚没有因为接受胃镜检查而感染病毒性肝炎或艾滋病等传染性疾病的报道。

做胃镜风险真的很大吗？

很多人不敢做胃镜，原因就是他们对胃镜感到恐惧，觉得做胃镜风险很大。胃镜属于侵入性检查，因为它要深入到人体的消化道，所以风险是存在的，但我的观点是，这个世界不存在绝对完美的医学，抗生素能够治疗细菌感染，可也会导致耐药菌的产生，化疗能够杀死恶性肿瘤细胞，可也会杀死正常细胞，所以医学是一把双刃剑。胃镜检查同样如此，它的最大优势就是发现上消化道的器质性病变，甚至是非常微小的病变，但是它也有可能导致消化道的黏膜损伤、出血甚至穿孔。不过，这些风险发生的概率是很低的，众所周知，日本是世界上胃镜普及度很高的国家，日本内镜学会并发症对策委员会曾做过全国统计，发现胃镜检查并发症的发生率仅为 0.012%，所以我们不能因为概率很低的并发症风险就完全放弃这个检查，就像患者晓雯，如果不做胃镜检查，医生就无法更好地鉴别疾病，明确诊断。

说到这，很多人会问，"医生，难道一定要做胃镜吗，应该还有其他的检查方式吧？"

我让十万君回答，他沉思了一会儿，说出了腹部 CT 和消化道钡餐。这些检查对于鉴别疾病的确有所帮助，但它们却存在很多局限性，特别是碰到实体肿块，因为无法在直视下活检，所以也不能最终明确肿块的病理类型，对于直径小于 1 厘米或是更微小的病变，它们更无法有效检测到。但胃镜却可以做到这一切，实际上，现在的胃镜技术已经非常成熟，它不单能够用于诊断，还能用于治疗，像消化道出血、胃息肉、早期食管癌或早期胃癌等疾病，都可以通过胃镜下的微创方式解决，避免了外科手术的创伤和痛苦。

为什么一定要做胃镜？

医生在安排胃镜检查前，都要做严格的风险评估，目前消化界的共识是，当患者出现某些不适症状，医生检查后怀疑上消化道有某种病变，或已确认上消化道病变的存在，为了治疗或复查，这些都是胃镜检查的适应证。事实上，现在胃镜的普及越来越高，很多人并无特殊不适，他们以定期体检为目的而选择胃镜检查，这其中重要的原因就是胃镜是发现上消化道早癌的重要检查设备。

我之前反复说过，早癌往往没有不适症状，CT 等看似高端的检查其实根本无法发现它，但是胃镜却可以办到，这就是为什么高危人群一定要做胃镜的原因。令人叹息的是，我们国家的居民对于胃镜检查还存有一定误解，相对于庞大的人口密度，愿意接受胃镜，甚至把胃镜作为体检项目的人其实是非常少的，众所周知，我国又是胃癌的高发国家之一，发病率和死亡率一直高居恶性肿瘤的第二位。说到这，再来看看日本，在日本，胃癌的发病率同样很高，占癌症发病率的第一位，但是近些年，日本胃癌的死亡率却一直持续降低，其中重要的原因就是胃镜检查的广泛普及。

如果认真看完日本政府和医疗机构的努力，我们就能更好地揭开真相。日本人口大约 1.2 亿，每年内镜检查率达 12.5%，每年共约完成 1500 万例内镜检查，日本人 40 岁以后都会至少接受 1 次胃镜检查，此后还会定期复查胃镜。政府把胃镜体检项目纳入相关的法规保障之中，作为一项社会福利免费向市民提供服务，并督促其实施。日本内镜设备已经普及，83% 的内镜设备配置在病床数小于 20 张的诊疗所，日本中小规模的医疗机构完成了超过半数的消化内镜诊疗例数，特别是病床数小于 20 张的诊疗所完成了 36% 的内镜例数。内镜检查以上消化道检查为主，50% 的消化内镜检查为上消化道内镜检查，50% 的早期胃癌患者接受内镜黏膜下剥离术或内镜下黏膜切除术治疗。正因日本的不懈努力，使得他们早期胃癌的检出率高达 80%，而我们国家呢，早期胃癌的检出率却只有 5%~10%，所以差距还是很大的。

胃镜检查前需要哪些准备工作？

胃镜检查前需要进行传染病的筛查，比如乙肝表面抗原、丙型肝炎病毒抗体、艾滋病抗体、梅毒反应的血清检查等，事实上，现在没有统一的标准，目前很多医院可能会针对性地选择其中一种或两种进行筛查，其中筛查最多的是乙肝表面抗原。另外，为了更安全地检查，也为了掌握全身情况，有时还需要验血、验尿、查心电图等。胃镜常见的风险评估包括目前的身体状况，有无药物过敏史（特别是局部麻醉或全身麻醉药物过敏史），有无胃镜检查的危险性疾病如高血压、重症心脏病、脑血管病等，有无颈部及脊柱的高度变形而阻碍内镜插入，有无妊娠等。如果通过风险评估，医生认为患者可以接受胃镜检查，那么患者在检查前日的晚饭要在晚上九点之前完成，此后禁止摄取一切食物，因为适当的水分（牛奶、果汁等能妨碍检查的液体除外）摄入能防止脱水，所以限制食物的同时，最好不要限制水。很多患者往往有高血压、冠心病、2 型糖尿病等基础疾病，他们每天可能都会坚持服药，如果需要胃镜检查，常规服用的药物不一定非得停止，但是预定活检时，抗凝血药、抗血小板药等就需要提前停用，因为活检会导致出血，而这些抗凝药物有可能导致出血不止。一般华法林需暂时停用 3~4 日，阿司匹林和氯吡格雷则需停用 2 日。

胃镜检查真的痛苦吗？

很多人认为胃镜检查非常痛苦，对检查形成本能的恐惧和抗拒反应，那么胃镜检查，究竟是怎样的一种感觉？其实，很多消化科医生都知道这种感觉，为了能体会到患者的痛苦和不适，他们往往以身试镜，并且在无任何麻醉的情况下接受胃镜检查。

只有以身试镜，医生才能更好地学会换位思考，才能更好地理解患者、关心患者。当然，我也曾接受过普通胃镜检查，我的感受是，胃镜的确会有一定的不适，但这种不适并非剧烈的疼痛，主要还是恶心呕吐带来的不适。如果内镜医生的技术娴熟，动作轻柔，特别是沟通到位，那么一旦患者没那么紧张，不适感也随之减轻很多。相反，如果内镜医生技术一般，动作野蛮，态度恶劣，那么不但会让患者更加紧张，而且很可能造成穿孔、出血等严重的并发症。总体而言，胃镜检查会带来一定不适，但是完全可以耐受。

有无痛胃镜吗？

医学上为了减轻患者痛苦，医生其实想出了很多办法来减轻检查带来的不适感。

① 比如胃镜检查前 5~10 分钟可以适当给予解痉药物，解痉药物能够抑制胃

和食管的蠕动以及胃液唾液的分泌，也能够适当缓解患者的紧张感，一般解痉药物需要肌注，但对 70 岁以上的高龄患者及患有青光眼、前列腺增生、心肌病、心律不齐的患者则最好不用。

② 胃镜检查的不适感往往是通过咽喉进入食管后，主要症状是恶心呕吐，如果胃镜检查前，能够给予咽部适当的局部麻醉，那么不适感也会减少，目前医学上应用比较多的咽部麻醉剂是 2% 的盐酸利多卡因胶浆，胃镜检查前用 4 毫升在咽喉深部含服 1~2 分钟，然后吐出，也可以使用 8% 的盐酸利多卡因喷雾剂在口腔内喷洒，在咽喉部含服 30 秒后吐出，给予局部麻醉后，患者咽喉部的敏感性会下降，那么检查时的不适感自然也会减轻很多。

③ 为了让患者的不适感、恐惧感彻底减少，目前国内很多医院都开展了一种新型的胃镜检查，叫无痛胃镜，所谓的无痛胃镜，其实就是在静脉全身麻醉的情况下进行胃镜检查。

所以归根结底，它还是使用麻醉药。目前主要用于无痛胃镜的麻药是丙泊酚，它是一种白色等渗静脉注射液，是目前用于麻醉诱导、麻醉维持、ICU 危重患者镇静的一种新型快速、短效静脉麻醉药。它具有麻醉诱导起效快、苏醒迅速且功能恢复完善，术后恶心呕吐发生率低等优点，正因如此，它在胃镜无痛领域的应用越来越广泛。

我说过，医学是一把双刃剑，丙泊酚用于无痛胃镜的优势突出，但是这种麻药同样会导致循环、呼吸的抑制甚至是严重的过敏反应，麻醉后也容易引起反流误吸。所以，并不是人人都能享受无痛胃镜，对年龄超过 70 岁，有心脑血管基础疾病，有肺部疾病现在处于急性发作期，有精神疾病病史或颅脑外伤史，有多种药物过敏史，这些都可能是使用丙泊酚的相对或绝对禁忌证，在选择的时候，既要医生全面评估，患者及家属也应该知晓可能存在的严重风险，积极接纳医生的建议。

究竟哪些患者应该接受胃镜检查？

① 有消化道症状，如反酸、烧心、嗳气、呃逆、吞咽困难、上腹痛、腹胀、厌食、消化不良、消瘦等诊断不明确的患者，应该及时接受胃镜检查。

② 原因不明的上消化道出血或持续粪便隐血阳性的患者，应该及时接受胃镜

检查。

③ 原因不明的缺铁性贫血，应该及时接受胃镜检查。

④ 有食管癌或胃癌家族史，幽门螺杆菌阳性者，应该定期接受胃镜检查。

⑤ 抽烟酗酒、有不良饮食习惯，年龄超过 40 岁，应该定期接受胃镜检查。

⑥ 已经明确有胃食管反流病、Barrett 食管、食管癌根治术后等食管疾病的患者，已经明确有胃息肉、胃或十二指肠球部溃疡、慢性胃炎、胃癌根治术后等胃疾病的患者，应该定期接受胃镜检查，以便及时观察癌前疾病，防止肿瘤复发。

⑦ 长期口服非甾体类抗炎药或糖皮质激素，也应该定期接受胃镜检查。

⑧ 吞食了细长尖锐的异物，异物导致消化道损伤的可能性极大或异物难以排出时，均应及时到医院就诊，一般需及时进行胃镜检查。

你一定要了解的胃癌前疾病

一大早，十万君手里就拿着一张胃镜检查报告单，他走进医生办公室，看他眉头紧皱的样子，我知道他一准是碰到难题了。

"老师，25 床的胃镜报告单，患者问我这会不会发展成胃癌，我想了半天，也不知道怎么回答他。"十万君所说的 25 床我当然知道，那是一名 60 岁的老年男性患者，我们都喊他老汤。

三天前，老汤因为腹胀到门诊看病，医生初步考虑他可能患了胃癌，建议他住院治疗。

现在结果出来了，老汤心里的石头却依然没有落地，因为胃镜报告单上写着：萎缩性胃炎。

老汤最大的困惑是，它究竟会不会发展成胃癌？

我对十万君说，要想解开老汤的困惑，我们首先得了解什么是胃癌前变化，医学上，胃癌前变化包括两大类，分别是癌前疾病和癌前病变。

癌前疾病是指与胃癌相关的胃良性疾病，有发展成胃癌的危险性，主要包括慢性萎缩性胃炎、胃溃疡、胃息肉、残胃炎等，至于癌前病变则是指一系列病理变化，与胃癌发生相关，主要包括胃黏膜上皮异型增生和肠上皮化生。事实上，癌前疾病和癌前病变并非是孤立存在的，它们更像是连体婴儿，相互作用，密不可分。

慢性萎缩性胃炎属于癌前疾病？

慢性胃炎是临床上很常见的一种胃内疾病，我们经常碰到很多慢性胃炎的患者来咨询，但是大多数胃镜报告单都显示为慢性浅表性胃炎。根据新悉尼胃炎系统和我国 2006 年颁布的《中国慢性胃炎共识意见标准》，慢性胃炎主要包括两大类：慢性非萎缩性胃炎和慢性萎缩性胃炎。其中慢性非萎缩性胃炎也称慢性浅表性胃炎，它是指胃黏膜浅层出现的以淋巴细胞和浆细胞为主的慢性炎症细胞浸润。因为它只局限在黏膜层的上 1/3，所以此时并不能兴风作浪，但如果炎症持续不愈，病变就有可能继续发展，最终波及胃黏膜全层。按照组织学变化，慢性浅表性胃炎到慢性萎缩性胃炎可分为四个步骤：炎症→化生→萎缩→异型增生，按照疾病变化：慢性浅表性胃炎→慢性萎缩性胃炎→胃癌。因为慢性萎缩性胃炎时病变已经扩展至胃腺体深部，此时的腺体往往被破坏，数量减少，固有层纤维化，黏膜变薄，往往存在肠上皮化生甚至是异型增生，所以以胃角为中心，波及胃窦及胃体的多灶萎缩转换成胃癌的可能性就很大。研究发现，萎缩性胃炎的每年癌变率为 0.5%~1%，因此这种癌前疾病我们不能忽视。

说到这，十万君有了新的疑问："老师，导致萎缩性胃炎的病因究竟有哪些？"

我沉思了一会儿，然后告诉他其实慢性萎缩性胃炎又分为 A、B 两型，A 型是胃体弥漫性萎缩，与自身免疫有关，在北欧发病率较高；B 型则是胃窦萎缩，我国 80% 以上的慢性萎缩性胃炎患者属于此类，目前认为，它的发病与幽门螺杆菌感染、胆汁反流和胃黏膜营养因子缺乏有关。

自身免疫机制，胃体腺壁细胞除了分泌盐酸外，还能分泌一种黏蛋白，称为内因子。它能与食物中的维生素 B_{12} 结合形成复合物，使之不被酶消化，到达回肠后，维生素 B_{12} 得以吸收，A 型萎缩性胃炎血清中存在壁细胞抗体和内因子抗体，自身免疫性的炎症反应导致壁细胞总数减少、胃酸分泌降低，不但会导致慢性萎缩性胃炎，还会导致维生素B_{12}吸收不良，诱发巨幼红细胞性贫血，也称恶性贫血。

幽门螺杆菌是导致慢性胃炎、消化性溃疡、胃癌的元凶，我在前文已经说过，幽门螺杆菌在胃中潜伏下来后，凭借产生的氨及空泡毒素导致细胞损伤，促进上皮细胞释放炎性介质，如果幽门螺杆菌携带空泡毒素（VacA）和细胞毒相关基因（CagA），胃黏膜损伤将会更加严重，多种机制使炎症反应迁延或加重，致使腺体破坏，最终发展成为萎缩性胃炎。

至于胆汁反流和慢性萎缩性胃炎，我们都知道，食管有一个开关系统，叫食管下括约肌，它能够防止胃内容物反流进食管，同样，胃内也有一个开关系统，即幽门括约肌，放松时允许胃内食糜通过进入十二指肠，如幽门括约肌关不紧，则十二指肠内的胆汁可以反流入胃，胆汁中含量大量的胆盐，它可以削弱胃黏膜的保护机制，导致慢性胃炎。

胃黏膜营养因子缺乏与慢性萎缩性胃炎的发作同样密切相关，如果长期消化吸收不良、食物单一、营养缺乏都可导致胃黏膜修复再生功能降低，引起慢性炎症和腺体萎缩。

胃溃疡也属于癌前疾病？

胃溃疡是指胃黏膜被自身消化形成的溃疡，它与十二指肠球部溃疡共称为消化性溃疡，不同的是胃溃疡多见于中老年，十二指肠球部溃疡则多见于青壮年，小于1%的胃溃疡有可能恶变，十二指肠球部溃疡则一般不会发生癌变。胃溃疡癌变多因溃疡边缘的炎症、糜烂、再生及异形增生所致，正因胃溃疡有癌变的可能性，所以我们称它为癌前疾病。

医学上胃溃疡的发作与幽门螺杆菌、药物、遗传、不良生活方式及精神因素均密切相关。幽门螺杆菌的致病机制不再多说，长期使用NSAIDs、糖皮质激素、氯吡格雷、化疗药物、双磷酸盐、西罗莫司等药物的患者可以发生胃溃疡，其中NSAIDs是导致胃黏膜损伤最常见的药物，有10%~25%的患者可发生溃疡。

遗传因素和胃溃疡有相关性，胃溃疡患者后代可能更易患胃溃疡。

至于不良生活方式和胃溃疡的关系是，我们都知道暴饮暴食，进食无规律，喜欢腌、熏、烤、辛辣刺激食物，进食蔬菜和水果较少均会诱发胃溃疡，烟草中所含尼古丁可直接刺激胃黏膜，所以吸烟会破坏胃黏膜屏障，促进胃炎、胃溃疡形成。

精神因素与胃溃疡同样密切相关，压抑、忧愁、思念、孤独、抑郁、憎恨、厌恶、自卑、自责、罪恶感、人际关系紧张、精神崩溃、生闷气等会使消化性溃疡发病率明显升高，精神因素可增加胃酸分泌，减弱胃及十二指肠黏膜抵抗力，从而导致溃疡，另外，精神因素对溃疡的愈合及复发也有一定影响。

胃息肉属于癌前疾病？

胃息肉是突出于胃黏膜的良性隆起性病变，根据病理形态常将胃息肉分成腺瘤性、错构瘤性、炎症性和增生性四类，临床上绝大多数的胃息肉为增生性息肉，腺瘤性息肉相对少见，胃息肉好发于胃体、胃窦，绝大多数直径小于2厘米。

增生性息肉约占胃息肉的80%以上，癌变率低，腺瘤性息肉癌变的概率较高，特别是直径大于2厘米的息肉，正因胃腺瘤性息肉有癌变可能，所以我们称其为癌前疾病。

胃息肉的病因尚不明确，有研究认为其与幽门螺杆菌感染及长期应用质子泵抑制剂有一定关系，幽门螺杆菌最易导致胃窦息肉的形成，因为它会促进炎症进展和胃黏膜反应性增生，至于长期应用质子泵抑制剂，则最易导致胃底息肉形成，这可能是质子泵抑制剂长期抑制胃酸分泌，导致腺体萎缩，最终引起了胃底黏膜的反应性增生。

残胃炎属于癌前疾病？

我们都知道治疗胃癌和消化性溃疡常用的外科方法就是胃大部分切除术，传统的胃大部切除范围是胃的远侧的2/3~3/4，包括胃体大部、整个胃窦部、幽门及十二指肠球部。

胃大部切除的手术方式很多，但基本可分为两大类：毕罗氏Ⅰ式和Ⅱ式。毕罗氏Ⅰ式是在胃大部切除后将胃的剩余部分与十二指肠切端吻合，毕罗氏Ⅱ式是在胃大部切除后，将十二指肠残端闭合，再将胃的剩余部分与空肠上段吻合。毕罗氏Ⅱ式胃大部分切除术后幽门括约肌功能丧失，碱性胆汁和十二指肠液反流入残胃可导致吻合口炎症，医学上称之为残胃炎，又称碱性反流性胃炎。因为残胃黏膜在碱性胆汁作用下容易发生上皮增生，胃内低酸有利于细菌生长而加速胆汁分解，诱发致癌物的产生，所以残胃炎可导致胃癌的发生，我们称之为癌前疾病。

研究发现，毕罗氏Ⅱ式胃大部分切除术后，癌变常在术后10~15年发生。

胃黏膜上皮异型增生属于癌前病变？

胃黏膜上皮异型增生，又称为不典型增生，是细胞在再生过程中过度增生和分化缺失，增生的上皮细胞拥挤、有分层现象，核增大失去极性，有丝分裂象增多，腺体结构紊乱。临床上异型增生分为轻度、中度、重度异型增生，轻度、中度异型增生被认为是不稳定现象，可自然逆转，也可发展为癌，当到达重度异型增生阶段，则逆转可能性很小，可进展为癌的概率高，需要进行积极的临床预防性治疗。胃黏膜上皮异型增生是国际公认的癌前病变，代表肿瘤性生长的起始阶段，鉴于此，世界卫生组织（WHO）国际癌症研究协会将其称为上皮内瘤变。

肠上皮化生属于癌前病变？

肠上皮化生是以杯状细胞为特征的肠腺替代了胃固有腺体，说通俗点就是，胃黏膜上皮细胞被肠型上皮细胞所代替，即胃黏膜中出现类似小肠或大肠黏膜的上皮细胞。关于肠上皮化生与胃癌的关系，目前的证据是，有癌的胃比有良性疾病的胃，其肠上皮化生发生率高而且广泛；肠上皮化生与癌的发生部位非常相似，同样在胃窦的小弯比大弯及胃底多见；胃癌高发区比胃癌低发区肠上皮化生多见；有直接组织学的证据说明癌可能发生在肠上皮化生部位，也有人证实从肠上皮化生移行为癌组织。医学上根据肠化生的形态及分泌黏液种类不同，把肠化生分为完全性肠化生和不完全性肠化生，或小肠型化生和结肠型化生，一般认为不完全性肠化生和结肠型化生与胃癌的关系更为密切，按照肠化生细胞占胃腺体和表面上皮总面积的比例，将肠化生分为轻、中、重三级，研究表明，癌变的危险性与

肠化生的程度和范围呈正相关。因为肠上皮化生有导致癌变的危险，所以我们称
其为癌前病变。

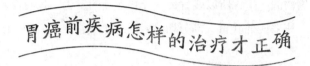

胃癌前疾病怎样的治疗才正确

胃癌是一种恶性肿瘤，它最大的特点是，生长速度快，会发生全身转移，所
以它导致的死亡率非常高，慢性萎缩性胃炎虽然有转换成胃癌的可能，但是它和
胃癌还是有着本质的区别，因为它是癌前疾病，离胃癌还有一段距离。

工作中，我们经常能碰到老汤这样的患者，幸运的是，他们罹患的只是癌前
疾病，不幸的是，也许一年、两年……伴随时间的延长，癌前疾病可能就会转变
成癌。如果医生告诉你，现在你的体内按着一颗炸弹，即便它是良性的，你觉得
你还能处之泰然吗？事实是，当然不会，这就好比是一个好消息和一个坏消息，
我们同时告诉患者，患者却不知道是该笑还是该哭，于是他们只能问医生，我该
怎么办？

癌前疾病和癌前病变，我们该怎么办？

对于已确诊的胃癌，毋庸置疑，医生的建议都是，只要有机会手术根治，就
一定要手术！的确，除了手术以外，迄今为止还没有说哪一种药物能够根治胃癌，
即便是对肿瘤细胞有杀伤作用的化疗药物，那也是伤敌一千自损八百，事实上它
远达不到根治的效果。但是对于可能会转换成胃癌的癌前疾病和癌前病变，我们
又该怎么办呢？

我将这个问题留给十万君，老汤被确诊患有慢性萎缩性胃炎，诊断明确了，
接下来他该怎么办？是保守治疗还是手术干预？十万君支支吾吾，并不知道该如
何作答。

　　我对他说，其实医学上针对癌前疾病和癌前病变的处理方法有很多种，但是大致可以分为两类：一、密切随访；二、积极治疗。

　　像老汤这样的患者，因为他已经明确为癌前疾病，所以密切随访就显得尤为重要，事实上所有的胃癌前疾病和癌前病变都要求必须随访。我曾经碰到一例萎缩性胃炎的患者，即便我反复告知随访的重要性，期间多次打电话让他来医院复查，但患者依然不闻不问，五年内没有进行过一次随访，结果五年后病情突然加重，到医院一检查，发现已转化成胃癌。

　　说到这，新的问题来了：密切随访，到底包括哪些方面？

　　① 要对患者的不适症状进行定期随访，回家后到底是症状减轻了，还是加重了？是否还出现了新的症状？

　　② 要对患者服用的药物进行定期随访，回家后有无坚持口服药物，药物的剂量、疗程、服用方法是否正确？除了专业医生开的药物之外，患者是否还自备了其他药物？

　　③ 定期到医院复诊是随访的重中之重，针对胃癌前疾病和癌前病变，目前最重要的检查方式就是胃镜检查，半年或一年一次的胃镜＋活检检查可以有效判断患者病情和治疗效果。

　　④ 随访中对患者生活方式的指导同样重要，就拿饮食来说，生活中该怎么吃就是一门大学问，无论医生还是患者，都不能忽视生活中的细节。

　　针对这四方面展开，胃癌前疾病和癌前病变的处理就显得简单多了。

　　我们都知道胃癌前疾病主要包括慢性萎缩性胃炎、胃溃疡、胃息肉、残胃炎等，临床工作中，我们常能发现一个共性：这些患者几乎都存有不良的生活习性，所以改变他们的不良生活习性，对疾病的转归甚至痊愈尤为重要。

　　首先，患者应该注意生活、工作和饮食的规律性。很多患者生活和工作压力很大，我们都知道长期的精神紧张会促进胃酸分泌，导致胃溃疡等疾病的形成。很多患者不注意保持饮食的规律，肆意改变进餐时间、进餐次数，长时间的改变，使得体内的生物钟被打乱，不但影响了消化道正常的消化和吸收，还因为各种恶习导致消化道不堪重负！

　　其次，应合理搭配饮食结构，避免粗糙辛辣刺激性食物的摄入，不吃霉变及油炸、烟熏、烤的食物，不吃可能含有亚硝酸盐的腌制食品，因为亚硝酸盐能与胺结合生成致癌物亚硝胺，有可能促进癌前疾病或病变转变为胃癌，提倡低盐饮食，多进食新鲜蔬菜和水果，摄入优质蛋白，保证营养的均衡，同时饮食应规律，避免暴饮暴食。

最后，控制体重，每周保持一定量的运动，戒烟戒酒，我们都知道，烟酒和很多消化道疾病的发作密切相关，香烟更是明确的致癌物。

养成良好的生活习性对于消化道疾病的恢复大有好处，但是某些病变已经形成，我们还需要药物干预，我们都知道胃癌前疾病和癌前病变与幽门螺杆菌感染密切相关，所以一旦患者的幽门螺杆菌呈阳性，我们必须要采用积极的抗幽门螺杆菌治疗，有关抗幽门螺杆菌的药物和疗程，我已在前文明确说明，此处不再重复。

经过上述改变生活方式加药物干预治疗后，事实上，一些疾病会有明显的好转，比如胃溃疡和残胃炎，某些轻中度的异型增生或肠上皮化生可能也会好转，过去人们曾认为慢性萎缩性胃炎不可逆转，但是现有的研究发现如果早期发现，及时积极治疗，病变部位萎缩的腺体是可以恢复的，有时慢性萎缩性胃炎也可以转化为非萎缩性胃炎，甚至痊愈。

癌前病变的另一种结果

但是在密切随访过程中，某些胃癌前病变也可能出现另一种结果，比如慢性胃炎合并了重度异型增生该怎么办？在胃癌前病变中，有研究发现，轻度异型增生癌变率为0~10%，而重度异型增生的癌变率可以达到63%~100%，医学上重度异型增生离癌往往只有一步之遥，它们看似远在天涯，其实近在咫尺。举个简单的例子，有时候重度异型增生在组织学上与黏膜内癌不易鉴别，所以对于此类病变的治疗必须要采取积极干预的方式。

这时候的积极干预不但包括良好的生活方式和药物治疗，还需要手术干预。说到手术干预，很多人往往想到的是外科手术，我们都知道对于进展期胃癌，外科根治性手术是有效的治疗手段，但是对于胃癌前疾病和癌前病变呢，是否还有更好的选择？

我的回答是当然有，比如我们前面说过的内镜下黏膜切除术（EMR）或内镜黏膜下剥离术（ESD），它们不仅适用于早期食管癌和早期胃癌，还可以用来治疗胃癌前疾病和病变。与传统的外科手术相比，它们的优势是局部黏膜切除即可将病变完全切除，创伤小，并发症发生率低、患者恢复快、住院时间短、住院费用低，且与外科手术相比，它们的疗效相当。

那么，哪些胃癌前疾病和癌前病变可以进行内镜下黏膜切除术（EMR）或内镜黏膜下剥离术（ESD）？

我们都知道胃的癌前疾病和癌前病变有很多种，但并不是每一种都适合或者都必须要进行内镜下黏膜切除术（EMR）或内镜黏膜下剥离术（ESD），一般要预防性干预的是胃腺瘤性息肉和慢性胃炎伴局灶性的重度不典型增生（局灶性是指在同一组织或器官内，病变局限于较小区域内，周围相邻组织结构和功能正常，未受波及），即便胃腺瘤性息肉和慢性胃炎伴局灶性的重度不典型增生已经转化为胃癌，如果处于很早期，也可以通过内镜下黏膜切除术（EMR）或内镜黏膜下剥离术（ESD）解决，因为医学界对早期胃癌的定义是病变局限在黏膜和黏膜下层者，所以只要满足隆起型病变直径小于 20 毫米的分化型腺癌，病变没有突破黏膜层，无淋巴结转移可考虑 EMR 治疗；平坦型或凹陷型病变小于 10 毫米的分化型腺癌，病变没有突破黏膜层，没有溃疡或溃疡瘢痕，无淋巴结转移也可考虑 EMR 治疗。

至于 ESD 治疗早期胃癌，它的适应证则是直径小于 20 毫米，无合并存在溃疡的未分化型黏膜内癌。不论病灶大小，无合并存在溃疡的分化型黏膜内癌。肿瘤直径小于 30 毫米，合并存在溃疡的分化型黏膜内癌。肿瘤直径小于 30 毫米，无合并存在溃疡的分化型 SMI 黏膜下癌。

对很多人来说，内镜下黏膜切除术（EMR）或内镜黏膜下剥离术（ESD）充满了神秘感，就像十万君，当我说到这两种内镜治疗技术的时候，他会好奇地问，它们究竟是怎么做的啊？

其实它们的基本手法可分为五步，比如内镜下黏膜切除术（EMR），消化科医生第一步要做的就是标记，用电凝装置的前端划出病灶边界；第二步是在病灶下的黏膜下层注入生理盐水或混合靛胭脂的黏液性物质使病灶隆起；第三步是用圈套器套住病灶；第四步予以高频电切除；第五步，观察创面，回收病灶，送病理学检查。

至于内镜黏膜下剥离术（ESD），基本手法也分为五步，第一步是标记，用电凝装置的前端划出病灶边界；第二步是在病灶下的黏膜下层注入生理盐水或混合靛胭脂的黏液性物质使病灶隆起；第三步是切割事先标记的病变周缘；第四步是用绝缘尖刀（IT 刀）和（或）其他设备（如 Hook 刀等）分离黏膜下层和黏膜层；第五步是整块切除整个肿瘤，观察创面，回收病灶，送病理学检查。

因为是内镜下微创手术，所以一般术后禁食 24 小时即可，第二天可进食少量流质，第三天逐渐增加流食量，第四天、第五天、第六天可以恢复半流质，第七天可以进行普通饮食。

鉴于术后癌症有复发的可能，因此即便接受了内镜下黏膜切除术（EMR）或内镜黏膜下剥离术（ESD），术后也应该密切随访。

一般建议术后 1 个月第 1 次复查胃镜，如正常则 3 个月后第 2 次复查，6 个月后第 3 次复查，9 个月后第 4 次复查，如果情况稳定，建议以后每半年到 1 年复查 1 次。

说到这，话题再回到老汤身上，老汤的胃镜显示慢性萎缩性胃炎，而且病检结果也排除了癌变或重度不典型增生，但老汤的幽门螺杆菌阳性，他的生活方式也存在诸多高危因素，所以我们为老汤开具的最佳治疗方案是，明确告诉他慢性萎缩性胃炎不是胃癌，但是属于癌前疾病，需密切观察和随访，同时要保持健康的生活方式，积极抗幽门螺杆菌，每半年复查一次胃镜。

得知不是胃癌而且能够治疗，老汤格外高兴，有了好心情，对疾病的转归也是好的开始。

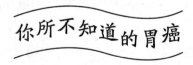

你所不知道的胃癌

十万君今天看到了这么一则新闻，他拿出来和我分享，说的是韩国胃癌发病率很高，提起韩国，十万君的脑海里立刻浮现出了韩国泡菜，于是他有了这样的疑问：韩国人胃癌发病率高，是不是与长期食用泡菜密切相关呢？

　　这是个不错的话题，要知道胃癌不但是我国最常见的恶性肿瘤之一，在日本、韩国等东南亚国家也都呈现高发趋势，如果经常关注网络，我们就会发现有关胃癌的各种小道消息，比如酸菜鱼和胃癌，比如泡面和胃癌，比如剩饭剩菜和胃癌，有些消息完全凭空想象，有些似乎又颇有道理，那么究竟何为真何为假呢？

　　在回答十万君的问题前，我为他讲了一个真实病例。

　　虽然整整 3 年的时光过去了，但是那个女孩温暖的笑容却一直印在我的脑海里，女孩有个很好听的名字叫米米，22 岁的她在一家上市公司工作，因为工作业绩突出，很快被提拔为管理人才，但是当公司同事都无比羡慕地望着米米的时候，他们却不知道，这个女孩背后的巨大付出：早出晚归，熬夜加班，身体一次又一次处于透支边缘。

　　米米的爸爸和爷爷均因胃癌去世，她的胃也一直不太好。3 年前，她跑到医院做检查，医生告诉她有幽门螺杆菌感染，考虑到她存在胃癌家族史，建议根除，但并未引起米米重视。

　　她是个工作狂，为了工作，她经常拿零食充饥，一心扑在工作上，导致了米米的作息很不规律，在腹痛了整整两周后，她只能选择到医院来看病。

　　那个深夜，米米在闺蜜的搀扶下走进了急诊室。急诊科医生为米米安排了一些检查，都没有发现明确病因，于是收住院。我接诊米米的时候，发现她腹痛的部位位于上腹部，而且她特别瘦，科室一个胖胖的护士屡次下定决心减肥都没能成功，看到米米后，她不禁对我感慨，那个美女身材可真好。

　　可是，你不觉得她的瘦有点病态吗？果不其然，在为米米进行胃镜检查的时候，我们发现了让我们难以置信的结果，导致米米上腹痛的罪魁祸首，竟然是胃癌。

　　22 岁，花一样的年龄，谁又会想到，命运竟然如此惊心动魄，确诊后，米米哭了很多天，可是该面对的始终要面对，很快，她被转到外科接受手术治疗。因为癌细胞侵犯了她的整个胃壁，即便进行了手术和术后化疗，但是情况依然不容乐观，没过半年，复查的时候，肿瘤已经复发并且广泛转移。最终，这个花一样的女孩在医院里走完了最后的人生。

　　"人的生命，总是那么脆弱，老师，其实在医院里待久了，每天看到那么多病痛和死亡，心里真的很不好受。"十万君的话说到了我的心坎里。

我于是问他，你觉得我们做医生的目的是什么？

"救死扶伤，为更多的人解除病痛。"他斩钉截铁地说。

这只是一方面，作为一名工作了十年的医生，我曾经从死神手里救回了很多生命，当然也眼睁睁地目睹了很多患者从生到死，我一直在想一个问题，除了某些先天性疾病，其实很多疾病都不是偶然的，有一些疾病，其实完全可以预防，但因为大众缺少医学常识，使得他们日复一日始终在坚持错误的生活方式，才最终导致了无法挽回的悲剧。

就像米米，她的病史里，其实透露了很多信息，如果她能够非常清楚地了解胃癌的病因，也许，她的悲剧能够避免。

胃癌病因究竟有哪些？

饮食因素。胃癌发病有明显的地域性差别，在我国的西北与东部沿海地区胃癌发病率比南方地区明显升高。为什么有明显的地域差别？其中最重要的原因就是饮食因素，我国西北和东部沿海地区的居民以肉食为主，喜欢熏、烤甚至是腌制的鱼、肉等。在这些食品中亚硝酸盐、多环芳烃化合物等致癌物或前致癌物的含量明显升高，另外高盐饮食、低蛋白饮食和较少进食新鲜蔬菜、水果也与胃癌的发病有关。

幽门螺杆菌感染。1994年世界卫生组织下属的国际癌肿研究机构将幽门螺杆菌感染定义为人类Ⅰ类（即肯定的）致癌原，幽门螺杆菌感染者胃癌发病率高于非感染者4~8倍。研究发现，幽门螺杆菌能促使硝酸盐转化成亚硝酸盐及亚硝胺而致癌；幽门螺杆菌感染能引起胃黏膜慢性炎症加上环境致病因素加速黏膜上皮细胞的过度增殖，导致畸变致癌；幽门螺杆菌能释放细胞毒素、氧自由基和一氧化氮等，也会使 DNA 损伤和基因突变；幽门螺杆菌的毒性产物 CagA、VacA 可能具有促癌作用，胃癌患者中抗 CagA 抗体检出率较一般人群明显为高。

癌前疾病。胃息肉、胃溃疡、慢性萎缩性胃炎及胃部分切除后的残胃，这些疾病都可能伴有不同程度的慢性炎症过程、胃黏膜肠上皮化生或非典型增生，有可能转变为癌。

遗传和基因。遗传与分子生物学研究表明，胃癌患者有血缘关系的亲属其胃癌发病率较对照组高 4 倍。胃癌的癌变涉及癌基因、抑癌基因、凋亡相关基因与转移相关基因等的改变，而基因改变的形式也是多种多样的。

其次，胃癌患者有明显的家族聚集性。调查发现，胃癌患者的一级亲属（即父母和亲兄弟姐妹）得胃癌的危险性比一般人群平均高出 3 倍。比较著名的如拿破仑家族，他的祖父、父亲以及三个妹妹都因胃癌去世，整个家族包括他本人在内共有 7 人患了胃癌。

长期抽烟及酗酒。调查显示，长期抽烟者胃癌发病危险较不吸烟者高 50%，烟草中所含尼古丁可直接刺激胃黏膜，破坏胃黏膜屏障，促进胃炎、胃溃疡形成，并延缓其愈合，进一步导致恶变。而饮酒可致使胃部屡屡遭受乙醇的恶性刺激，容易引起胃部慢性炎症，进而使胃黏膜重度增生，最终导致胃癌的发生。

精神抑郁。压抑、忧愁、孤独、抑郁、憎恨、厌恶、自卑、自责、罪恶感、人际关系紧张、精神崩溃、生闷气等会使胃癌危险性明显升高。而开朗、乐观、活泼者危险性最低。

了解胃癌的病因之后，话题再回到米米身上，如果认真分析，我们很容易就能发现米米罹患胃癌的诸多高危因素，比如她的爸爸和爷爷均因胃癌去世，这说明，她可能存在家族聚集性。另外，饮食结构搭配不合理，作息时间不规律，工作的巨大压力，以及幽门螺杆菌感染，这些原因都可能直接或间接导致了胃癌的发生。

泡菜真的能致癌吗？

从胃癌的病因我们能够看出，胃癌高发区的人们长期存有不健康的饮食方式，前面说过，韩国也是胃癌高发的国家，我们都知道韩国人特别爱吃泡菜，难道真的与泡菜有关？

韩国泡菜是朝鲜半岛一种以蔬菜为主要原料，以各种水果、海鲜及肉料、添加鱼露为配料的发酵食品，韩国人之所以喜欢泡菜，是由于韩国所处地理位置冬季寒冷、漫长，不长果蔬，所以韩国人用盐来腌制蔬菜以备过冬。

十万君认为韩国泡菜致癌，是因为里面含有亚硝酸盐？对于亚硝酸盐，韩国人是这样解释的，韩国泡菜对于每种食材的泡制时间是很有讲究的，一般像卷心菜、黄瓜、西瓜皮、白菜、茄子这些水分含量大的食材适合做洗澡泡菜，最多不超过一天就要吃掉，而佐料泡菜泡一个月以上才吃，亚硝酸盐是从泡菜进坛子的第三天起才会大量增加，泡一个星期时含量最高，从这以后就开始下降，到第二十天以后基本上就消失，所以只要分清食用方法，完全不必担心亚硝酸盐的问题。但我的观点是，泡菜的制作过程或多或少会出现杂质污染的情况，再加上不同的卫生条件，不同的腌制时间，很难保证在食品加工过程中每一份韩国泡菜都是合格的，一旦出现亚硝酸盐的超标，长期食用，胃癌的危险性就可能会升高。另外，韩国人特别爱吃盐，他们每日的盐分摄取量远远超过其他国家，韩国人非常喜欢吃盐渍的食品，这些食品中的高盐含量可能也是诱发胃癌的危险因素之一。

　　日本的一项大型前瞻性随访研究发现，每日摄入超过 10 克食盐会显著增加胃癌的发病风险，而对于幽门螺杆菌感染的萎缩性胃炎更为明显，高盐饮食能增加 CagA 阳性幽门螺杆菌菌种的致癌能力，导致胃癌的发生风险升高。至于网络上流传的酸菜鱼和胃癌，剩饭剩菜和胃癌，其实也都是亚硝酸盐致癌学说。长期食用含硝酸盐较高的食物后，硝酸盐在胃内被细菌还原成亚硝酸盐，再与胺结合生成致癌物亚硝胺，这点是毋庸置疑的。但我的观点是，即便亚硝酸盐致癌，也不是一天两天的事，这与长期的不良饮食习惯有关，如果偶尔吃一次酸菜鱼就能致癌，那还真是有点危言耸听了。

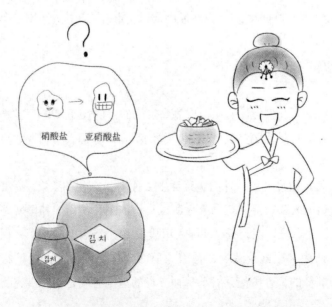

　　至于泡面和胃癌，很多人认为方便面是经过高温油炸生产，在油炸的过程中会产生一种叫丙烯酰胺的化学物质，这种物质可能会致癌。事实上丙烯酰胺只是一种白色晶体化学物质，淀粉类食品在高温（高于120℃）烹调下容易产生丙烯酰胺。研究表明，人体可通过消化道、呼吸道、皮肤黏膜等多种途径接触丙烯酰胺。方便面中丙烯酰胺的含量为15~80微克/千克，这种微小含量不会对人体产生太大危害。

　　听完我的讲解，十万君不禁长叹一声，谣言害人！

绿茶和大蒜能够预防胃癌是真的吗？

　　"既然饮食与胃癌的发病密切相关，那么有没有一些食物能够抗癌呢？"

　　十万君的这个问题非常好，很多人谈癌色变，看到身边的亲戚或朋友被确诊胃癌，他们往往忧心忡忡，要是胃癌能够预防就好了。事实上，医学界也一直在努力寻找着既能防癌也能抗癌的食物，比如研究最多的绿茶和大蒜，有人认为，饮用富含茶多酚的绿茶能够降低萎缩性胃炎发展为胃癌的危险性，原因就是茶多酚能够清除有害自由基，提高人体内酶的活性，从而起到抗突变、抗癌症的功效；其次饮茶还可以减缓胃黏膜炎症的发生，从而降低慢性胃炎的发病。所以长期饮茶，对于预防胃癌，可能的确具有一定效果。至于大蒜，流行病学研究提示，长期生吃大蒜，胃内亚硝酸盐的含量远低于其他人群，胃癌的发病率也较低，这是因为大蒜中含有大蒜素，大蒜素具有杀菌功能，对幽门螺杆菌感染有一定的抑制作用，能够阻止幽门螺杆菌引起的胃炎，最终降低胃癌的发生。

　　所以大蒜能够预防胃癌，倒也不是空穴来风！说到这，十万君像哥伦布发现新大陆一样，一脸的兴奋，真想不到绿茶和大蒜还能预防胃癌，我这就打电话给家里，让他们坚持食用。我赶紧制止住他，最怕你这种，现实生活中很多恐癌的人一听某些食物能够防癌，往往大量食用。比如很多人喝浓茶或者吃茶叶，长期下去有可能导致铁的吸收障碍，引起缺铁性贫血，因为大蒜刺激性很强，大量食用口腔黏膜、食管黏膜和胃黏膜也难以承受。

　　所以即便是好东西，也得细水长流，不能放肆去补啊。

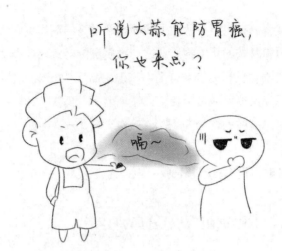

补充维生素能够预防胃癌是真的吗?

医学界通过对胃癌病因的细致研究发现,多吃新鲜蔬菜和水果能够降低胃癌的发病率,反之,如果少吃,则胃癌的发病率则可能升高。所以有人提出了这样的设想,新鲜蔬菜和水果中含有丰富的维生素,它们可能能够预防胃癌,对于那些不喜欢吃蔬菜和水果的,是不是可以直接补充点维生素制剂呢?

维生素又称维他命,通俗来讲,即维持生命的物质,维生素对于人体健康而言至关重要,它的特点和作用主要表现在四方面:① 维生素均以维生素原的形式存在于食物中;② 维生素不是构成机体组织和细胞的组成成分,它也不会产生能量,它的作用主要是参与机体代谢的调节;③ 大多数的维生素,机体不能合成或合成量不足,不能满足机体的需要,必须经常通过食物中获得;④ 人体对维生素的需要量很小,日需要量常以毫克或微克计算,但一旦缺乏就会引发相应的维生素缺乏症,对人体健康造成损害。

维生素种类繁多,但可以分为六大类:维生素 A、维生素 B、维生素 C、维生素 D、维生素 E 和维生素 K,其中维生素 B 和维生素 C 属于水溶性维生素,A、E、D、K 则属于脂溶性。

叶酸是一种 B 族维生素,主要存在于蔬菜和水果中,人体自身不能合成,必须从食物中获取，所以如果蔬菜和水果摄入不足，极易造成叶酸缺乏，我们都知道叶酸能够预防胎儿神经管畸形，准妈妈在备孕期间就服用 0.4 毫克的叶酸可以下降胎儿神经管畸形率 85%。另外，叶酸还可以用来治疗巨幼红细胞性贫血和预防消化道肿瘤，如果叶酸缺乏会引起 DNA 甲基化紊乱和 DNA 修复机制减弱，从而可能诱发肿瘤。美国一项研究发现，叶酸摄入量最低的人群罹患胃癌的相对危险度比叶酸摄入量最高的人群高 1.49 倍。

有人认为，维生素 C 的抗氧化作用可以抵御自由基对细胞的伤害防止细胞的变异，它还能阻断亚硝酸盐形成强致癌物亚硝胺，通过对胃病患者的研究发现，萎缩性胃炎和胃癌患者胃液内维生素 C 的水平都普遍低于其他胃病患者，并伴有幽门螺杆菌和亚硝酸盐水平异常升高，虽然维生素 C 无法抗幽门螺杆菌，但却能降低幽门螺杆菌诱发胃癌的风险。

至于其他的维生素，到底有没有预防胃癌的作用，还需进一步研究。不过即便维生素与胃癌的发病有关，也不意味着，我们可以本末倒置，事实上，只要坚持每天进食新鲜蔬菜和水果，每天人体所需要的维生素完全可以得到有效补充，如果不吃蔬菜水果，而去选择维生素制剂，则有可能补充了太多维生素，导致物极必反。

有多少药能够伤胃？

下午两点，医生值班室的电话骤然响起，如我所料，是急诊科打来的电话。

一个上消化道出血的老年男性患者，在急诊科呕了 100 毫升鲜血，估计把医生吓得够呛，电话里那医生的语气显得十万火急，一再强调让我们赶紧准备床位！

5 分钟之后，我和十万君看到了躺在平车上的老宋，他面色苍白，精神萎靡，口角还有未完全擦净的血渍，陪伴他的家属一到病房就喊，医生，快想想办法！

什么是急性胃黏膜病变？

上消化道出血是消化科的常见急重病，一旦接诊这样的患者，我们必须要做好两方面工作，一方面，要快速扩容、止血，保证患者生命体征的平稳，另一方面，则要尽快明确出血病因。初步诊断往往是经验诊断，患者入院后，很多检查无法立刻完善，这个时候，医生就要根据经验做出初步诊断，临床工作中，最危险的上消化道出血有两种：食管胃底静脉曲张破裂出血和上消化道血管畸形破裂出血，这两种出血因为都涉及血管，一旦出血，来势汹汹，这个时候，如果处置不够及时，大出血有可能致命。

最大的问题摆在我和十万君面前：导致老宋上消化道出血的病因究竟是什么？

第一种可能，食管胃底静脉曲张破裂出血很快被我们排除了，老宋无病毒性肝炎和肝硬化的病史，他有冠心病，曾多次入院，最近一次的肝脏彩超检查未见异常。

那么第二种可能呢，上消化道血管畸形破裂出血，这个暂时不能排除，要想进一步明确，就必须要完善急诊胃镜检查。

老宋入院后又呕血两次，期间还解了一次血便，情况危急，如果不能尽快完善胃镜，局面就会变得越来越被动，于是与患者及家属沟通后，我们为老宋完善了急诊胃镜。胃镜显示，我们之前推测的上消化道血管畸形破裂出血并不存在，导致老宋消化道出血的罪魁祸首是弥漫性的胃黏膜水肿、糜烂及溃疡形成，医学上，它有一个专业的术语叫急性胃黏膜病变，当说到这的时候，想必大家并不陌生。

喝酒会导致急性胃黏膜病变，这是因为乙醇具有亲脂性和溶脂性，所以能导致胃黏膜糜烂及出血。但是除了喝酒外，还有没有其他的可能会导致急性胃黏膜病变呢？

当然有，我对十万君说，像大面积烧伤、颅脑损伤、急性重症胰腺炎、尿毒症、急性脑血管病变甚至是重症肺炎、败血症等都有可能导致急性胃黏膜病变，它们的发病机制主要是急性应激，人体在遭受疾病突然打击的时候，各种内外刺激兴奋下丘脑室旁核神经元，激活了下丘脑—垂体—肾上腺皮质轴，刺激促肾上腺皮质激素的释放，并经周围循环至肾上腺皮质，合成、释放糖皮质激素，大量糖皮质激素的释放导致人体代偿功能不足，无法维持胃黏膜微循环的正常运行，引起黏膜缺血、缺氧，黏膜屏障也被破坏，胃酸则分泌增多，胃内 pH 下降，进一步损伤血管及黏膜，最终诱发了急性胃黏膜的糜烂和出血。

随着研究的深入，医生发现，急性胃黏膜病变来势凶猛，处理起来也非常棘手，比如某一处血管畸形导致的出血，医生通过胃镜下进行钛夹夹闭，可能一枚钛夹就能彻底解决问题，但是急性胃黏膜病变是胃内弥漫性的病变，一对一没问题，单枪匹马要想横扫千军万马，显然就困难重重。正因如此，急性胃黏膜病变的病死率也很高，特别是某些严重的器官病变诱发的，临床上它的病死率可以达到 35%~65%。

重新回顾，那么导致老宋急性胃黏膜病变的病因究竟是什么呢？肯定不是酗酒，老宋滴酒不沾，至于烧伤、颅脑损伤、胰腺炎、急性脑血管病变、尿毒症等一系列可能的疾病都被我们一一排除。

阿司匹林为什么能够伤胃？

事实上，当我们努力寻找真凶的时候，它往往就在我们身边，我们很容易忽视的治病药物，有时候也可能摇身一变，成为夺命杀手。这绝不是危言耸听！事实上，除了酒精和某些疾病的急性应激，药物引起的急性胃黏膜病变其实在临床上非常常见，因为发病率的逐年提高，使得医学界开始越来越重视。

那么究竟哪些药物可以导致急性胃黏膜病变呢？我把这个问题留给十万君，他想了一会儿，然后说出了阿司匹林。

非常正确，阿司匹林的确是能导致急性胃黏膜病变的最常见药物。说到阿司匹林，大家并不陌生，但是却很少有人知道它的历史。

公元前 400 年，希腊医生希波克拉底给妇女服用柳叶煎茶来减轻分娩的痛苦；1823 年，在意大利，研究者从柳树中提取出有用的成分，命名为水杨苷；1853 年，法国科学家从水杨苷中提取出水杨酸，但是对胃肠的刺激很大；1893 年，德国科学家发现给水杨酸加上一个乙酰基，这样减少了它的刺激作用；1897 年德国拜耳公司的霍夫曼开发了并拥有人工合成水杨酸（或者叫阿司匹林）的专利；1899 年临床试验获得成功，阿司匹林正式投入市场。

到目前为止，阿司匹林已应用百年，成为医药史上三大经典药物之一。至今它仍是世界上应用最广泛的解热、镇痛和抗炎药，适用于感冒、发热、头痛、牙痛、关节痛、风湿病，还能抑制血小板聚集，用于预防和治疗缺血性心脏病、心绞痛、心肌梗死、脑血栓形成。

阿司匹林问世以后，很快人们研制合成了更多同类型的药物，比如对乙酰氨基酚、吲哚美辛、萘普生、萘普酮、双氯芬酸、布洛芬、尼美舒利、罗非昔布、塞来昔布等，这些药物与阿司匹林相同，都具有抗炎、抗风湿、止痛、退热和抗凝血等作用，于是它们被归为一类，有着一个共同的名字——非甾体类抗炎药（NSAIDS）。

目前非甾体类抗炎药是全球使用最多的药物种类之一，全世界大约每天有3000万人在使用，但是人们很快发现，是药三分毒，虽然它们的优点多多，但同样存在致命缺点。就拿对消化道的影响来说，非甾体类抗炎药便是导致急性胃黏膜病变的一大元凶，研究发现，非甾体抗炎药属于非特异性环氧合酶（COX）抑制剂，COX 是花生四烯酸代谢的限速酶，有两种异构体，分别是结构型 COX-1 和诱生型 COX-2，可以说它们是性格完全不同的双胞胎，COX-1 在组织细胞中微量恒定表达，有助于上皮细胞的修复，COX-2 主要受炎症诱导表达，促进炎症介质的产生，为了更好地理解，我这里引入两个概念，警察和小偷。

如果把 COX-1 比作警察，那么 COX-2 就是小偷，非甾体类抗炎药旨在抓住小偷，从而减轻炎症反应，但同时也误伤了警察，导致维持正常黏膜再生的前列腺素 E 分泌不足，胃黏膜修复障碍，最终出现胃窦甚至全胃黏膜的糜烂和出血。

就像老宋，因为他有冠心病，我们都知道，阿司匹林广泛应用于心脑疾病的患者，主要就是预防和治疗血栓，按照每天两片的剂量，老宋的用药史至少也有五年了，受阿司匹林的长期影响，虽然老宋呕血之前也出现过腹痛等不适症状，但他并未引起足够的重视，最终酿成了悲剧。其实，认真想想，这又何止是老宋一个人的悲剧？因为对非甾体类抗炎药的认识不足，越来越多的患者遭受这样的厄运，甚至，很多临床医生也没有引起足够重视。

如果医生能够重视，及时告诉老宋长期服用阿司匹林可能导致的不良反应，也许老宋就能及时察觉，及时就医，从而避免严重并发症的出现。

世界上真的有养胃药吗?

说到这，十万君不由得感慨道，真想不到，这么小的一片药丸，竟能导致可以致命的上消化道大出血，不过，我听说，为了减少对胃的刺激，现在阿司匹林都是肠溶制剂，是不是服用了阿司匹林肠溶片就能减少出血风险?

其实十万君只说对了一半，阿司匹林肠溶片具有抗酸性，所以在酸性胃液不溶解而在碱性肠液溶解，这样做虽然能够减少对胃黏膜的直接局部损伤，但这类药物被吸收入血后，却同样可以抑制 COX-1，所以，即便是肠溶制剂，吸收后依然能够间接导致胃黏膜的损伤。这就是为什么老宋虽然吃了阿司匹林肠溶片，但依然诱发了胃出血的原因。当然，临床上能导致胃损伤的并不只是非甾体类抗炎药，事实上，是药三分毒，药物通过口腔、食管到达胃部后，多多少少对胃都可能造成影响，常见的能够导致急性胃黏膜病变的药物还包括糖皮质激素、氯化钾缓释片、铁剂、洋地黄制剂、抗肿瘤化疗药物、氨茶碱、某些抗生素，甚至是某些中药，每一类药物导致急性胃黏膜病变的机理都不太一样，比如氯化钾和某些抗生素可以刺激胃黏膜引起损伤，比如抗肿瘤化疗药物在抑制肿瘤生长的同时也对胃黏膜产生了细胞毒副作用，导致严重的黏膜损伤，合并细菌和病毒感染的概率就会大大增加。再比如中药，在很多人看来，中药是养胃药，他们觉得中药无毒无害，是调理肠胃的最好药物，我经常碰到一些患者在吃西药的同时，也服用一些中药，目的就是养胃。

那么，新的问题来了，世界上真的有养胃药? 很多人，其实胃并没有问题，但他们还是愿意定期服用一些养胃药，这些药物有西药，也有中药，西药里最常见的就是质子泵抑制和抗酸药物，中药呢，则是各种偏方大杂烩。

但这些真的有用吗? 对于某些确有疾病的患者，比如消化性溃疡，奥美拉唑和铝碳酸镁的作用毋庸置疑，但是对于健康人，这些药物不但不能养胃，反而会产生让人毛骨悚然的不良后果。即便是某些被人奉为绿色药品的中药，因其来源于动物、植物和矿物，很难提炼到纯化的生物有效成分，因此不能排除某些复方中药制剂中含有药理作用较强的化学药物，这些不明成分可能会胃造成严重损伤，所以养胃药也不是想吃就能吃的。

如何预防药物性胃黏膜损伤？

十万君的这个问题也是老宋格外关心的，经历了这一次上消化道出血，老宋一定刻骨铭心，本来是预防疾病的阿司匹林，差一点就成了夺命杀手。万幸的是，经过积极的抢救和治疗，他逐渐康复，但新的问题出现了。老宋有着近 8 年的冠心病，曾经还罹患过急性冠脉综合征，心内科医生曾叮嘱他，一定不能随便停用阿司匹林，现在阿司匹林诱发了出血，出血停止后，他还能不能再继续口服阿司匹林，又该如何预防再次出血？

其实不光老宋，很多有心血管疾病的患者也都有这样的困惑，因为病情的需要，他们必须要口服阿司匹林，如果不吃，罹患急性血栓疾病的可能性就很大，一旦出现急性心肌梗死，会在很短的时间内致命，而阿司匹林在预防血栓方面的作用早已得到了公认。

吃还是不吃，又该怎么吃？这是一门大学问，我的建议有五点。

① 如果明确有心血管疾病，因为病情需要必须要服用阿司匹林，最好先进行胃镜及幽门螺杆菌检测，如果两者都没有问题，可以服药，但需要动态观察，因为即便没有胃部疾病，阿司匹林也同样有可能导致胃黏膜损伤。

② 如果检查发现消化性溃疡和幽门螺杆菌阳性，那么最好先把溃疡和幽门螺杆菌治好，再去服药，如果心血管疾病严重，需要立即口服阿司匹林，那么这个时候也可以一边口服阿司匹林一边口服质子泵抑制剂和抗幽门螺杆菌治疗，服药期间也应该密切观察，如果出现腹痛加剧或者黑粪、呕血，这是提示病情在加重，应该立即停用阿司匹林，同时求助医生。

③ 如果阿司匹林已经诱发了上消化道出血，那么急性期就必须停止服药，出血停止后，根据病情需要，必须要口服阿司匹林的，最好在出血停止后 1~3 天口服，同时要在医生的监护下服用，为了避免再次出血，同时要口服质子泵抑制剂，定期复查胃镜，以确保万无一失。

④ 老年患者应用阿司匹林时，若存在以下情况之一，也可以考虑使用质子泵抑制剂预防消化道黏膜损伤，减少出血风险。有消化不良或胃食管反流症状者；接受双联抗血小板治疗者；服用华法林等抗凝药物者；联合使用两种非甾体抗炎药者；合用糖皮质激素；幽门螺杆菌感染者。符合条件越多，使用抑酸药指征

越强。

⑤ 并不是只有阿司匹林会引起胃黏膜损伤，非甾体类抗炎药的其他药物、糖皮质激素、抗生素、氯化钾缓释片、铁剂、洋地黄制剂、抗肿瘤化疗药物、氨茶碱甚至某些中药等都有可能引起胃黏膜损伤，是药三分毒，服用需谨慎，确需服用，应该提前询问医生或仔细阅读药品说明书，查看是否对胃有损伤，如果对服药时间没有特殊要求，应尽量避免空腹服药，以减少对胃的刺激损伤，服药期间不要吸烟喝酒及饮用咖啡、浓茶，饮食以清淡为主。

抑酸药不是你想吃就能吃的

前面说到了急性胃黏膜病变，我对十万君说，预防和治疗急性胃黏膜病变的最佳药物就是质子泵抑制剂，而奥美拉唑就是最具代表性的药物。虽然奥美拉唑预防和治疗急性胃黏膜病变疗效显著，但不是每一种消化道疾病都必须要使用这种药物，令人痛心的是，奥美拉唑被当作养胃神药，被滥用的现象越来越普遍。比如我们在生活中，经常能碰到这样的情形，胃不舒服，立刻想到吃胃药。现在，很多家庭都备有奥美拉唑等抑酸药，更有甚者，很多人完全没有任何胃部不适，但依然口服抑酸药，观点是提前做好预防。

比如我的好友小孟，有一次小孟向我炫耀他喝酒不吐的秘诀，还说我小气，做消化科医生那么久，都不曾向他推荐过这种养胃神药，只要喝酒前吃上一颗，保证胃好酒量也好。在我的一再追问下，小孟终于说出了那种神秘的养胃神药，原来就是奥美拉唑！小孟的观点是，奥美拉唑是护胃药，因为酒精对胃有刺激，所以喝酒前吃上一颗，能起到很好的保护作用，听上去似乎没毛病，可是殊不知却大错特错。这样吃奥美拉唑不但毫无科学依据，而且可能因长期服用，会导致难以估计的不良后果。

这绝不是危言耸听！我对十万君说，提起抑酸药，目前全世界应用最广泛的有两种，一种是 H2 受体拮抗剂，另一种是质子泵抑制剂，我们先从它们的研究和发展历史说起。

H2 受体拮抗剂的发展史

我们都知道消化性溃疡是消化系统的一种常见病，它的发病率非常高，有研究发现，每十人中就有一人曾患过消化性溃疡。在抑酸药诞生之前，人们为了治疗消化性溃疡，只能使用传统的治疗方法，那就是使用抗酸药物来中和胃酸，这类药物为弱碱性化合物，口服后能直接中和胃酸，减轻或消除胃酸对溃疡面的刺激和腐蚀作用，从而缓解疼痛，同时能减弱胃蛋白酶的活性，降低胃液对溃疡面的自我消化，从而有利于溃疡愈合。

临床上常用的抗酸药物为碳酸氢钠、碳酸钙、氧化镁、氢氧化铝、三硅酸镁等。比如现在市面上很畅销的一款胃药，斯达舒胶囊，它就是复方制剂，每粒含氢氧化铝 140 毫克，维生素 U（碘甲基蛋氨酸）50 毫克，颠茄提取物 10 毫克，所以严格来说，它也属于抗酸药物。

虽然抗酸药物对消化性溃疡的确有一定的治疗作用，但因不良反应大，疗效不够好，很难达到治愈的效果，所以人们一直在寻找新型的替代药物。到了 20 世纪 60 年代中期，人们在胃壁细胞中发现了能促进胃酸分泌的组胺 H2 受体，于是一种新的设想出现了：是否能够研究出一种能够拮抗组胺 H2 受体的药物呢？

经过反复的药理试验，研究终于有了实质性突破，1976 年，第一个高活性的 H2 受体拮抗剂西咪替丁在英国率先上市，西咪替丁上市后，获得了患者的一致好评，到 1979 年，全世界已有 100 多个国家批准使用这种抑酸药物。

西咪替丁的问世，开辟了抑酸药物的新时代，但它不是唯一的 H2 受体拮抗剂，很快，1983 年雷尼替丁成为第二个上市的同类型药物，1986 年和 1988 年又相继上市了法莫替丁和尼扎替丁，药物的稳定性越来越好，抑制胃酸的作用也越来越强大。

到目前为止，西咪替丁、雷尼替丁、法莫替丁、尼扎替丁都已经广泛应用于临床，因为市场前景发展较好，一些新药，如罗沙替丁、拉呋替丁、乙溴替丁也陆续被研究出来。

　　长期的临床应用显示，H2 受体拮抗剂治疗消化性溃疡的效果的确明显好于抗酸药物，但是这类药物同样没那么完美，由于影响 H2 受体的因素较多，患者个体的差异性也较大，在使用 H2 受体拮抗剂治疗消化性溃疡时易出现高酸分泌反跳现象和耐受性不佳等问题，所以人们开始寻找一种更稳定、更强大、更有效的新型药物。

质子泵抑制剂的发展史

　　很快，人们发现胃壁细胞上除了有促进胃酸分泌的组胺 H2 受体，还有专门运输 H+ 的质子泵，它们各司其职，分泌充足的胃酸促进食物的消化，根据研究 H2 受体拮抗剂的经验，一种新型的抑酸药物——质子泵抑制剂横空出世了！

　　我们都知道胃酸分泌的最后步骤是胃壁细胞内质子泵驱动细胞内 H+ 与小管内 K+ 交换，质子泵抑制剂能直接与壁细胞的 H+ -K+ -ATP 酶不可逆转地结合从而阻断胃酸分泌的最后环节，大量实验及临床数据显示它的抑酸强度、速度和持续时间均超过了 H2 受体拮抗剂。

　　1987 年，第一个质子泵抑制剂奥美拉唑（洛赛克）在瑞典上市；1992 年，第二个质子泵抑制剂兰索拉唑在日本上市；1994 年 10 月德国研制的泮托拉唑在南非上市；1998 年 12 月日本又推出新的质子泵抑制剂雷贝拉唑，并于 1999 年 8 月获 FDA 批准在美国上市；2002 年，英国推出了换代产品埃索美拉唑，同年 8 月率先在瑞典上市，商品名为"Nexium"，2003 年，埃索美拉唑以商品名"耐信"在中国上市。

　　到目前为止，质子泵抑制剂在全世界的应用越来越广泛，因为它强大的抑酸效果，使得越来越多的消化性溃疡患者开始远离疾病的痛苦，质子泵抑制剂发现的意义重大，我们都知道消化性溃疡引起的急性出血，曾几何时让消化科医生头痛不已，很多患者因为无法控制住出血而不得不接受外科手术，但是质子泵抑制剂的问世，使得消化性溃疡合并出血的内科治疗效果大大改善，目前 80%~90% 的消化性溃疡出血完全可以通过使用质子泵抑制剂解决问题。

抑酸药的不良反应有哪些？

医学是一把双刃剑，它一方面能促进人体健康的恢复，可是另一方面，因为它本身的不良反应，长期滥用，也会产生严重的不良反应，抑酸药的问世让消化性溃疡能够好转甚至治愈，但是它的不良反应也逐渐引起了医学界的广泛关注。

① 抑酸药抑制胃酸分泌，也会导致酸相关物质吸收减少，比如食物中的铁，我们都知道食物中的铁是三价铁，需借助胃酸的作用才能还原成二价铁，最终才能在十二指肠和空肠中被吸收，长期使用抑酸药，胃酸被过度抑制后，铁的吸收也备受影响，有些患者长期口服抑酸药，出现无法解释的缺铁性贫血，我们就要考虑到是否为抑酸药所致。比如食物中的维生素 B_{12}，我们都知道维生素 B_{12} 是红细胞生成不可缺少的重要元素，它与蛋白结合存在于食物中，胃酸能够促进食物蛋白的溶解，从而促进维生素 B_{12} 的释放，使之与壁细胞的内因子结合，最终被回肠末端吸收入血，抑酸药的使用抑制了胃酸分泌，导致胃内 pH 升高，抑制了食物蛋白的溶解，最终引起维生素 B_{12} 吸收不良，导致巨幼红细胞性贫血。

② 长期应用抑酸药会导致骨质疏松，增加骨折的危险性。研究发现，抑酸药在抑制胃酸分泌的同时，也会抑制钙的吸收，长期钙吸收不足导致血钙浓度降低，刺激甲状旁腺激素释放，促进破骨细胞介导的骨质吸收，从而诱发或加重骨质疏松。特别是老年患者，这种概率会大大增加，严重的骨质疏松又会增加骨折的危险性，大量的临床数据显示，持续服用抑酸药 1 年以上的老年患者，髋骨、腕骨、椎骨骨质疏松和骨折的危险都会增加。

③ 长期应用抑酸药会导致胃黏膜屏障功能受损，我们都知道，除了幽门螺杆菌外，胃内很少会有其他细菌存活，这是因为胃酸强大的杀菌作用，长期使用抑酸药，抑制胃酸分泌，胃黏膜屏障功能随之降低，随食物吞咽进消化道的微生物病原体比如沙门氏菌，在 pH 小于 3 的环境中无法生存，但是抑酸药提高了胃内 pH 值，使这些细菌在胃内环境中未被杀灭，从而有机会进入肠道，我们都知道肠道虽然有细菌寄生，但是益生菌和有害菌相互抑制，处于动态平衡，一旦外界有害细菌入侵，会打破这种平衡，从而诱发肠道感染，有些患者长期口服抑酸药，会发现大便越来越稀，甚至出现严重的腹泻，抑酸药可能是罪魁祸首。

④ 长期应用抑酸药会影响某些口服药物的生物利用度，胃内 pH 值升高后，

一些不耐药的口服药，如阿莫西林、克拉霉素等，生物利用度会升高。但另外一些药物如酮康唑、伊曲康唑，其生物利用度和血药浓度都会降低，但无论是升高还是降低，显然对人体都是不益的，升高会增加药物的毒副作用，降低又会使药物无法达到治疗效果。

⑤ 2009 年初，美国食品与药物管理局（FDA）就氯吡格雷与奥美拉唑等药物相互作用发出药物安全性信息，这更是引起了人们对抑酸药不良反应的重视，根据数据显示，氯吡格雷与奥美拉唑存在药物相互作用。如果患者服用奥美拉唑联合氯吡格雷，奥美拉唑可使氯吡格雷的活性代谢产物及抑制血小板凝集作用减少近一半。奥美拉唑可抑制药物代谢酶 CYP2C19，而氯吡格雷在体内转换成有抗血小板活性的代谢产物正是依赖于该酶的作用。

FDA 所依据的数据来自于氯吡格雷生产厂家的研究，该研究比较了联合服用氯吡格雷和奥美拉唑与单独服用氯吡格雷患者血液中氯吡格雷的活性代谢产物含量及其对血小板功能的影响。结果显示，联合服用氯吡格雷与奥美拉唑患者血液中氯吡格雷的活性代谢产物较单用氯吡格雷者减少 45%，血小板凝集抑制效果减少 47%。

其实不只是奥美拉唑，其他的质子泵抑制剂对 CYP2C19 也都有抑制作用，只是作用有强有弱而已，但不管怎样，我们都知道氯吡格雷是治疗急性冠脉综合征等心血管疾病的常用药物，而质子泵抑制剂的使用，使其作用减半，显然会增加心血管不良事件的发生。

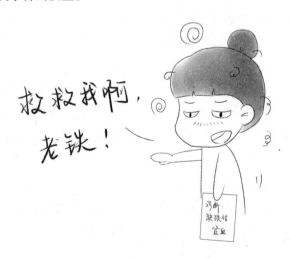

当我说到这的时候，十万君不由得感慨道："老师，真没想到，抑酸药的危害竟然这么大！"

是药三分毒，抑酸药虽然有不良反应，但是如果严格掌握适应证，掌握合适的剂量和疗程。其实它还是比较安全的，可怕的是现在人们对于抑酸药的错误认识，过度滥用，他们把抑酸药当成养胃药来使用，更可怕的是，很多医生在为患者开药的时候也存在滥用抑酸药的现象，这些都是非常危险的，要知道，抑酸药的不良风险是伴随服用时间而增加的。

抑酸药会导致胃癌吗？

老师，我想起来了，一周前，我曾看到过一篇报道，说抑酸药还有可能导致胃癌呢！

其实自从抑酸药诞生那刻开始，人们对它与胃癌之间的关系研究就没有停止过，虽然抑酸药治疗消化性溃疡的疗效显著，但是它也可以改变胃内环境，所以有人提出了质疑：如果长期口服抑酸药，胃内环境持续受到影响，那么致癌风险会不会增加呢？

早在奥美拉唑最初引入临床时，动物实验发现，长期服用奥美拉唑的小鼠的确可以发生嗜银细胞类癌。一般认为，胃类癌发病的最早阶段是肠嗜银细胞增生，接着是异型增生，最后是类癌形成，长期使用奥美拉唑的患者，会出现高胃泌素血症，可以使胃内的 pH 增高至 4~6，大大减弱了胃窦部 G 细胞的酸抑制作用，于是胃窦 G 细胞大量释放胃泌素，形成高胃泌素血症，而高胃泌素血症与嗜银细胞增生密切相关，高胃泌素血症刺激嗜银细胞发生增生以后，即使停用奥美拉唑，不但高胃泌素血症难以恢复，嗜银细胞增生也不会恢复。

还有观点认为，奥美拉唑等抑酸药的长期使用会导致胃肠菌群失调，有害菌过度生长，可将亚硝酸盐还原成亚硝胺，至于亚硝胺我们已经说过很多次，它是一种强致癌物质。

也有研究发现，长期应用抑酸药不但会增加胃体萎缩性胃炎的发病风险，还会促进胃底腺瘤性和增生性胃息肉的形成，特别是萎缩性胃炎和腺瘤性息肉，目前医学上已明确证实属于癌前疾病，它们转换成胃癌的概率很高。

胃是消化管各部中最膨大的部分，上接
食管，下续十二指肠，分为贲门部、胃
底、胃体和幽门部，成人胃的容量约为
1500mL，胃除有受纳食物和分泌胃液
的作用，还有内分泌功能

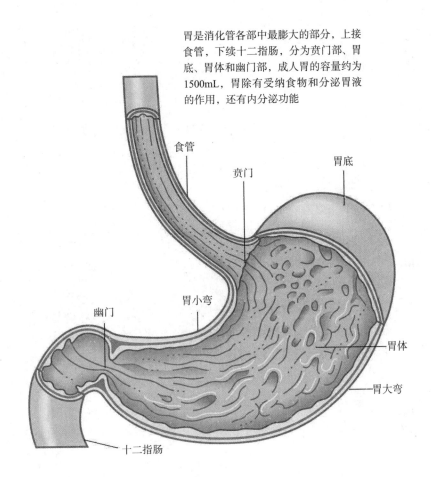

食管

贲门

胃底

胃小弯

幽门

胃体

胃大弯

十二指肠

第三章

开启小·肠大肠之旅

益生菌和益生元究竟有啥区别？

　　深夜，我和十万君坚守在医生值班室，十万君忙完手头的工作，就开始看书，他翻开这一页，刚好讲的是有关肠道益生菌的知识，他看得津津有味。

　　我将脑袋凑过去，肠道益生菌，这可是近些年的热门研究课题啊！

　　我们都知道胃里有幽门螺杆菌，它的发现揭开了人们对胃内微生物的新认识，有人称其为划时代的发现。正因如此，发现者马歇尔和沃伦共同荣获了诺贝尔生理学或医学奖，但是你知道肠道益生菌的发现同样意义深远吗？如同幽门螺杆菌的发现一样，益生菌的发现也揭开了人们对肠道微生物的新认识。

益生元和益生菌有何区别？

　　如果你认真观察，就会发现益生菌与我们的生活越来越密不可分，各种有关益生菌的药品、食品琳琅满目，人们可以选择的品种越来越多。说到这，十万君新的疑问来了：原来在逛超市的时候他发现了两种酸奶，一种是含有益生菌的，一种则是含有益生元的，只有一字之差那么益生菌和益生元究竟有什么区别？在选择的时候，我们究竟应该选择益生菌，还是应该选择益生元呢？

　　我对十万君说，虽然益生菌和益生元的名字听上去有点双胞胎的味道，但它们本质上其实差别很大，要想了解两者的区别，我们首先要知道它们的定义。益生菌是一类能够促进宿主肠内微生物菌群的生态平衡，对宿主健康和生理功能产生有益作用的活性微生物，其作用主要是经摄入宿主体内后，能改善肠道菌群结构、促进肠道中有益菌的增殖、抑制有害菌的生长，从而有利于抵御各种肠道疾病的发生。其实益生菌一词最早来源于希腊语，意思是"对生命有益"，人类对益生菌的研发大约在 100 年前。1899 年，法国人亨利 - 德席尔（Henry Tissier）从健康母乳喂养的婴儿粪便中分离到了被称为益生菌鼻祖的第一株菌比菲德氏菌（当时称为双叉杆菌）。1900—1901 年，丹麦人奥拉 - 严森（OrIa-JerlSerl）首次对乳酸菌进行了分类。1905 年，保加利亚科学家斯塔门·戈里戈罗夫第一次发现并从酸奶中分离了"保加利亚乳酸杆菌"，同时向世界宣传保加利亚酸奶。1965 年，莉莉（Lilly D.M.）和史迪威（Stillwell R.H.）首次使用益生菌这个词，并把它概述为一种微生物产生的可以刺激其他微生物生长的物质，但随着研究的深入，益生菌的定义也被屡次修改。1987 年，罗伊·富勒（Roy Fuller）把益生菌定义为能够促进肠内菌群生态平衡，对宿主起有益作用的活的微生物制剂，强调益生菌必须是活的微生物成员，其死菌及代谢产物则不包括在内，这是目前全世界使用最广泛的益生菌定义。1992 年富勒（Fuller）在原有定义的基础上又对益生菌做了更为详细的描述，作为制剂应符合以下标准：益生菌必须具有活存能力，并能进行工业化规模生产，在使用和储存期间，应保持活存状态和稳定。在肠内或其他生存环境内具有存活能力（不一定繁殖），必须对宿主产生有益的作用，无毒、无害、安全、无不良反应。

至于益生元，则是一种不被消化或难以被消化的食物成分，属于膳食补充剂，这些成分通过选择性地刺激结肠内细菌的增殖和（或）活性，从而对宿主的健康有益。

有关益生元的定义最早是在 1995 年由吉普森（Gibson）教授与布鲁塞尔的马塞尔（Marcel Roberfroid）教授首次提出，2011 年国际益生菌与益生元研究会对益生元有较详细的阐述，大致范围有三方面。第一方面，益生元不被消化；第二方面，益生元能被肠道细菌发酵；第三方面，益生元能选择性地刺激肠道菌群的生长和（或）活性。

"益生菌和益生元的组合成分包括哪些？"十万君问道。

我对十万君说，益生菌定植于人体肠道内，它的种类其实非常多，医学上目前将其分为七大类。第一类，乳杆菌属：德氏乳杆菌、短乳杆菌、纤维素乳杆菌、鼠李糖乳杆菌等；第二类，双歧杆菌属：青春型双歧杆菌、两歧双歧杆菌、婴儿双歧杆菌、乳双歧杆菌等；第三类，肠球菌属：粪肠球菌和屎肠球菌；第四类，链球菌属：嗜热链球菌、乳酸链球菌等；第五类，芽孢杆菌属：枯草芽孢杆菌、蜡样芽孢杆菌属、地衣芽孢杆菌、凝结芽孢杆菌等；第六类，梭菌属主要为丁酸梭菌；第七类，酵母菌属主要是布拉氏酵母菌。

虽然益生菌数目多，但是日常生活中我们最常接触到的主要是双歧杆菌类和乳杆菌类，不管是益生菌药物还是益生菌食品，它们携带的活菌成分也基本是这两种。

至于益生元，它主要包括菊糖（IN）和低聚果糖（FOS），其他糖类如低聚半乳糖（GOS）、乳果糖、异麦芽寡糖等均被认为是益生元研制的候选品，益生元作为一种功能性低聚糖，由 2~10 个相同或不同的单糖以糖苷键聚合而成，具有糖类的某些共同特性，因此可直接替代糖类作为配料加入到食品中。

"那么益生菌和益生元的优点分别是什么？"十万君追问。

我们都知道胃内寄生菌幽门螺杆菌是一种有害细菌，如果感染了这种细菌，有可能会诱发多种胃部疾病，与幽门螺杆菌不同的是肠内益生菌是一种有益细菌，如果这种细菌数目减少，也会增加多种肠道疾病的发生风险。

可以说，益生菌与肠道健康密不可分，有人将其称为肠道清道夫，研究发现益生菌之所以能够促进肠道健康，主要有四方面作用。

① 益生菌能够产酸，促使肠道 pH 下降，低 pH 有利于钙和维生素 D 的吸收。益生菌还能促进多种维生素的合成，产生有利于维生素吸收的环境。

② 它可以减轻肠道的炎症反应，益生菌通过抑制炎性反应的各种信号通路来抑制慢性炎性反应的发生，比如它能够抑制炎性细胞核因子 -κB 的活化及炎性细胞因子肿瘤坏死因子 -α 的产生及分泌，从而减轻肠道炎性反应。我们都知道很多肠道炎性疾病，比如急、慢性结肠炎，肠易激综合征，大量的临床试验和数据证实这三类患者补充益生菌是有效的。

③ 它可以增强免疫应答，益生菌不仅可抑制肠道内寄生的有害细菌，分解肠腔内的病原体，而且能诱导肠黏膜免疫系统发挥作用，从而杀灭病原体。

④ 益生菌还能够促进肠蠕动，减少粪便中的毒素与肠黏膜接触时间，及时抑制和清除腐败细菌，能够降低大肠癌的发病风险。多项临床研究表明，对放化疗或围手术期患者口服双歧杆菌等益生菌，能有效保护结肠癌术后肠屏障功能和降低术后感染性并发症发生率。

至于益生元，我更倾向于将其称为肠道卫士。虽然有关益生元的研究还没有益生菌那么深入，但是它的优势不但突出而且令我们充满期待，这里我同样从四方面来分析它的优点。

① 我们都知道益生元是一种不被消化或难以被消化的食物成分，是膳食补充剂，有人将其视为膳食纤维的一部分，所以它能够增加胃肠蠕动，对改善便秘有

一定功效。

② 益生元同样有调节肠道菌群平衡的功效，益生元可以帮助恢复肠内细菌平衡，通过对某特定菌群的选择性的刺激而使平衡恢复，这种刺激可以是直接的（被选择的细菌在益生元上生长）或是间接的（一些细菌释放对其他细菌生长有益的物质）。众所周知，肠道菌群的平衡对预防多种肠道疾病至关重要。

③ 益生元也可以通过对肠道有益菌的调节来影响宿主的免疫力，它能够促进肠道产生对抗病原菌的免疫球蛋白 A，从而提高肠道的自我保护能力，避免有害细菌的入侵。

④ 越来越多的临床研究表明，益生元不但有益于肠道健康，还能促进人体对钙、镁、磷和铁等矿物元素的吸收，可以促进儿童的生长和防止骨质疏松。另外，它还能够调节肝脏中脂肪的代谢机制，有降低胆固醇的功效。

益生元和益生菌可以联合使用吗？

"老师，既然益生菌和益生元都那么好，选择起来还真有点困难，那么它们可以联合使用吗？"

"当然可以，你知道合生元吗？这个高大上的名字，说通俗点就是益生菌和益生元的合体，也称为益生合剂。"在欧洲国家，合生元作为一种食品被人们所接受，进入国内市场后，它的应用前景也非常广阔。近些年有国外研究已证明，在调节肠道菌群方面，作为益生合剂的合生元比单独使用益生菌或益生元有更好的效果，所以当你为选择益生菌还是益生元而发愁的时候，你完全可以左手一瓶益生菌，右手一瓶益生元。

"哈哈，明天上午我就跑超市来一个二合一。"十万君笑着说。

"你小子可别撑着了，即便要补充，两者最好要隔开一段时间，不然，肠道会受不了的！"

益生菌和益生元的优势毋庸置疑，迄今为止，我们都知道很多人都可以使用益生菌和益生元。事实上，有关益生菌和益生元的食品正越来越受大众欢迎。我们可以看到很多年轻人使用，也可以看到很多老年人使用，但是新的问题来了：儿童也可以使用益生菌和益生元吗？

这是很多妈妈关心的话题，我们都知道婴儿刚出生时的肠道处于无菌状态。之后的一周内便开始有细菌的植入，其中婴儿肠道菌群的形成主要受分娩方式、喂养方式、接触到人或物、药物的使用、环境及遗传等因素的影响。而且婴儿的肠道微生物环境变化很快，大部分第一周检测出的微生物在第二周之后就消失了。在前三个月内，婴儿的肠道微生物一直以这样的速率变化着。这与成年人一年内95%微生物种类不变的现象不同。

刚出生的婴儿特别是早产儿的肠道屏障功能尚不成熟，容易透过抗原而引起肠黏膜不同程度的损伤，婴儿易受感染，渗透性的增加会导致肠道菌群失衡，也容易引起婴儿对食物的过敏反应，因此极早地健全婴儿的肠道屏障功能至关重要。

我们都知道母乳喂养的婴儿比人工喂养的婴儿更不易患病和被感染，其中很重要的原因就是母乳中含有低聚糖。研究发现母乳低聚糖是一组在母乳中含量非常丰富、由超过150种不同寡糖组成的复合糖，它作为可溶性的诱导受体，能够阻断病毒、细菌、寄生虫等病原体与上皮细胞表面多聚糖的黏附，降低病原体的定植和入侵，从而起到预防多系统感染的作用。

我之前说过，益生元的主要成分其实就是低聚糖，而且这种成分和母乳中的低聚糖非常相似，所以有人将母乳中的低聚糖称为天然的益生元。

低聚糖被发现后，有人就提出了这样的想法：对于无法母乳喂养的婴儿，可否通过在奶粉中加入低聚糖，然后再进行人工喂养？事实上，的确有人这么做了。国外有研究发现，采用90%的低聚半乳糖和10%的低聚果糖，按比例制成婴儿混合配方食品，对早产儿和足月儿进行人工喂养，并设置人母乳喂养组和未用混合配方食品喂养组与其作为对照。结果表明，混合配方喂养组的双歧杆菌数显著高于未采用混合配方喂养组，与人母乳喂养组非常相似，而且粪便中产生的短链脂肪酸的量与人母乳喂养组相一致。

至于益生菌，我们都知道腹泻和便秘是儿童常见的疾病，它们发生的重要机制之一就是儿童肠道菌群尚未成熟稳定。另外国内儿童抗生素的使用量也非常大，我们都知道，抗生素对于益生菌来说，简直是冷面杀手。所以对处于生长发育期的儿童，适当补充一些含有益生菌的食品，能够改善腹泻和便秘的症状，促进肠道健康的恢复。

不过鉴于这个群体的特殊性，2011年11月2日，卫生部组织制定了《可用于婴幼儿食品的菌种名单》，2016 年 6 月 8 日，国家卫生计生委对其进行补充，加入两种新菌种，目前可用于婴幼儿食品的菌种名单一共有 7 种，包括嗜酸乳杆菌、动物双歧杆菌、乳双歧杆菌、鼠李糖乳杆菌、发酵乳杆菌和短双歧杆菌，而且仅限用于 1 岁以上的幼儿。

　　至于药店里销售的儿童益生菌药物，虽然也属于益生菌制剂，但在选择的时候，我们还是要小心翼翼，腹泻和便秘是儿童常见的疾病，它们发生的重要机制之一就是儿童肠道菌群尚未成熟稳定，但这并不意味着没有其他的病因。如果一味地将益生菌当作万能药，反而可能掩盖其他的病情，所以我的建议是选择益生菌药品的时候，最好先咨询专业医生。

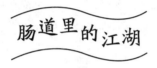

　　自从听我讲了有关益生菌的知识后，十万君就对整个肠道的细菌充满了兴趣，所以他有了新的问题，"老师，人体肠道里究竟有多少细菌？"

　　我对十万君说："在知道准确的数字前，我们首先得了解肠道细菌包括哪些。"

肠道里的江湖

　　关于益生菌，大家并不陌生。顾名思义，它是指对我们肠道有益的细菌。有人奇思妙想，要是肠道里只有益生菌就好了。想想看，那么多益生菌足以让我们的肠道变得更强大！

　　想法固然好，但是这个世界的万物永远是相对的，好比阴阳平衡，始终相互克制，举个简单的例子，人人都期望这个世界满是好人，但事实是坏人一样存在。

　　我们的肠道同样如此，它不可能只是拥有益生菌，实际情况是它还拥有中性菌和有害菌。所谓中性菌，我们也常称其为条件致病菌，它们在正常情况下对健康有益，一旦增殖失控，或从肠道转移到身体其他部位，就可能引发许多问题，常见的有大肠杆菌和肠球菌。

至于有害菌，它同样是肠道菌群的重要组成部分。它之所以有害，是因为数量一旦失控就会大量生长，从而引发多种疾病，产生致癌物等有害物质，或者影响免疫系统的功能，有害菌的代表性菌种有痢疾杆菌和沙门氏菌。

"每个人肠道内的细菌组成都是完全一样的吗？"我望着十万君问道，他只是摇了摇头，但具体原因却说不出来。

我告诉他，人体肠道内栖息着约 500 种以上的细菌，其总数接近于 $10^{13}\sim10^{14}$ 菌落形成单位（CFU），肠道内的大部分细菌定植于人体结肠内，其中每克肠内容物细菌含量高达 10^{12}CFU，益生菌数量可以是有害菌的 1 千倍到 1 万倍。

即便每个人的肠道都携带了多种细菌，我们却只能说所有人的肠道菌群组成大致相似，没有两个人是完全一模一样的。举个简单的例子，这就好比每个人的指纹，在这个世界上，你绝对找不到指纹一样的人。同理你也绝对找不到肠道菌群一模一样的人。

另外，在这个神奇的微生物世界里，其实每天都在发生着惊心动魄的变化，所以即便对于个体而言，今天的肠道菌群和昨天的相比，也不可能是一模一样的。鉴于肠道菌群独特的明显的个体化特征，人们又称其为人体的第二指纹。

"哪些因素会影响肠道菌群的组成？"十万君这个问题问得非常好。随着人们对益生菌的深入了解，即便很多人时常补充益生菌，但还是碰到这样的困惑：为什么补充之后肠道情况一样很糟糕，益生菌都到哪里去了？

其实肠道菌群和流动的血液一样，它并不是时时刻刻静止的。有益菌、有害菌和中性菌，三种细菌始终处于一个动态平衡状态。可是我们肉眼无法看到的微生物世界，战斗远比我们想象的还要激烈。有害菌时刻想扩大自己的阵容，中性菌隔岸观火，时刻可能成为伪军，有益菌虽然备受欢迎，但是它们的霸主地位也时刻受到挑战。

一言不合，兵戎相见！可是你知道吗，外部因素很有可能决定鹿死谁手！

① 对肠道菌群影响最大的首先要属抗生素。有研究发现，即使只使用一次抗生素，也会减少有益菌，进而增加有害菌的致病性，如果持续长期使用抗生素，对肠道菌群的伤害更是不可估量，大量的有益菌会被杀死，中性菌会变成伪军，

和有害菌一起成为肠道菌群新的主宰，它们带来的危害可想而知，即便没有长期使用抗生素，短期内停用，某些有益菌也不会立刻得到恢复，而且它们恢复的时间同样令人目瞪口呆，有的竟然需要半年甚至更长的时间。

②除了抗生素外，饮食与肠道菌群的状态同样密不可分。

有人曾经问我，这个世界上有绝对无菌的食物吗？当然没有。相反，如果真有无菌食物，对身体的影响其实是非常恐怖的。我们都知道，肠道菌群的组成很多来自食物，如果没有食物，就不可能有庞大的肠道细菌，没有肠道细菌，肠道里的有害物质就无法及时排出。

但是如果我们的饮食出现某些问题，那肠道菌群可能就会紊乱不堪了。

比如我们进食了变质腐败的食物，我们都知道变质的食物里很有可能含有变形杆菌、假单胞菌、产气荚膜梭菌和痢疾杆菌等，它们入侵肠道后不但可能会引起食物中毒，还有可能诱发细菌性痢疾等急性肠道传染病。

比如我们没有注意饮食的合理搭配，每天过多摄入高脂肪、高蛋白类食物，至于新鲜的蔬菜和水果则从来不吃，没有适量的纤维素补充，那么肠道的有益菌就会不堪重负，功亏一篑。我们都知道高脂肪、高蛋白类食物会加重肠道的负担，大便无法及时排出肠道，粪便中大量的毒素会成为有害菌的天然培养基，有害菌是机会主义者，一旦给了它们壮大的机会，它们往往会在很短的时间里疯狂生长，如同瘟疫一般肆虐。

③随着对肠道菌群研究的深入，人们也开始发现，肠道菌群如同大脑一般，即便是身体再细微的改变，也会引起它们的激烈反应。所以有人提出了这样的设想：精神因素会引起肠道菌群的失衡吗？我们都知道健康人的肠黏膜存在化学屏障和免疫屏障，化学屏障由肠黏膜上皮分泌的黏液和消化液构成，免疫屏障则是由肠相关淋巴组织、肠系膜淋巴结、肝脏库普弗细胞和浆细胞产生的分泌型抗体（sIgA）及免疫细胞分泌的防御素构成的，它们都是重要的防御体系，肠道每天都可能遭受微生物的攻击，但是防御体系的存在可以有效预防这些微生物的入侵。而精神因素，比如焦虑和抑郁，则可能让化学屏障出现分泌异常，抵抗力的下降也会让免疫屏障出现漏洞，内忧外患，使得肠道菌群紊乱的可能性也大为增加。国外就有这样的文献报道，心理压力能够减少肠道里乳酸杆菌的数量，却能增加一些大肠埃希菌和铜绿假单胞菌等有害菌的数量，可见，这不是空穴来风！

肠道菌群和肠外疾病有关吗？

到目前为止，肠道菌群失调会对肠道健康产生影响，这点毋庸置疑，我之前已经详细讲述了益生菌和肠道健康的关系，此处不再重复。新的疑问是，除了影响肠道健康，肠道菌群还和肠外疾病有关吗？随着研究的深入，一些有关肠道菌群新的发现总能让我们脑洞大开。比如肠道菌群可能和肥胖有关。有研究发现，肥胖者与瘦者相比，其肠道中厚壁菌门相对比例上升，而拟杆菌门相对比例下降，肠内厚壁菌门多于拟杆菌门导致更有效吸收食物中的热量从而引起肥胖。其次，也有研究发现肥胖是一种慢性疾病，它的特征是肠道的能动性改变与持续的轻度炎症，很多肥胖者都喜欢进食高脂肪食物，高脂肪食物会破坏肠道菌群的平衡，导致有益菌减少，有害菌增多，肠黏膜屏障受损，导致肠道通透性增加，使得脂多糖等内毒素进入人体。被免疫细胞识别后产生多种炎症因子，持续的炎症改变，会使代谢发生异常，食物中摄取的能量更容易转变成脂肪，从而促使肥胖症的发生。

肠道菌群可能和糖尿病有关，之前我们已经分析了肠道菌群和肥胖的密切联系，我们都知道，肥胖者更易发生糖尿病，就是因为体重增加的同时也会出现胰岛素抵抗。也有研究发现，糖尿病患者的肠道菌群更容易失调，当肠道有益菌（比如双歧杆菌、乳酸杆菌）数量减少的时候，血糖值往往升高，如果使用药物使血糖下降，有益菌也会增多。

肠道菌群可能和中枢神经系统疾病有关。研究发现，肠道菌群可以通过神经、内分泌、免疫途径影响大脑。同时，机体也可通过此途径调节肠道菌群的构成，使肠道菌群可以保持生态平衡，越来越多的研究报道都证实了"脑—肠—微生物轴"的存在，并证实了它们的调节作用。

也有研究发现，适当补充益生菌能改善宿主抑郁、焦虑、自闭等一系列神经系统功能失调。

当我说到这的时候，十万君不禁感慨："老师，真没想到，肠道菌群竟然还可以导致肥胖、糖尿病甚至是中枢神经系统疾病，看来，我们真不能小看细菌。"

当然，伴随新的发现，质疑声也总是不断。有人提出，肠道菌群导致的肠外疾病，其实并没有明确的证据，但我的观点是至少它给了我们脑洞大开的机会，

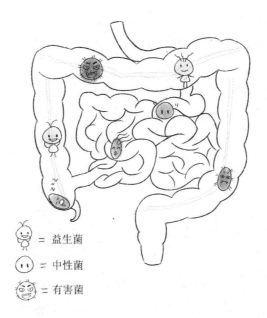

 ＝ 益生菌

 ＝ 中性菌

 ＝ 有害菌

让我们看到了未来一些新的研究方向，我相信在不久的将来，一定会有更多让人欣喜的好消息！

"既然肠道菌群如此重要，如何才能预防它的紊乱呢？"十万君接着问。

如果我们能够更好地了解肠道菌群，知道哪些因素会影响它的动态平衡，其实这个问题就变得相当简单了，关于预防，我的建议有四点。

① 我们要保持有益菌的优势地位，所以我们一定不要滥用抗生素，要知道抗生素简直是有益菌的终结者。

② 我们不能给有害菌肆虐生长的机会，我们都知道变质腐败的食物、高脂肪高蛋白食物，都会给有害菌提供营养丰富的培养基，所以食物的选择非常重要，我的观点是，要保证食物的新鲜，不吃放置时间太久的剩饭剩菜，不吃发霉的食物，当然食物也要合理搭配，既不能做彻底的肉食主义者，也不能做彻底的素食主义者，两者平衡即可。

③ 笑一笑，十年少。这句几乎家家户户都耳熟能详的名言，却提示了一个最简单的道理：保持愉悦、开朗、乐观的心情，不仅能让我们变得更年轻，还可以让肠道菌群变得更牢固。

④ 适当补充益生菌、益生元或合生元，对身体会有一定帮助，但是这并不意

味着我们就不需要保持合理的生活方式了。如果无法保持合理的生活方式，就算补充再多的益生菌、益生元或合生元也无济于事，而且过度补充，本身也会加重肠道负担。

说完我笑着对十万君说："昨天中午一起吃饭，你吃了那么多红烧肉，一点蔬菜都不吃，饭后还喝了一瓶酸奶，你觉得益生菌是得到的多还是失去的多呢？"

十万君用手摸着后脑勺："别说了，当天晚上我就便秘了！"

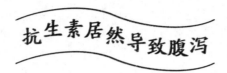

抗生素居然导致腹泻

前段时间十万君感冒了，我还在说他要劳逸结合，毕竟身体是革命的本钱。没想到，连续在工作岗位上奋战了一天一夜的我，突然头痛、鼻塞、声音嘶哑，毋庸置疑，我也感冒了。

我不停地打喷嚏，强忍着继续工作，没想到第二天病情更严重了。

一上班，十万君就问我有无药物过敏史，我摇摇头，困惑地望着他，只见他从抽屉里拿出一盒头孢克肟分散片和一包板蓝根颗粒，关心备至地说："老师，赶紧吃点药吧。"

虽然十万君的举动令我感动，但我还是忍不住要批评他。

小小的感冒，竟然要我吃头孢克肟分散片，我反问了一句："你了解这种抗生素吗？"

"当然啊，三代头孢，对肺炎链球菌、淋球菌、大肠球菌、克雷伯杆菌属、沙雷菌属、变形杆菌属、流感杆菌等引起的感染都有效，所以适用于急性支气管炎合并细菌感染、支气管扩张合并感染、肺炎、肾盂肾炎、膀胱炎、淋球菌性尿道炎、急性胆道系统细菌性感染、中耳炎、鼻窦炎。"说到这，十万君顿了顿继续说："药店销售人员说口服抗生素药物里它备受欢迎，我昨天吃了两颗，今天感觉好多了，还别说，疗效真不错！"

　　"小子，不错，功课是做足了，适应证说的跟药品说明书上一模一样，不过你只了解它的抗菌能力，却没留意它的不良反应。即便是口服的抗生素，它同样有很多不良反应，最常见者的是胃肠道反应，常见的表现有腹泻、大便次数增多、腹痛、恶心、消化不良和腹胀。"

　　行医十年，在抗生素的使用上我一直小心翼翼。众所周知，很长一段时间，国内抗生素滥用现象严重，甭管什么病，先用上抗生素。在很多医生和患者看来，抗生素是万能药，但他们并没有意识到滥用抗生素所带来的危害，比如加速了耐药菌的产生，比如引起了诸多药物不良反应，至于耐药菌，这是目前全世界都高度重视的卫生问题，它的日渐强大，使得可以选择的抗生素越来越少，也使更多的患者因为无药可用只能等死。

　　但是很多医生和患者依然没有意识到它的可怕，以致在医院出现了这样的怪象：患者入院后，医生开出的抗生素虽然高级且昂贵，但只要患者觉得效果好，那么他对医生同样很满意。如果医生开出的抗生素非常低级且便宜，一旦患者觉得效果不好，那么他就觉得医生没有对症下药，是无良医生。更恐怖的是，很多频繁使用抗生素的患者一进医院，往往主动要求医生开具高级抗生素，一味地追求强效杀菌，却忽略了抗生素的严重危害。

　　医学上，抗生素更像是一把双刃剑，我忍不住想到一年前自己遇到的一个真实病例。患者老方，因为有慢性支气管炎，只要咳嗽加重，他就一定要用抗生素，认识老方的人都知道，从头孢一代到头孢三代，他全用了一遍。曾有人告诉他这样使用抗生素对身体不好，但他不听，结果，他真就遭了抗生素的罪。

　　一次慢性支气管炎急性发作，本来没有合并细菌感染，但老方却口服了整整两个星期的三代头孢，咳嗽不但没好，新的问题也出现了——严重的腹泻！

抗生素导致腹泻的发病机制

　　老方以为是急性肠炎，他跑到小诊所里又静脉吊抗生素，结果越用越严重。找到我的时候，老方已因剧烈腹泻变得萎靡不振，可是他竟然还坚持要我给他使用效果更好、抗菌能力更强的抗生素。如果被老方牵着鼻子走，接着使用抗生素必定百害而无一利。认真分析就会得知，老方的腹泻和他过度使用抗生素有关。之后的肠镜检查，我们完全排除了他的肠道器质性病变，当我们将真相告诉老方的时候，他目瞪口呆，一连问了我们好几句，抗生素难道还会引起腹泻？真是从来没听说过！

为了消除老方的困惑，我们就必须要让他知道抗生素导致腹泻的发病机制是什么。

抗生素相关性腹泻是指抗生素导致微生态失衡所致的腹泻，随着抗生素的广泛应用，在使用抗生素的患者中，抗生素相关性腹泻的发病率为 5% ~39%，按抗生素相关性腹泻的病情程度、临床表现可分为单纯腹泻和伪膜性肠炎。

抗生素导致的单纯腹泻与肠道菌群失调相关。抗生素对待肠道菌群，就像化疗药物对待肿瘤细胞一样，往往是伤敌一千自损八百。我们都知道，肠道菌群不但包括有害细菌，还包括有益细菌，有益细菌可抑制有害细菌的过度生长，这就好比癌基因和抑癌基因一样，在一方的压制下，另一方老老实实，能够与身体和平共处，这正是人体可以自我调控的强大之处。

但是某种外部因素，却可以很轻易地打破这种平衡。抗生素抑制并杀死了有益细菌，使得有害细菌过度生长，瞬间变成了致病菌，肠道菌群失调，最直接的表现往往就是腹泻。这个时候如果能够及时发现凶手，及时停用抗生素，适当补充益生菌制剂，腹泻往往能够很快恢复，但如果因为错误的判断，继续使用抗生素，就会导致病情进一步加重。

伪膜性肠炎，对于很多人来说都是陌生的，有些医生对这个概念也是模糊不清。医学上伪膜性肠炎是指发生于小肠及结肠的急性渗出性炎症疾病。

和单纯腹泻一样，滥用抗生素同样是导致伪膜性肠炎发生的重要病因，特别是老年人及儿童。因为两者不但免疫力差，而且肠黏膜防护屏障也相对脆弱，所以肠道菌群非常容易失调。说到这，我们不得不说的一个"致病大 boss"细菌——难辨梭状芽孢杆菌。

之所以说到它，是因为它是导致伪膜性肠炎的最重要致病菌。它主要产生四种毒素，分为毒素 A、毒素 B、蠕动改变因子和不稳定因子，其中毒素 A 分泌的肠毒素可刺激肠黏膜上皮分泌水盐引起分泌性腹泻；而由毒素 B 分泌的细胞毒素则损伤肠黏膜细胞产生炎症，并形成坏死、假膜；蠕动因子能刺激肌肉收缩加剧腹痛和腹泻。现实中很多医生和患者对伪膜性结肠炎重视不够，其实上这种疾病的病情严重，如不及时诊治，致病菌肆虐生长会导致严重的并发症，除了能诱发严重的胃肠道感染外，还可以导致败血症，甚至感染蔓延，引起全身多系统的功能衰竭，病死率高达 15%~25%。

几乎所有的抗生素都会导致腹泻

"哪些抗生素会导致腹泻？"十万君问道。

"不是吓唬你们，几乎所有的抗生素都会导致腹泻。其中容易引起伪膜性肠炎的抗生素是林可霉素类药物（比如林可霉素、氯林可霉素、克林霉素），广谱青霉素类药物（比如氨苄西林、阿莫西林等），第二代头孢类药物（比如头孢孟多、头孢尼西、头孢西丁等），第三代头孢类药物（比如头孢他啶、头孢噻肟、头孢克肟、头孢哌酮、头孢米诺等）。

某些抗生素口服后直接在肠道内形成高浓度（比如头孢克肟），有些抗生素静脉使用后经肝排泄，在胆汁中形成高浓度并排入肠腔，从而对肠道菌群产生重大影响（比如头孢曲松）。"

听我说到抗生素可能导致这么严重的消化道症状，十万君早已是目瞪口呆，他的肠子一定悔青了。事实上，普通感冒基本都是病毒导致的，常见的病毒有鼻病毒、冠状病毒、流感和副流感病毒，不管哪一种病毒，看似强大，也很渺小，因为人体本身是有免疫力的，普通感冒只要注意保暖，注意休息，多饮温开水，即便不治疗，它也能自愈。

在没有明确细菌感染的情况下，就使用抗生素，显然是不明智的。因为它不但对普通感冒毫无帮助，而且吞下去的药丸还有可能导致不良反应。实际工作中，我们发现这样的情况远不是个例，它非常普遍，我们经常能够遇到一些腹泻患者，事实上他们并不是肠癌等器质性疾病，很多患者腹泻之前都有过抗生素使用史，一旦诊断抗生素相关性腹泻，最佳的治疗方法就是停用抗生素。病情较轻的患者在停用抗生素后，往往能够自愈，当然这个时候我们也可以补充益生菌制剂，国内外大量研究表明，使用益生菌能有效减少抗生素相关性腹泻的发病率，目前治疗抗生素相关性腹泻的益生菌主要包括双歧杆菌、乳酸杆菌、酵母菌等。

益生菌之所以能够治疗抗生素相关性腹泻，就是因为它直接补充了活的益生菌，从而抑制肠道致病菌过度生长，及时调整菌群平衡，降低血中内毒素，增强肠黏膜免疫功能。

医生最担心的往往是某些患者已经出现腹泻，但依然未引起重视，及时求助医生也是避免病情加重的重要方法。最可怕的是伪膜性肠炎和真菌性肠炎，因为有致病微生物的肆虐生长，所以治疗起来更棘手，出现这两种情况，有时即便口服益生菌药物也效果欠佳。

所以它们是一直让医生头痛不已的并发症，特别是治疗难辨梭状芽孢杆菌引起的伪膜性肠炎，是全世界都公认的难题，正因为缺乏有效治疗措施，所以一旦失控，死亡率很高。

事实上我还是那句老话，最好的治疗就是预防，与其等到它们的出现，倒不如严格控制抗生素的滥用，减少风险的发生。

"某些情况必须要使用抗生素，该怎么办？"十万君的这个问题是医生最常面对的问题，没有细菌感染的情况下使用抗生素是滥用，但是在明确有细菌感染，而且病情严重，比如重症肺炎，比如败血症，比如细菌感染性休克，碰到这样的情况，医生必须要使用抗生素，这个时候，该怎么办？

我的观点是，在准备使用抗生素前，医患必须及时沟通，我们不主张任何一方在没有沟通的情况下贸然使用抗生素，毕竟对于选择什么抗生素，要吃多久、怎么吃，这都是一门大学问，不但需要医生的反复斟酌，也需要患者的配合。四点建议，也许能够为大家提供帮助。

① 使用抗生素之前最好进行细菌学诊断和体外药敏试验，这样才能更有针对地选用敏感抗生素；应综合评估，如年龄、体重、遗传、机体的抵抗能力、哺乳、妊娠、肝、肾功能、有无胃肠道疾病等，对于孕妇、哺乳期妇女、儿童、老人，选用抗生素的时候更应该小心谨慎，因为部分抗生素有致畸作用，不适合孕妇、哺乳期妇女及儿童使用，至于老人，因为免疫功能低下、基础疾病多、胃肠道功能欠佳，发生抗生素相关性腹泻的风险更高。

② 当患者开始使用抗生素的时候，饮食上最好不要增加肠道负担。这个时候，高脂肪高蛋白食物都会加重肠道负担。相反，多饮水，每天坚持摄入适量的蔬菜和水果，对于改善肠道微环境则是大大有益的。当然，使用期间不能抽烟饮酒，

最好也不要饮用浓茶和咖啡。

③ 含有益生菌的饮品都是可以饮用的，但不要过量，因为这些饮品基本都是乳制品，过多饮用，高蛋白质也会加重肠道负担。

④ 使用抗生素有着严格的时间和疗效标准，虽然不同的感染类型和给药方式，使用时间也会有所不同，但目前医学上抗生素的使用周期一般在体温恢复正常、症状消退后，继续使用 3~4 天即可，过早或过晚停药都可能影响健康，所以一定要在专业医生或药师的指导下进行。

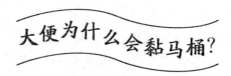

大便为什么会黏马桶？

"老师，大便为什么会黏马桶啊？"查房归来后，十万君问我。

"有患者和你反映了？"我困惑地望着十万君心里自言自语，奇怪了，我怎么不知道？

的确，行医十年，每天查房是一定要询问患者大便情况的，因为大便能够反映胃肠道的健康状况，它的颜色、质地和气味对于医生判断病情非常重要。

"是我妈妈。"听十万君这么一说，我这才恍然大悟。原来昨天晚上，十万君接到家里的电话，妈妈对他说最近大便不太好，总是黏马桶，还有一股怪怪的臭味，家人都知道十万君在消化内科实习，于是问他要不要紧。

大便黏马桶，这是啥情况，十万君用手摸着脑袋，绞尽脑汁也想不出来。

大便里的学问

其实要想揭开真相，我们首先得了解下大便。根据多年的工作经验，很多人并不愿意谈及大便，他们会觉得大便是非常恶心的废物，说一次估计连饭都会吃不下去。还有一部分人，他们会觉得关注排泄的废物没什么大用，难道健不健康还能从大便里看出吗？所以这部分人若是来医院体检或就诊，当医生让他们化验大便的时候，他们往往会拒绝。

其实这些观点都是错误的。很多年前，当我还是一名实习医生的时候，我的老师就对我说，永远不要小看大便，它可以以小见大，如果一个医生连大便都懒得问懒得看，那他绝对不是一名合格的医生，所以大便对于医生判断病情至关重要。

我让十万君首先回答，正常人的大便是什么样的？

"黄色，成形。"虽然回答得很干脆，但是显然不够全面。

大便作为消化道排泄的废物，伴随着每个人的一生。先从婴儿时期说起，一般来说婴儿在刚出生后的第一天就已经开始会排出大便了，此时的大便我们称为"胎粪"，颜色较深，多为深墨绿色或者黑色，没有气味，带有一些黏液，这些"胎粪"是婴儿还在妈妈肚子里的时候就已经形成了的，通常在出生后 2~3 天内可以排干净。随着母乳的摄入，婴儿粪便的颜色开始逐渐变浅，粪便一般为金黄色，多为均匀膏状或带少许黄色粪便颗粒，或较稀薄，绿色，不太臭，有酸味，平均每天可排 2~4 次。等到开始添加各种蔬菜、水果等辅食时，粪便外观便与成人粪便相似了。一般来说，正常成人的粪便是黄褐色圆柱状软便，每天 100~300 克。成人粪便之所以为黄褐色，就是因为大便里面含有粪胆素。它的来源是，血液中游离胆红素经肝转化生成的葡萄醛酸胆红素随胆汁进入肠道，在回肠末端和结肠内细菌作用下，脱去葡萄醛酸，并还原生成胆素原（包括 d- 尿胆素原、中胆素原、粪胆素原），其中粪胆素原氧化之后便成为粪胆素。

前面已经说过正常成人粪便是黄褐色圆柱状软便，但是你知道里面含有的成分吗？十万君小心翼翼地说，老师，我只知道里面的主要成分是水和细菌。的确，粪便中四分之三是水，只有四分之一是固体，固体部分细菌可达 30%~50%，排出时大部分已经死亡。另外 10%~20% 为脂肪，2%~3% 为含氮物质，10%~20% 为无机盐，30% 为未消化的残存食物及消化液中的固体成分如脱落的上皮细胞。

我们都知道，粪便的颜色与饮食密切相关。比如食用较多西瓜、西红柿，大便可能会变成红色，比如食用较多绿叶蔬菜大便可能会变成绿色，比如食用较多猪血、羊血、黑莓、桑葚等，大便可能会变黑。事实上一些药物也会引起，比如口服治疗胃病的铋剂或者治疗贫血的铁剂，大便也都可能出现黑色。

健康大便的色、味、形

那我们如何甄别它究竟是不是健康的大便呢？如果是食物或药物引起的，最突出的特征就是，减少或停用后大便很快转归正常颜色。但是在医学上，有些大便颜色改变却是因为消化道疾病所致，比如痔疮、细菌性痢疾、大肠息肉、溃疡性结肠炎、大肠癌、缺血性肠病、肝硬化和消化性溃疡导致的出血都可以引起大便颜色变红，所以这种红其实就是血的颜色。也有一些消化道出血，因为出血部位较高，粪便变黑，由于与柏油（沥青）形状和颜色相似，所以医学上也称为柏油样便。常见的引起大便变黑的消化道疾病有消化性溃疡、急性胃黏膜病变、胃癌、小肠肿瘤等。

我在前文说过，正常成人的大便之所以为黄褐色，是因为粪便中含有粪胆素，如果某些疾病引起粪胆素合成减少呢，又会出现什么情况？胆管结石或肿瘤会引起胆道梗阻，胆汁无法进入肠道，粪胆素合成减少，大便颜色就会变浅，出现陶土色或灰白色。与此同时，因为胆汁淤积，患者往往会出现皮肤和巩膜发黄。

可婴幼儿也有大便变白的时候，听上去是不是有点更恐怖？如果排除了胆汁淤积疾病，实际上这种白色只是因为大便表面覆盖了一层白色脂状物，它是由未被消化吸收的脂肪与钙或镁结合而成的，是吸收不良综合征的表现。

大便之所以有气味，是因为肠道细菌的分解作用，分解过程中产生了大量的气体。这些气体主要包括吲哚，粪臭素，硫化氢、胺、乙酸、丁酸等，其中能让粪便出现恶臭味的是吲哚和粪臭素。说到吲哚，其实这种化学物质特别有意思，你一定不知道，吲哚在日常生活中的应用其实非常广泛，它可以作为香料、染料、氨基酸、农药生产的原料。

"竟然还可以用来制作香料，老师，真的假的？"十万君难以置信。

当然，吲哚本身就是一种香料，只是不同的浓度下，它的味道也截然不同，高浓度时为粪臭味；中等浓度时，为脚臭味或腋臭味；低浓度时，为孜然味；极低浓度时，则是淡花香味。所以极低的吲哚浓度可用于茉莉、紫丁香、荷花和兰花等日用香精的配方。

听上去是不是有点脑洞大开的感觉。其实正常的大便有点气味完全能够接受，吸入后它也不会对人体造成伤害，但是饮食和消化道疾病则可能让这种气味变得更浓。所以我们通过粪便的气味来判断健康，其实是有科学依据的。

如果饮食中摄取蔬菜多则臭味较小，摄取肉类多则臭味大，当粪便有酸臭味则提示有消化不良。恶臭味常见于慢性肠炎、慢性胰腺炎等。腐臭味见于直肠癌或直肠溃疡。血腥味则提示出现了严重的消化道出血。

"如何从粪便的形状来判断健康？"十万君问道。

虽然圆柱状软便是大便的正常表现之一，但是我说过，大便与饮食、疾病都密切相关，我们每个人都不可能天天保持圆柱状软便，经常也能够碰到大便形状的改变，比如稀水样，比如细条状或羊屎颗粒状。我对十万君说，粪便形状的改变既与饮食密切相关，也提示了可能存在的器质性疾病。比如很多人在饮用牛奶的时候会出现腹泻，大便呈稀水样，不成形。在出现这种情况的时候，缺乏医学常识会引起一定的恐慌，很多人第一反应往往不是觉得牛奶有问题，而会认为是不是消化道出了问题。

其实在医学上这叫乳糖不耐受症。研究发现，乳糖是一种双糖，其分子是由葡萄糖和半乳糖组成的，乳糖在人体中不能直接吸收，需要在乳糖酶的作用下分解才能被吸收，缺少乳糖分解酶的人群在摄入乳糖后，未被消化的乳糖直接进入大肠，刺激大肠蠕动加快，造成腹泻，故称为乳糖不耐受症。所以服用牛奶就腹泻的人，主要是因为体内缺乏乳糖酶。除了牛奶以外，如果吃了发霉变质或者被污染的食物，也可能出现水样便，医学上最常见的就是急性胃肠炎，还有的大便呈现蛋花汤样，这种情况常见于婴幼儿对脂肪或酪蛋白消化不良，另外轮状病毒和致病性大肠杆菌所致肠炎也可能出现蛋花汤样大便。

有腹泻的困扰，也有便秘的烦恼，很多人饱受便秘困扰，大便呈细条状或羊屎颗粒状，如果平时饮食以高脂肪低纤维为主，胃肠道负担过重，会出现这种问题的。也有一部分患者，因为肠道肿瘤或息肉将肠管堵塞，引起了不完全性肠梗阻，也会发生类似异常。

"老师，工作中也碰到过患者有黏液便，这又是怎么回事？"

其实正常粪便有时表面也含有极少量的黏液，但是当黏液大量出现时，就提示可能存在消化道疾病。黏液是因为肠壁受到炎症刺激后分泌所致，像肠炎、血吸虫病都有可能引起。也有一些大便，不光有黏液，还有脓性分泌物和（或）血性分泌物，这种情况就更糟糕，它常见于细菌性痢疾，是由痢疾杆菌引起的急性肠道传染病。

"老师，真想不到大便的作用竟然这么大，不过说实话，我真就没认真观察过自己的大便！"

其实不只是十万君，我相信很多人都没有这样的习惯，我们在工作中经常能碰到一些患者，比如明明是严重的消化道出血，却根本没有留意大便的颜色，或者留意了也没放在心上，等到病情很严重了才来就医。

所以在冲马桶之前，看一眼大便，真的非常重要。我们都知道，年龄越大，大肠癌的发病风险越高，所以对于年龄在 45 岁以上的人群，就更应该经常留意大便了。

为什么大便会不愿离开马桶？

现在，我们再回头探讨大便为什么会黏马桶的问题，一切就变得简单多了。我可以用三点来概括。

① 进食大量高油、高蛋白食物所致。高油腻、高蛋白饮食会导致胃肠道不堪重负，进一步造成食物无法全部消化吸收，吃进这些食物，解出的大便就会像沙子加水泥一样，变得又硬又重。其次，高油腻、高蛋白饮食会使粪便在肠道滞留的时间过长，停滞的大便也就成了各种各样细菌生长的理想培养基，细菌大量生长繁殖，分解大便里残留的蛋白质等，产生大量对人体有害的物质、气体，从而引起肠道微生态的失衡和肠道内环境的改变。

② 饮食不注意，再加上运动少，胃肠道功能紊乱的状况就会变得更糟糕，胃肠道蠕动减少，大便就会变得黏稠不易排出，这就好比快用完的牙膏，要硬挤才行。

③ 要警惕器质性病变所致。前阵子一名老年女性患者来找我看病，也是大便黏马桶，我建议做个肠镜看看，结果显示为乙状结肠癌，所以对大便突然出现性状改变的，我们首先还是要排除器质性疾病，排除后才考虑是不是功能紊乱。

好了，有关大便和健康的关系，我毫无保留全说了，我对十万君说，等下你就可以回个电话给家里，把靠谱的建议告诉你妈妈，相信她的疑问一定能够消除！

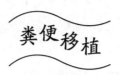

粪便移植

自从给十万君普及了有关粪便的知识后，好学的他就开始搜集查询一些医学文献，趁着值夜班的时间，把病历完成后，十万君便又缠着我给他讲课。原来这小子最近了解到粪便移植，对这种非常先进的医疗新技术既好奇又困惑。

我笑了笑，想不到你小子竟然这么重口味！

不过玩笑归玩笑，粪便移植，对于很多人来说听上去有点重口味，但是它的应用前景却一致被看好，甚至成为治疗致死率极高的复发性难辨梭状芽孢杆菌感染的最后一道防线。2013 年，粪便移植技术被美国《自然》杂志评为"人类年度十大科学进展"之一。

经我这么一介绍，听上去重口味的粪便移植是不是一下子变得高大上了呢？

我对十万君说，既然你知道粪便移植，之前应该做了些功课，那我们就先从它的概念说起吧，我曾在很多场合说过这个名词，但是大部分人的第一反应就是把一个人的粪便直接移到另一个人的体内。当然，这样的回答非常主观。

准确地说，粪便移植是将健康人体粪便中的功能菌群移植到患者胃肠道内，重建具有正常功能的肠道菌群，治疗胃肠道内外疾病的方法。所以它移植的并不是成块的粪便，而是粪便中的微生态菌群。说到这，我们又有必要重新回顾一下肠道微生态，我在前面已经说过，肠道里存有很多细菌，这些细菌构成了肠道菌群，它的组成包括有益菌，有害菌和中性菌。我们都知道健康人的肠道菌群以有益菌占有绝对优势，另外两种细菌俯首称臣，三者构建了和谐的微生态王国。

但是肠道菌群失调的患者，微生态的和谐就完全被破坏了。虽然益生菌药品及食品可以补充一定的有益菌，但是对于庞大的微生态王国来说，这种失衡绝不是凭空想象、损失一两个益生菌那么简单。严重的损兵折将，让口服补充也变得杯水车薪。所以有人提出了这样的设想：能否把健康人的肠道菌群提取出来，再移植到患者体内？

这就是粪便移植，其实它在医学史上已经存在 1700 多年了。我国早在 1700 年前就有相关记载，东晋时期，葛洪著《肘后备急方》中记载用新鲜的粪汁或发酵的粪水治病："饮粪汁一升，即活。"书中还描述了用人粪清治疗食物中毒、腹泻、发热并濒临死亡的患者。明代李时珍所著的《本草纲目》记载了多达二十多种用人粪治病的疗方，17 世纪法布西里（Fabricius）等发现在牲畜药物中加入粪菌可增强药物的止泻作用，1958 年首例粪便移植获得成功，艾斯曼（Eiseman）等用人粪清灌肠的方法治愈了 4 例对万古霉素和甲硝唑治疗无效的伪膜性肠炎患者，但其后粪便移植并未受到重视，逐渐淡出人们的视野。

是金子总会发光，1978 年，难辨梭状芽孢杆菌感染被认为是导致伪膜性肠炎的主要原因，并与抗生素的使用密切相关，因为粪便移植能够通过重建受损的肠道菌落来抵御难辨梭菌的肠道定植和感染，所以粪便移植再次得到关注。2013 年 5 月，美国食品和药品监督管理局（FDA）宣布可将人类粪便作为药物使用和监管，粪便移植技术的研究前景更加广阔，也得到了全世界科学家的高度关注。

"我还以为粪便移植是最近几年才兴起的新技术呢，没想到早在 1700 年前，咱们的中医前辈就已经开始使用这种治疗方法了。"提起葛洪、李时珍这样的中医大咖，十万君肃然起敬。

没有医学的历史不叫历史，没有历史的医学不叫医学，两者的无缝衔接，才使得几千年之后的我们能够更好地认识和了解这项技术，不过因为几千年前医学的局限性，那个时候的粪便移植还处于最原创的状态，现在看来，并不是粪便能治病，关键在于粪便中的微生态菌群。

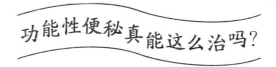

功能性便秘真能这么治吗？

每次上夜班之前，我都会对十万君说，养足精神，做好挑灯夜战的准备！

的确，医院就是一个没有硝烟的战场，即便是经验丰富的老医生，夜班收治患者时也会胆战心惊。要知道，很多凶险的疾病往往都是在夜间发作。而我们消化内科，夜班收治最多的患者则是腹痛查因，消化道大出血，不明原因的急性肠梗阻。

不说别的，光是腹痛查因就能查得你够呛。若是碰到胃肠疾病还好办些，若是碰到急性心肌梗死或是腹主动脉瘤所致的腹痛，那绝对让你毛骨悚然，如临大敌！

但是医生不能退缩，我总是对十万君强调一句话，这是我们义不容辞的使命！

今夜，又会有怎样的难题等着我们去解决？

凌晨 1 点，急诊科打来电话，要收一个便秘的患者住院，请准备好床位！

十分钟后，我和十万君看到了老罗，他用手捂着肚子，表情显得非常痛苦。

老罗今年 65 岁，他长期饱受便秘的折磨，苦不堪言。这不又将近一周没解大便。老罗想尽了各种办法，吃了很多通便药，可是一点效果都没有。肚子又胀又痛，只能拨打了 120 求助……老罗一边诉说，十万君一边记录。

只是吃了通便药吗，没有采用其他方法疏通大便吧？我皱起眉头，用手摸着老罗的腹部。

治便秘除了通便药，还有其他的方法？老罗一脸狐疑地望着我。

当然有，老罗不知道，十万君也不知道，行医十年，我见过形形色色的通便方法，而且它们的危险系数都远远超过了口服药物。

大便解不出的感觉，你不会懂

我不由得想起了 6 年前碰到的一个真实病例！

那时我还在急诊科值班，一名叫老汪的患者在家人的陪同下来到诊室，见到我第一句话就是："医生，我一个礼拜没解大便了，解不出，肚子痛啊！"

老汪的家人也在一旁督促着我："医生，快给他灌肠吧。"

"得！一听就是老司机。"我们看急诊，经常能碰到一些慢性便秘的患者，这些人往往已经吃了很多通便药，但还是没办法，只得来医院灌肠通便。

可不要小看便秘，大便解不出的那种感觉，你们不会懂！

你们也许听过会被尿憋死，但我亲眼见过被大便憋死的，这绝不是危言耸听！曾经一名80岁的老年女性患者，因为排便困难，诱发了急性左心衰，救护车赶到的时候，老人已经没了心跳，事后我在厕所里发现了很多泻药的包装袋，看得出老人生前的无奈和急迫！

老汪虽然将所有希望都寄托在灌肠上，但作为医生，在灌肠前我们还必须要排除其他疾病，比如严重的绞窄性肠梗阻，碰到这种情况，灌肠无济于事，只能进行外科手术。

老汪和家人起初认为我故意为难他们，好在我好说歹说，老汪终于同意先拍个片。

腹部立位平片的结果很快出来，提示有急性肠穿孔。

难以置信！没人知道，在老汪身上究竟发生了什么。

最后，在我的反复询问下，老汪终于承认，因为排便困难，情急之中，他将吃饭的铁勺从肛门口插进去，以为这样就可以把大便掏出来，哪想到，竟然把直肠弄穿孔了。

说出来你们可能觉得匪夷所思，但是如果站在患者的角度去想，长期饱受便秘折磨，一旦某种方法无效，情急之下，不懂医学常识的患者往往就会突发奇想，铤而走险。

更可怕的是，像老汪这样的糊涂患者不在少数。行医十年，我曾碰到很多奇葩且危险的通便方式，不怕你吓一跳，只怕你想不到。

那些奇葩且危险的通便方式

①"以毒攻毒"疗法。相信江湖郎中的各种中药偏方，不惜加入蜈蚣、蝎子等有毒药材，结果不但治不了便秘，反而中毒，命悬一线。

②"扩肛"疗法。很多人缺乏医学常识，认为便秘的罪魁祸首就是肛门太窄，于是用矿泉水瓶、啫喱水瓶等"武器"扩肛，以为这样就能让肛门变大，结果不但无法通便，反而容易导致异物损伤肛管或直肠，造成有进却不能出的悲剧。

③"松大便"疗法。很多人认为便秘的主因在于大便干结，必须设法将其松软，才能排出。于是使用筷子，各种金属利器，甚至是水枪、注射器等，试图用

搅拌或冲水的方式通便。我曾碰到过将筷子捅进乙状结肠，导致肠穿孔的便秘患者。最近网络上爆出有人竟然将活体黄鳝塞进肛门，试图治疗便秘，结果导致了肠穿孔，这种方法更让人毛骨悚然。

不管哪种方式，都是极度危险的，一个个真实的病例让我积累了经验，也学会了小心翼翼，所以一旦碰到便秘的患者，我总会想到肠穿孔的老汪，刨根问底自然尤为重要！

很快，在我的追问下，老罗终于说出了自己部分保留的实情，原来除了吃泻药以外，他还用手抠了抠，但是因为害怕没轻没重，所以只是伸进去一点点就拔出来了！

这种情况，我们就必须先完善检查，排除穿孔或梗阻的可能。万幸的是，相关检查最终只是证实老罗的肠道里有大量的积气，显然，这些都是便秘所致。通过积极胃肠减压、灌肠通便治疗后第二天，老罗的症状明显改善。接下来，通过胃肠镜检查，彻底排除了器质性病变，我们告诉老罗，像这种并不是因为器质性疾病导致的便秘医学界称之为**功能性便秘**！

功能性便秘是怎么得的？

目前国际上诊断功能性便秘的标准则是根据 2006 年 5 月在美国消化疾病周会议上推出的罗马Ⅲ标准，它一共包括四点，一、必须包括下列两个或两个以上的症状：① 至少有 25% 的排便感到费力。② 至少有 25% 的排便为块状便或硬便。③ 至少有 25% 的排便有排便不尽感，至少 25% 的排便有肛门直肠的阻塞感。④ 至少有 25% 的排便需要人工方法辅助如指抠、盆底支持等。⑤每周少于 3 次排便。二、不用缓泻药几乎无松散大便。三、诊断肠易激综合征依据不充分。四、诊断前症状出现至少 6 个月，近 3 个月满足以上标准。

说到这新的问题来了，这么多人饱受功能性便秘带来的痛苦，它的病因究竟是什么？

研究发现，功能性便秘的发生与食量过少、食物精细、食物热量过高、蔬菜水果少、饮水少、运动少、生活规律改变、人际关系紧张、长期服用某些药物、抑郁焦虑、环境影响等多种因素相关。以老年女性最常见，且向年轻化发展，按照动力异常，医学上功能性便秘可分为结肠慢传输型便秘、出口梗阻型便秘和两者同时存在的混合型便秘。

慢性传输型便秘，主要表现为排空延缓或结肠无力，肠内容物从近端结肠向远端结肠和直肠运动的速度慢于正常人，它的发生与肠肌间神经丛异常和肠神经递质改变有关，常见症状有缺乏便意或粪质坚硬，全胃肠或结肠通过时间明显减慢。

出口梗阻型便秘，主要表现为盆底功能障碍，粪便堆积于直肠，不能顺利从肛门排出，常见于老年人和妇女，直肠感觉功能减退，肛门直肠反射减弱，排便时肛管括约肌的矛盾收缩、盆底动力紊乱都是导致出口梗阻型便秘的元凶，常见症状有排便不尽感，排便费力，排便量少，肛门直肠下坠感明显。

混合型便秘，既有慢传输型便秘的特点，也有出口梗阻型便秘的相关表现。

预防和治疗功能性便秘

我对十万君说，到目前为止，医学上还没有一种特效的方法能治愈功能性便秘，但这并不意味着科学的治疗方法不重要，如果仅凭一时冲动而相信各种小道偏方或采取另类方式通便，那么后果将不堪设想，作为医生，我们不希望类似老汪的悲剧再次发生，只有养好良好的生活习惯才能更好地预防和治疗功能性便秘，我的建议有六点。

① 改变不良的饮食习惯，主食不要太过精细，要注意多吃些粗粮和杂粮，适当饮用蜂蜜水。因为粗粮、杂粮及蜂蜜水能够促进肠蠕动，利于大便排泄。另外，要多食富含纤维素的新鲜蔬菜和水果，正常人每千克体重需要 90~100 毫克纤维素来维持正常排便。最后还应保证每天摄入足够的水分，肠道中的水分相对减少，粪便干燥导致大便秘结，足量饮水，使肠道得到充足的水分可利于肠内容物通过。

② 养成良好的排便习惯，经常拖延大便时间会破坏良好的排便规律，可使排便反射减弱，引起便秘。经常容易发生便秘者一定要注意把大便安排在合理时间，每到时间就去上厕所，养成良好的排便习惯。对于还没有良好排便习惯者，建议每天早餐后半小时左右去厕所蹲 5~10 分钟，因为这个时候胃肠反射活跃，长期坚持能促进正常排便习惯的建立。

③ 每周坚持一定量的运动，吃饱喝足来个"葛优躺"，这对胃肠道是极大的

损伤，饭后可以散散步，促进肠蠕动，当然饭后半小时内也不主张剧烈运动，很多老人家喜欢打太极，转腰抬腿，这可以使肛门肌得到锻炼，从而提高排便能力。适当的腹部按摩，同样可以促进肠蠕动，方法为右下腹开始向上、向左、再向下顺时针对向按摩，每天 2~3 次。

④ 保持乐观开朗的心情，学会在生活和工作中释放压力。有人说，胃肠道是人体的第二个大脑，就因为含有丰富且复杂的肠神经系统，长期焦虑、抑郁，这些都有可能导致自主神经功能紊乱，从而导致便秘越来越严重。

⑤ 阿片制剂、麻醉药、肌肉松弛药、抗抑郁药、抗胆碱药、钙通道阻滞剂等药物可能会引起肠应激下降导致功能性便秘，所以在选择这些药物的时候一定要严格遵医嘱使用，发现大便异常应该及时求助医生。

⑥ 很多便秘患者以为泻药能够通便，可是如果长期服用某些刺激性泻药，会引起起对泻药的依赖，有可能加重便秘，而且泻药的种类很多，所以在选择之前也应该咨询医生。

泻药不是你想吃就能吃的

我坐在电脑前打印电子病历，十万君走了进来。"老师，23 床的李奶奶让你给她开泻药。"

和老罗这样的患者一样，李奶奶饱受便秘困扰，虽然想了很多方法，但依然疗效欠佳。如果翻开她的病历，你就会发现，5 年来，她一直在口服一种植物性通便药，这种通便药在包装盒上宣称自己是绿色保健品，能够清除肠道内的毒素，百利而无一害。

李奶奶对此深信不疑，5 年前，她去逛药品超市的时候，一名销售员向她推荐了这款通便药，当天服用后，她的大便果然能顺利排出。但是时间一长，李奶奶开始发现，这种通便药似乎没效了，没办法，她只得来到医院寻求医生的帮助。

能通便的绿色保健品，对身体百利而无一害，果真有这样的神药吗？

商家为了出售这款保健品，过分夸大疗效，虽然恶劣，但的确能够蒙骗很多人，我一直说，拆穿谎言的最好方式就是用真理回击它！十万君跑到病房里拿到李奶奶所说这款保健品的包装盒和说明书，我们很快发现里面含有两种中药成分，一种是芦荟，另一种则是番泻叶。很明显，能让李奶奶顺利排出大便的就是这两种中药。医学上，我们称其为蒽醌类泻药，其实蒽醌类泻药不但包括芦荟和番泻叶，还包括大黄，它们的主要成分是蒽醌类衍生物三羟甲基蒽醌。此类化合物主要作用于大肠，对小肠无作用，大黄素与糖结合以苷的形式天然存在，不受胃酸破坏，在小肠中被吸收入血，然后在肝脏中水解为糖及蒽醌衍生物蒽醌苷，再经血液从大肠分泌入肠腔中，或直接由小肠转运到大肠，蒽醌苷在大肠中被水解，刺激大肠神经丛而加强蠕动，减少大肠对水及钠离子的回吸收，最终起到导泻作用。

既然绿色保健品含有这两种植物性泻药成分，那么它的通便疗效是肯定的。但是能够清除人体内的毒素，百利而无一害，就完全是乱扯了。我可以肯定地告诉大家，蒽醌类泻药的不良反应巨大，它不但会让患者产生依赖，还会因为长期服用导致结肠变黑。我们平时经常听到患者咨询，做肠镜的时候，检查医生说我们的肠子都发黑了，这到底是咋回事？

什么是结肠黑变病？

其实，我们所说的肠子发黑，并不是缺血坏死，医学上它有一个专业的名称叫结肠黑变病，它是指结肠固有膜内巨噬细胞含有脂褐素样物质的一种黏膜色素沉着性病变。

1825 年 Billiard 首先提出了结肠黏膜的黑色素沉着现象，到 1928 年，巴特尔（Bartle）提出了它与蒽醌类泻药的关系，至此人们对蒽醌类泻药的致病作用已基本达成共识。现在随着研究的深入，越来越多的结肠黑变病患者被发现，人们对蒽醌类泻药也有了更深的认识，国外有病例报道，一名患者服用蒽醌类泻药只短短 4 个月就出现了结肠黑变病，年龄最小的患者仅 4 岁，该患者因为便秘，长期服用蒽醌类泻药，最终导致了结肠黑变病。

由此可见，含有蒽醌类泻药的绿色保健品宣称自己百利而无一害，完全是无稽之谈。

结肠黑变病与结肠肿瘤的关系？

虽然结肠黑变病是一种良性病变，但是它与结肠肿瘤的发病也有密切关系，研究表明结肠黑变病的患者，他们罹患结肠腺瘤和结肠癌的概率会超过非结肠黑变病患者，结肠黑变病也并非单纯的黏膜色素沉着，它还会导致肠黏膜上皮细胞凋亡数量增加，成为癌变的高危因素。

目前，结肠黑变病的诊断主要是根据肠镜下的表现，对于长期口服蒽醌类泻药的患者，肠镜检查医生往往会发现患者的结肠黏膜呈黑色、棕色或暗灰色，边缘和早期病变为黄色或粉红色，呈虎皮纹状、槟榔切面样或斑片状。

我对十万君说，"如果你能够目睹一下，一定会被深深震撼到！"

说到这，新的问题来了，我们都知道功能性便秘患者往往都有口服泻药的习惯，像李奶奶，服用泻药已经整整 5 年了，如果立刻停掉一切泻药，那么排便困难可能会立刻卷土重来，这个时候，除了蒽醌类泻药，我们还有没有其他的选择？

常见的泻药包括哪些？

① 膨胀性泻药。慢性便秘患者的大便中常缺乏水分，膨胀性泻药具有强吸水性，在肠内吸水膨胀形成胶体，使大便变软，含水分增多，体积增大，刺激肠壁，反射性增加肠蠕动而刺激排便。

② 润滑性泻药。通过润滑肠壁，软化大便，从而使大便易于排出。医学上常用的润滑性泻药有液体石蜡、开塞露、甘油等，这类泻药的优势是适用于有痔疮、肛裂及手术后、有高血压病或长期卧床的便秘患者，缺点是长期应用会引起人体对脂溶性维生素及钙磷吸收不良。

③ 渗透性泻药。通过维持肠腔内的高渗透压，阻止肠道内盐和水分的吸收，从而扩张肠腔，刺激肠蠕动，缓解便秘。医学上常用的渗透性泻药有硫酸镁、甘

露醇、乳果糖、山梨醇、聚乙二醇等，这类泻药的优势是临床使用较广、不良反应相对较小。

④ 刺激性泻药。通过刺激结肠黏膜的感觉神经末梢，增加肠道蠕动，影响肠道上皮细胞对水电解质的转运而抑制肠道对水分的吸收，从而促进排便。医学上常用的刺激性泻药不但包括大黄、芦荟、番泻叶等蒽醌类泻药，还包括酚酞、比沙可啶、蓖麻油等，这类泻药几乎没有什么优点，但是市面上很多药品都含有这类泻药成分，比如我们熟知的排毒养颜胶囊、麻仁丸、芦荟胶囊、大黄苏打片、牛黄解毒片等，它们之所以能够通便，都是因为里面含有了大黄、芦荟或番泻叶，很多形形色色的减肥茶或养颜茶中，也都加入了类似成分，为了增加销量，很多商家不惜打着绿色无害的旗号，医学上因为这类泻药的刺激太大，不良反应较多，尤其可能导致结肠黑变病，所以一般不主张长期服用，孕妇和哺乳期妇女则应该禁用！

如何选择合适的药物治疗便秘？

对比了四种泻药的优势和缺点，我们在选择的时候就会容易很多，但是这不意味着泻药就可以过度使用。我的观点是，泻药不是你想吃就能吃的，任何一种泻药，长期服用都可能产生药物依赖性，针对功能性便秘的年轻患者，我建议尽量少吃或不吃泻药，通过改变不良的生活习惯，争取更好地控制便秘。

针对老年患者，治疗功能性便秘的最佳方式也是改变不良的生活习惯，对于某些便秘时间已经很长，即便注意生活方式，也依然疗效欠佳的患者，才考虑药物治疗。

① 胃肠动力药。常用的药物有莫沙必利和伊托必利，作用机制是刺激肠肌间神经丛的胆碱能神经末梢促进乙酰胆碱释放，从而促进胃肠平滑肌的蠕动，有利于小肠和大肠的运转。

对于轻度的慢性传输型功能性便秘的患者，胃肠动力药效果较好，而且可以长期间歇使用，不会导致结肠黑变病，但缺陷是因为能够促进乙酰胆碱释放，可能会增强乙酰胆碱的作用，尤其是老年患者，容易出现腹泻、腹痛、口干、皮疹、头晕、视物模糊、心悸等不良反应。

② 泻药。轻度便秘不需要口服泻药，重度便秘可以有针对性地选择泻药，其

中慢性便秘以膨胀性泻药为宜，急性便秘可以选择渗透性泻药、润滑性泻药及刺激性泻药，但时间最好不要超过一周，特别是刺激性泻药，长期使用会引起结肠黑变病。

③ 温盐水或肥皂水灌肠。对于长期便秘患者，特别是粪便嵌塞的患者，可以考虑使用温盐水或肥皂水灌肠，但需要灌肠专用物品，有技术要求，多在医院使用，个人贸然使用，有可能导致直肠损伤或穿孔，家庭中可以考虑坐浴的方式，10~20分钟能够使肛周肌肉松弛，血管扩张，有利于局部炎症和水肿的吸收，也能起到一定的清洁作用。

"那么结肠黑变病能够治好吗？"十万君的这个问题也是很多结肠黑变病患者所关心的。如果结肠黑变病久而不愈，那么随着时间的推移，它有可能诱发大肠腺瘤甚至大肠癌的发生。所以一旦肠镜检查确诊结肠黑变病，患者首先要停用刺激性泻药，培养定时排便习惯，增加水的摄入，也可以适当补充蜂蜜水，多吃纤维类食物，适当运动，定期复查肠镜，通过这些方式的调整，结肠黑变病往往能够好转甚至得到逆转，所以它是一种可以预防也可以控制的病。

说到这，话题再回到李奶奶身上，她长期便秘，即便改变不良的生活方式也效果不好，因为她长期口服刺激性泻药并产生了依赖。这个时候，我们可以采用灌肠的方式通便，也可以将原来的刺激性泻药改为膨胀性泻药，如果效果不好，还可以加用点胃肠动力药。

当然，还有很重要的一点，那就是尽快完善肠镜检查，以排除是否已经出现了结肠黑变病或者其他更严重的肠道器质性疾病。

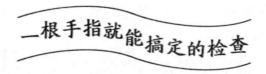

一根手指就能搞定的检查

我和十万君在值中班的时候，美小护走进来，她说23床患者大便带血，要医生去看下。

　　23 床，章老，他是一名急性胰腺炎患者，住院治疗六天后，复查腹部增强CT 显示，胰腺周围的渗出已经有明显的吸收好转，住院期间突然便血，这是怎么回事？

　　我和十万君于是快速赶到章老所在的病房，这个 60 岁的老人正站在厕所门口，见我们进来了慌忙招着手：医生，我痔疮又出血了，这次很多血。章老还没冲便池，我和十万君戴着口罩挤进了厕所，黄色的大便上面覆盖了一层鲜红色的血，从章老的诉说和大便的性状来看，似乎是痔疮出血的表现。我们都知道痔疮的典型表现是便后滴血，有时是手纸上有血渍，但是医学也是严谨的，在考虑痔疮出血的同时，一定要排除肠道的出血，以避免漏诊。比如直肠癌和痔疮，有时候它们的表现会非常相似，这个时候，仅凭患者的诉说和对大便的观察就认准了是痔疮出血，显然有些鲁莽。

　　我首先安抚了章老，让他躺下来为其开通氧气通道，然后我对十万君说，要准备一下。

　　"老师，是用点止血药吗？"

　　我想十万君一定是这段时间处理消化道出血处理得太多了，要不怎么一看到鲜血，就会第一时间想到要用止血药。

　　"当然不是，我是要你准备一下肛门指检的物品，咱们等下要为章老做一下指检。"像章老这样的患者，出现大便带血，我们首先做的就是判断血从哪里来，刚刚我说了，痔疮会引起便血，可是直肠的肿块也会引起，鉴别两者，最简单的检查就是肛门指检。只要是来到消化内科实习的医生，肛门指检是必须要过关的。如果不会肛门指检，说出去会被人笑掉大牙，至少在我看来，这样的医生不够专业和认真，因为病房里学习和实践的机会非常多，而且肛门指检非常安全，所以即便是以前没尝试过指检的实习医生，只要亲自操作了一次，也会记忆深刻，下一次就不会再那么不知所措了。

　　我对十万君说，虽然肛门指检是一种非常简单快捷的检查，它在病房里就可以完成，而且不需要麻醉，但是这种检查在临床上的普及率却越来越低，其中重要的原因就是患者的抵触和某些医生的不屑一顾。众所周知，肛门指检需要暴露隐私部位，这让很多患者觉得尴尬无比，特别是年轻女性。另外，患者会觉得这种检查不卫生，甚至对身体有所伤害，所以他们往往会拒绝配合，更糟糕的情况是，不光患者无法接受，很多医生也对这项检查不屑一顾，他们会觉得麻烦，为了节省时间，他们往往更愿意选择其他的检查方式。

在我看来，如果因为这些因素就放弃了肛门指检，那实在是因小失大。

一根手指就能做的检查

我不由自主地想到一年前遇到的一个真实病例，一名反复腹泻和便血的患者找我看病，他曾在一家私立医院做了混合痔手术，但术后腹泻和便血还是没有缓解，我为其做了肛门指检，发现直肠处可扪及一菜花样的肿块，进一步完善肠镜和活检，明确为直肠高分化腺癌。令人遗憾的是，因为被误诊太久，患者直肠癌已经转移到肝脏，失去了根治机会。

通过仔细询问，惊讶地发现当时的主管医生竟连最基本的肛门指检都没有做。作为一名肛肠科医生，犯下这样的错误实在不可原谅。要知道，肛门指检实在是一个手指就能搞定的检查，说实话，它一点都不麻烦。它完全不需要动用多么高大上的设备，只需一副手套，少量的润滑油，再加上医生的一个手指，整个检查过程只需短暂的两三分钟，更重要的是它能发现很多早期病变。

我让十万君说说肛门指检的应用范围，他说了消化道疾病。虽然没错，但是远远不够，如果仅仅以为消化道疾病才用得上肛门指检，那就大错特错了，事实上，肛肠科、消化内科、泌尿外科、妇科等可能都要用到这种检查。比如外痔、内痔、肛瘘、肛裂、肛门直肠周围脓肿、肛管癌等这些都属于肛肠科的范畴，举个简单的例子，外痔可以肉眼看到，但是内痔你必须要亲自去触摸，这就需要肛门指检。比如直肠息肉、直肠癌这些疾病可能需要消化内科医生的诊断，那么肛门指检同样是重要的早期筛查手段，医生的检查手指可以触及直肠，利用手指触摸到肿块，从而大致判断大小、形状、质地以及活动度，之后再结合肠镜，就能做到双保险和最终明确诊断。

比如前列腺炎、前列腺增生、前列腺癌是泌尿外科的常见疾病。如果你了解人体解剖，就会知道男性直肠的前面比邻膀胱、前列腺和精囊腺，所以医生可以通过触诊来间接了解前列腺的大小、质地、形态以及患者是否有压痛感等，从而得知患者是否患前列腺疾病。

比如盆腔炎、盆腔脓肿是妇科的常见疾病，对于已婚女性，妇科医生可以采用双合诊或三合诊的情况来判断。但是对于未婚女性，为了保护患者的处女膜，妇科医生通常会使用肛门指检，因为女性直肠的前面比邻阴道、子宫，所以医生可以通过触诊直肠来了解子宫及盆腔的一些情况。举个简单的例子，如果妇科医生怀疑一个宫颈癌的患者可能有直肠转移，除了 CT 和肠镜检查外，最简单的方式就是肛门指检。

一个小小的肛门指检竟能发现这么多问题，可见它的至关重要！

什么是肛门指检？

肛门指检就是医生用一个手指头伸进患者的肛门，以检查疾病的一种简便易行却非常重要的临床检查方法，准确的肛门指检，大致可以确定距肛缘 7~10 厘米的肛管、直肠有无病变和病变的性质，一般来讲，肛门指检可分为肛外指检和肛内指检两部分。

肛外指检的方法是戴好手套后，用食指触及肛门四周有无硬结、肿物和压痛，有无波动感，并检查肛外皮下有无瘘管等。

很多医生对肛外指检并不重视，他们只是大概看了一下就立刻进行肛内指检，其实这种方法是错误的，不但容易遗漏皮下病变，还有可能因为检查手法粗暴引起患者极大的不适。我们都知道，虽然医生觉得肛门指检非常简单，但很多患者却是第一次接受这种检查，内心往往会紧张害怕，这个时候肛门括约肌可能处于痉挛状态，患者还没适应医生就将手指塞进直肠，势必会引起患者剧烈的疼痛。所以此时正确的做法是在患者肛周轻轻按摩触诊，同时嘱患者深呼吸，放松肛门括约肌后再缓慢旋转插入食指，进行第二步骤，肛内指检。

肛内指检即是我们常讲的直肠指检，顾名思义，它的重点检查部位是直肠。触诊直肠时应该由前壁、两侧至后壁，一般顺逆往返两次两周。特别是直肠后壁是直肠肿瘤的多发区，要尽量将食指向后、向上触摸，同时注意肛管直肠有无狭窄、肿块，如果有肿块，要注意它的大小、硬度和活动度，同时要询问患者有无特殊不适，比如疼痛，检查完毕后也应该缓慢退出。还有极为重要的一点，拔出食指的时候要注意看指套上有无鲜血、黏液，如果有，要注意血迹是鲜红色还是暗红色，以及黏液的颜色、性质、气味如何，这对判断病情同样重要。

肛门指检时患者痛不痛？

首先，肛门指检时会使用润滑油，专业的医生动作轻柔，再加上谈话分散注意力，检查过程中只要患者理解配合，一般并无特殊不适，无须使用麻醉药物。

可以这么说，肛门指检是一种用手指进行的简单易行、无创伤的检查，而且费用低廉。只是因为要脱裤子暴露隐私部位，很多患者还是会觉得不习惯，甚至从内心里反感这种检查方式，其实这些观念都是错误的。肛门指检安全简单，医生全程使用一次性橡胶手套，既卫生又安全，绝不会因为检查而传播任何疾病。

说到这，话题又回到章老身上，通过积极沟通，章老同意这项检查。

在我的指导下，十万君亲自为其进行了肛门指检，因为严格遵守操作规范，而且动作轻柔，所以整个过程章老并没有特殊不适，通过检查，并没有触及直肠可疑肿块，但是能够扪及多个位于肛管内的多个内痔，请肛肠外科会诊，同意我们的诊断：痔疮出血。

为了更保险起见，在我们的建议下，章老又完善了肠镜检查，彻底排除了大肠病变，于是我们为章老开了痔疮栓剂，两天后他的便血明显好转，老人家又恢复了往日的欢颜。

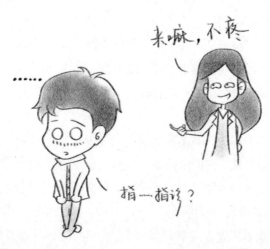

为什么一定要做肠镜？

一大早，我就给十万君布置任务，46床的女患者后天要做肠镜检查，需要在检查同意书上签字，最重要的是肠道准备注意事项。虽然每天查房都要说一遍，但我的要求是，为了避免差错的出现，还是要反复告知。

"老师，保证完成任务！"十万君胸有成竹地走出了医生办公室。

5分钟之后，这小子又灰溜溜地回来了。他的第一句话就是："我真没想到46床的女患者竟然这么难沟通，我解释得已经够清楚了，人家直接拒绝，我不做肠镜了。"

"不做肠镜，为什么？"我困惑地望着十万君。

要知道，昨天查房的时候我已告知得非常清楚，27岁的小乐是因为腹痛便血入院的，从她的症状、体征和病史来看，我们高度怀疑是溃疡性结肠炎。医学上，要想明确这种诊断，就必须要完善肠镜检查，当时小乐非常爽快地就答应了。

仅仅只是一天，究竟发生了什么，让她的态度来了一个一百八十度大转弯？

"她听别人说做肠镜特别痛苦，还有可能把肠子插破，于是吓得不敢做了，我口水都说干了，和她说肠镜检查其实是非常安全的，但她就是不信。"十万君摇着脑袋，显得很是无奈。

看来，又是谣言惹的祸！我不由自主地想到三年前遇到的一个真实病例。

小段因为腹痛便秘住院了消化内科，他只有25岁，是个非常开朗乐观的年轻人。两年前的时候，其实小段就已经有不适症状。当时比较轻微，小段并没有引起重视，再加上年纪轻轻，怎么也想不到会得什么绝症。直到肠镜检查结果出来，让所有人倍感意外的是，小段竟然罹患了乙状结肠癌，菜花状的肿瘤几乎堵塞了他的肠腔。行医十年，小段是我碰到的最年轻的大肠癌患者，更糟糕的是，CT显示，乙状结肠癌已经转移到了肝脏上。

这意味着，小段失去了根治肿瘤的机会，等待他的，将是步步紧逼的死神。

一年后，小段带着无限的遗憾离开了人世。从他的肠镜结果，我们能够看出他除了有乙状结肠癌之外，还有很多个大肠息肉。他的大肠息肉不是一般的增生性和炎性息肉，而是癌变率极高的腺瘤性息肉，按照我们的推测，小段之所以会得乙状结肠癌，正是因为乙状结肠腺瘤性息肉的逐步癌变所致，如果小段能够早点就诊，早点完善肠镜检查，也许他死亡的命运就能被更改，但是，没有如果！

小段的悲剧让我扼腕叹息，也一次又一次陷入深思，在癌症发病率和死亡率逐年升高的今天，我们该如何更好地预防它？早发现早诊断早治疗，这是整个医学界对癌症的统一认识。我觉得这更像是一场与时间的赛跑，我们无法用肉眼看到身体里是否隐藏着肿瘤细胞，但是我们却可以借助科学的检查方式更早地发现它，然后将其消灭在摇篮之中。

小段的病例告诉我们肠镜检查的重要性，事实上，它除了能够有效观察到肠道的炎症性疾病，还能够及时诊断大肠腺瘤性息肉和早期大肠癌，大肠腺瘤性息肉我已经详细地讲过了，很多人会对早期大肠癌产生疑问，它的定义又是什么？

医学界将大肠癌分为两期：早期和进展期，我们都知道到大肠壁从内到外分为四层，黏膜层、黏膜下层、固有肌层和浆膜层，而早期的定义是指癌瘤浸润深度局限于黏膜及黏膜下层者；进展期的定义则是癌瘤浸润深度已超过黏膜下层而到达肠壁的固有肌层甚至更深。

我们都知道，胃镜能够检查出早期食管癌和胃癌，这是毋庸置疑的。大量的临床数据证实了这一点。肠镜和胃镜在原理上类似，那么它对肠道疾病的诊断同样准确可靠，我们每年肠镜检查都会发现很多例大肠腺瘤性息肉和早期大肠癌患者，其实这些人中大部分都没有特殊不适，只是出于健康体检的目的。

很幸运，他们为健康买单的同时，也获得了健康的恩惠。早期发现病变，可以将其消灭在摇篮之中，而且因为发现得早，治疗也更加简单有效，比如腺瘤性息肉可以在内镜下切除，而部分早期大肠癌，因为发现得早，有时只需通过内镜下黏膜切除术（EMR）或内镜下黏膜剥离术（ESD）就可得到根治，从而避免了外科手术和放化疗的创伤痛苦。

但是也有很多患者，一拖再拖，等到症状非常严重的时候再做肠镜检查，结果是中晚期恶性肿瘤，就算能够手术切除，术后要承受痛苦的放化疗，而且复发的可能性也大大增加。

所以，每当患者问我为什么一定要做肠镜检查的时候，我总是举例告诉他们，在健康面前，稍微一个疏忽可能就会导致极其严重的后果，健康掌握在自己的手里，好的心态固然重要，但是科学的检查方式，同样不可替代。

让我们高兴的是，随着生活水平的提高，越来越多的人开始重视健康。让我们悲伤的是，很多可能存在大肠疾病的患者，宁愿选择CT这种有辐射的检查方式，也不愿选择肠镜这种无辐射的检查，我们曾经做过一项调查，为什么国内肠镜的普及率那么低，很多患者的心声，也许能为我们揭开答案。

身体并无不适，就不用胃镜或肠镜检查了吗？

但真相果真如此吗？

谣言并不可怕，可怕的是谣言达到了惑众的效果，但却没有一种有效的方式拆穿它，我还是那句话，对付谣言的最佳手段就是用科学的方式回击它。很多人觉得自己并无身体不适，但这可能是假象，癌症的早期完全可以没有任何症状，比如早期胃癌，它可能连消化不良的症状都没有，比如大肠腺瘤性息肉或早期大肠癌，它可能不会引起腹痛，不会引起出血，不会引起大便性状改变，但癌症最佳治疗的时间恰恰是这个阶段，为什么国内胃肠道早癌的发现率那么低，其中重要的原因就是胃肠镜检查普及率太低，很多患者存有认知的误区，主观觉得健康并不一定是真正的健康。

肠镜检查非常痛苦吗？会导致肠穿孔吗？

肠镜检查太痛苦，几乎是所有不愿意接受这项检查患者的一致理由。作为一名消化内科医生，我不能说肠镜检查没有任何不适，但绝对可以告诉你们，伴随着检查技术的提高，不适感完全是可以耐受的。过去，国内的肠镜检查都是双人模式，即一人送镜一人控制旋钮，虽然相互配合，但因为检查技术的局限，的确会给患者带来一定不适，最常见的就是腹部胀痛。

我们都知道肠镜检查的时候为了看清肠腔的走形，需要往肠道里充气，气体让患者有腹胀感，大肠里有部分肠管是游离的，一味进镜，又会导致肠管过度伸展，这是导致疼痛的原因。

现在，单人肠镜已日渐取代双人操作模式，单人肠镜，顾名思义就是一个人控制旋钮一个人送镜，相比双人操作模式，它的优势是操作手感明确，注气少，插入过程不断进行肠管的短缩，从而避免了肠管的过度伸展，患者痛苦小，安全程度非常高，可以这么说，单人肠镜炉火纯青的技术，绝对可以让患者轻轻松松，不会出现那种痛彻心扉、肝肠寸断的胀痛感。

至于很多人担心的肠镜可能导致肠穿孔，事实上这种概率非常低，研究发现，肠镜检查导致肠穿孔的发生率在 0.17%~0.9% 之间，平均 10000 例中可能只有 1 例。我们都知道，医学是一把双刃剑，即便是 CT 检查，也有辐射诱发癌症的风险。但是总体来看，肠镜检查还是非常安全的，只要选择正规医院和专业有资质的检查医生，就不必太过担心。

肠镜检查会传播疾病？

有一部分患者，他们相信医生的技术，担心的却是肠镜的卫生问题，其实肠镜的卫生和胃镜的一样，严格消毒后的肠镜是不会传播艾滋病和病毒性肝炎的。

肠镜检查前要禁食很久吗？

说到肠镜检查，我们必须要说的就是饮食准备和肠道准备。很多患者有这样的误区，他们觉得肠镜检查前要禁食很久，其实这种观点是不正确的。当患者准备接受肠镜检查时，我们要求的饮食准备是 3 天时间，但这 3 天里，并不要求患者禁食。检查前 3 天，我们要求患者最好不要进食蔬菜叶及含籽的瓜果，因为它们属于高纤维食物，不易消化。做肠镜的医生感触最深，经常在患者肠道里看到各种未消化的蔬菜叶及瓜果的籽（最常见的是西瓜籽），这些东西黏附在肠壁上，会影响检查医生的视野，如果刚好黏在病变部位上，还有可能造成病变的漏诊，而这 3 天里最适合的饮食方式就是低脂、细软的半流质饮食，只有检查当日，我们才要求患者禁食。

至于口服泻药，这是肠道准备的必选项，因为肠道的清洁程度是决定肠镜检查成败的重要因素，有很多人曾有这样的疑问，清洁灌肠可以代替泻药行肠道准备吗？

事实证明是不行的，我们都知道肠道的走形自下而上，分别是直肠、乙状结肠、降结肠、横结肠和升结肠，我们都知道，绝大多数灌肠其实都是将灌肠液送入直肠，显然，这无法保证整个大肠的清洁，即便采用高位灌肠，即把灌肠液送入更高的位置，也无法保证右侧结肠尤其是升结肠的清洁。对于肠镜检查而言，没有清洁的肠道，就无法进镜和观察，所以目前医学界的一致观点是口服泻药效果最佳也最为重要。

有人觉得口服泻药特别难受，事实上，泻药也是药，它当然有不良反应，最常见的不良反应就是可能会引起恶心呕吐，也会导致身体的虚脱无力。鉴于此，目前临床上最常用做肠道准备的泻药有三种，分别是聚乙二醇、磷酸钠盐口服溶液及甘露醇。

① 聚乙二醇具有很高的分子质量，在肠道内不会被水解也不会被吸收，它的原理是在肠液内形成高渗透压，导致渗透性腹泻。聚乙二醇肠道准备的优势是清洁肠道需时短，饮水量少，对肠道刺激少，一般不会引起水电解质紊乱。

② 磷酸钠盐口服溶液是一种高品质的肠道准备药物，它独特的产品特点是清洁效果良好，因为有姜及柠檬口味，所以气味刺激小，口感舒适，患者服水量小，耐受性佳，安全性高，服用简便。

③ 甘露醇进入小肠后不被吸收从而提高肠液的渗透压，导致渗透性腹泻，优点是服用的液体量很少，患者服用时耐受性较好，清洁肠道的效果佳，缺点是甘露醇在大肠内可被细菌分解产生可燃气体氢，当达到可燃浓度时如进行高频电凝术，可能引起爆炸，一般情况下，只能用于单纯的肠镜检查，不能对采用此方法的患者进行内镜下的各项高频电凝等治疗。

哪些患者应该定期接受肠镜检查？

① 因为大肠腺瘤样息肉和大肠癌可能存在遗传因素，比如典型的家族性腺瘤病，所以对于有家族史的患者，我们建议应该定期接受肠镜检查，每年 1~2 次。

② 有研究发现，阑尾切除术或胆囊切除术后大肠癌发病率升高，所以对于已经胆囊或阑尾切除的患者，我们也建议定期肠镜检查，可以每 2~3 年 1 次。

③ 原因不明的便血或持续粪便隐血阳性的患者，应该及时接受肠镜检查。

④ 不明原因的消瘦、贫血患者，应该及时接受肠镜检查。

⑤ 有消化道症状，应该及时接受肠镜检查。对于发现大肠其他良性疾病，如慢性结肠炎、炎症性肠病的患者，根据情况，可以每 1~2 年进行 1 次肠镜复查。

⑥ 抽烟酗酒、缺少运动、蔬菜和水果进食少，长期高脂肪饮食，年龄在 40 岁以上，因为大肠腺瘤样息肉和大肠癌的发病与不良的生活方式密切相关，所以对于这类人群，肠镜筛查大肠疾病的利大于弊，我们推荐每 3~5 年进行 1 次肠镜检查。

⑦ 明确有大肠息肉，已行或未行手术切除，已行大肠癌根治术的患者，这两类人群，必须密切随访，每年 1~2 次肠镜检查，决不能掉以轻心，因为息肉有可能转化成大肠癌，即便已经切除了息肉和大肠癌，它们也是有可能复发的，而且时间常常在 5 年内。

说到这，其实某些谣言便不攻自破了。但作为医生，面对踌躇不决的患者，我们还得有耐心，科学的知识加上真诚地沟通，只要能把患者的困惑解除，大部分患者还是愿意接受医生的建议。就像小乐这样的患者，道听途说让她一时拿不定主意，这个时候，我们不仅要辟谣，还要把我们的诊疗思路再详细地说一遍，当然，患者拥有最终的自主选择权。

很快，我和十万君一起再次来到小乐所在的病房，我把解答的机会再次留给了十万君，实习的时候就是要多锻炼一下，更要迎难而上。

十分钟之后，我们再离开病房的时候，小乐的疑虑解除了，十万君的脸上也露出了笑容。

他说，老师，还是你厉害！我笑着说，要不，怎么做你老师呢？

从大肠息肉到大肠癌究竟有多远？

十万君走进医生办公室的时候，我正在查看一名患者的 CT 片。

他手里拿着一张肠镜报告单，"老师，26 床的检查结果出来了，是乙状结肠息肉。"我嗯了一声，抬头去望十万君的时候发现他微微皱着眉头。我心想，他准是又碰到难题了。

十分钟前，十万君刚到病房，26床的老段就喊住了他，老段从抽屉里拿出肠镜检查报告单，交给十万君的时候问了一句，"肠息肉是不是一定要切啊？"

十万君回答，"那也不一定，要看具体情况。"

没想到老段是个刨根问底的患者，他拿出手机，一边看一边念，"你看，网上说肠息肉会变成肠癌，很恐怖的，网友留言都说切比不切要好。"

"这个，网上的也不一定是真的……"再说下去，十万君开始有点支支吾吾，明显不自信了。

于是他赶紧回来向我求助：大肠息肉究竟会不会转变成大肠癌，到底要不要切除？

要想完美地解释老段的困惑，我们首先得要了解什么是大肠息肉。

医学上，大肠息肉是指所有生长在结肠和直肠黏膜表面并向肠腔内突出的赘生物总称，我们都知道结肠包括乙状结肠、降结肠、横结肠和升结肠四部分，所以老段的乙状结肠多发息肉，也属于大肠息肉。但并不是所有的大肠息肉都会转变成大肠癌，目前最常应用的大肠息肉分类为腺瘤性、错构瘤性、炎症性和增生性四类，其中腺瘤性为癌前病变，属于肿瘤性息肉。错构瘤性、炎症性和增生性息肉与癌变关系并不明确或不会发生癌变，统称为非肿瘤性息肉。

大肠腺瘤性息肉包括哪些？

根据腺瘤中绒毛成分所占比例不同而将其分为管状（绒毛成分小于20%）、管状绒毛状（绒毛成分在20%~80%）和绒毛状（绒毛成分大于80%）三大类，其中以管状腺瘤最为常见。

根据腺瘤的数量又可分为单发和多发，多发常见于家族性腺瘤性息肉病、加德纳（Gardner）综合征和胶质瘤息肉病综合征，它的特点是多发性腺瘤伴有结肠癌的高发率。

① 家族性腺瘤性息肉病，是一种常染色体显性遗传性疾病，30%~50%的病

151

例有 APC 基因突变，主要病理变化是大肠内广泛出现数百到数千个大小不一的息肉，严重者从口腔一直到直肠肛管均可发生息肉，息肉数量可达数千个，息肉自黄豆大小至直径数厘米不等，常密集排列，有时成串、成簇，息肉的数量随着年龄增大而增多，开始生长的平均年龄是 15 岁，腺瘤的形成一般在 20~30 岁，发病初期无明显症状，随着息肉的增多、增大，患者可出现腹痛、大便带血、大便次数增多、贫血和肠梗阻等表现。

家族性腺瘤病的另一个重要特征就是癌变率很高，诊断本病后如果不及时治疗，最短五年，最长 20~35 年内就可以发生癌变，癌变高峰年龄在 40 岁左右。

② 加德纳（Gardner 综合征），是一种罕见的常染色显性遗传病，加德纳于 1950 年首次报道了这种病例，1955 年正式命名为加德纳综合征，与家族性腺瘤性息肉病不同的是，除了结肠息肉病外，它还伴有骨或软组织肿瘤，骨瘤大多是良性的，好发于上下颌骨、颅骨及四肢长骨，并有牙齿畸形，骨瘤及牙齿形成异常往往先于大肠息肉，软组织肿瘤有多发性皮脂腺囊肿或上皮样囊肿及纤维性肿瘤，也可见脂肪瘤和平滑肌瘤等，上皮样及皮脂腺囊肿好发于面部、四肢及躯干，往往在小儿期即已见到。纤维瘤常在皮下，表现为硬结或肿块。

③ 胶质瘤息肉病综合征，是由大肠腺瘤病和中枢神经系统的胶质细胞瘤、髓母细胞瘤或垂体肿瘤组成的，大肠内腺瘤较少，分散，总数不超过 200 个，腺瘤发生早，恶变早，癌变率几乎 100%，一般在 20 岁以下，女性多见，与遗传有关。

从大肠腺瘤性息肉到大肠癌究竟有多远？

当然，不管是单发还是多发的腺瘤性息肉，它都不是一步就能变成大肠癌的，它的演变过程是微小腺瘤→早期腺瘤→中期腺瘤→后期腺瘤→大肠癌，一般腺瘤越大，形态越不规则，绒毛含量越高，上皮异型增生越重，癌变机会越大。

说到这，新的问题出现了，既然腺瘤性息肉有可能会转变成大肠癌，那么，它转变的时间究竟要多久？这其实并没有一个固定的数值，但有一点是肯定的，多发腺瘤性息肉转变成大肠癌的时间普遍更短，这与遗传等因素密切相关，单发性腺瘤性息肉转变成大肠癌我们用三个分水岭：5 年、10 年、20 年发展为癌的概率分别为 3%、8%、24%。

因为腺瘤性息肉的癌变可能，所以一旦发现，我们都会建议患者预防性切除。

大肠腺瘤性息肉的最佳治疗方式是什么？

目前绝大多数的大肠腺瘤性息肉可以通过肠镜下摘除，当然，这也是最佳的治疗方式，因为相对于传统的外科手术，它的创伤小，安全易行，费用低，而且术后患者恢复快。

常用的大肠息肉内镜下治疗方法有：内镜下黏膜切除术（EMR），内镜下黏膜剥离术（ESD），氩离子凝固术（APC），活检钳息肉切除术和圈套器电凝切术。

EMR 通常用于直径大于 0.5 厘米，小于 2 厘米的广基息肉，对于广基息肉普通的圈套器电凝切术容易造成出血和穿孔，而 EMR 更为安全，对超过 2 厘米的息肉切除有难度，此时可以采用 ESD；ESD 是在 EMR 基础上发展起来的技术，可以切除直径大于或等于 2 厘米的广基息肉，而且复发率低，但是出血或穿孔的风险比 EMR 要高；APC 是一种非接触性凝固技术，通过电离的氩离子体，对息肉组织发挥凝固作用，适合 0.5 厘米以下的无蒂小息肉；活检钳息肉切除术通常用于 0.5 厘米以下的无蒂微小息肉切除，缺点是有可能出现息肉残留；圈套器电凝切术适用于病变面积小的有蒂息肉，病变大时术后创面大，易出血，同时也不利于息肉的切除。

对于多发性腺瘤性息肉病，也可通过内镜将息肉稀疏区的息肉分批摘除，随着疾病的进展，如果结肠息肉的数目已经太多，不能安全有效地进行内镜下息肉切除，这时往往需要进行预防性全结肠切除，虽然更保险，但也增加了患者的痛苦。

非肿瘤性息肉包括哪些？

除了腺瘤性息肉，你还需要了解非肿瘤性息肉。事实上，我们在临床上遇到的大肠息肉患者，多是非肿瘤性息肉，就像老段这样的患者，肠镜虽然提示乙状结肠息肉，但是从息肉的形态、大小、特征和病理类型来判断，它都不属于腺瘤性息肉，而是属于增生性息肉。

① 增生性息肉，又称化生性息肉，多发生在直肠，多数 40 岁以后发病，随年龄增长，发病率增高，息肉的数目虽多，但无明显的症状，偶有大便带鲜血。增生性息肉在临床上非常常见，我们经常能碰到大肠息肉的患者来咨询，其实基本都是增生性息肉，它的组织学表现是腺体增生延长，被覆的腺上皮可呈锯齿状，腺上皮细胞没有异型性。根据组织学特征，所以增生性息肉属于非肿瘤性息肉的范畴，它转变为大肠癌的可能性是微乎其微的。

② 炎症性息肉，又称假息肉，是指黏膜组织的慢性炎症，黏膜组织过度增生及肉芽组织增生向黏膜表面突出形成带蒂的肿物。此类息肉多继发于大肠各种炎症性疾病，如溃疡性结肠炎、克罗恩病等，和增生性息肉一样，炎症性息肉转变为大肠癌的可能性也是微乎其微的。

③ 错构瘤性息肉，虽然是非肿瘤性息肉，但具有肿瘤样增生的特征，常见于幼年性息肉病、Peutz-Jeghers 综合征、Cronkhite-Canada 综合征以及 Cowden 综合征。

错构瘤性息肉的特殊表现有哪些？

① 幼年性息肉病属于常染色体显性遗传，多见于儿童，其中以学龄前及学龄期儿童最多见，分为三型：婴儿型、结肠型和胃肠道弥漫型。婴儿型较少见，多分布于末端回肠和结肠，少数病例胃、十二指肠和小肠也有，多在生后数周内出现症状，表现为黏液性腹泻、呕吐、便血，继发贫血及营养不良等，也可出现肠梗阻、直肠脱垂和肠套叠。结肠型是最常见的一种类型，息肉多位于结肠，症状主要是便血或黏液便及结肠息肉脱垂。胃肠道弥漫型的息肉分布于全消化道，往往以反复上消化道出血为主要症状，而且常常合并先天性畸形，比如肺动静脉畸形、脑积水、唇裂、先天性心脏病、隐睾等。

② 黑色素斑——胃肠多发息肉综合征，属于常染色体显性遗传疾病，表现为伴有皮肤黏膜色素沉着的全胃肠道多发性息肉综合征，黑色素斑是本病的主要特征之一，多见于口唇、口腔黏膜和手足掌侧等处。

③ Cronkhite-Canada 综合征是一种获得性、非家族性综合征，中老年发病，典型的特征是弥漫性胃肠道息肉病，伴皮肤黑斑、指甲萎缩、脱发、腹痛、腹泻等，

大部分患者还会出现吸收不良综合征和营养不良，呈进展性，预后不良。

④ Cowden 综合征又称多发性错构瘤综合征，是由 PTEN（一种酪氨酸磷酸酶）基因胚系突变引起的一种常染色体显性病变，临床上比较罕见，一般表现为消化道息肉病合并皮肤病变及口腔炎，可并发多脏器恶性肿瘤，如乳腺癌、子宫癌和非髓性甲状腺癌。

非肿瘤性息肉究竟要不要治疗？

增生性息肉和炎症性息肉往往体积很小，也不会引起不适的症状，患者能与这两种类型的息肉和平相处，所以碰到这两种息肉，一般定期复查即可，无须特殊治疗。也有研究发现，虽然这两种息肉癌变的可能性微乎其微，但是随着时间的推移，息肉的体积却是有可能增大的，如果息肉的直径在 2 厘米以上也应该引起重视，因为在增大的过程中，有可能出现不典型增生，我们都知道不典型增生也属于癌前病变，碰到这种情况，最佳方案也是积极干预摘除，所以即便是增生性息肉和炎症性息肉，也要定期复查肠镜观察。

说到这，话题再回到老段身上，肠镜报告提示乙状结肠息肉，但只有 0.8 厘米，而且病检提示为增生性息肉，为非肿瘤性息肉，所以无须手术治疗，只需动态观察，定期复查肠镜即可。

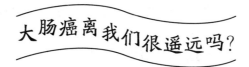

"哎，又是直肠癌！"十万君看着病理报告单不由得感慨道。

"你说的是 25 床的老墨吧，其实没做肠镜前，我就怀疑他是直肠癌，不明原因的消瘦便血，做肛门指检的时候在直肠扪及了表面凹凸不平的肿块，可以说老墨的临床表现特别典型。"

"明明消瘦便血有一年之久，却一拖再拖，最终延误了病情，想想真是可惜。"十万君无奈地摇着头，的确，这段时间，我们所主管的患者总是有人被确诊大肠癌，一个月里已经发现了十例，平均每三天就是一例，更让人心痛的是，一旦确诊往往都已是中晚期，即便有的转去外科接受了手术治疗，但未来究竟会怎样，却没有人敢保证。

大肠癌离我们一点都不远

伴随着生活水平的提高，大肠癌的发病率却不降反升，有很多人问我其中原因。

我的观点是，第一，生活水平提高了，人们也越来越重视自身健康。现在很多县城的医院发展都还不错，过去人们要去大城市看病但现在不用了，家门口的医院同样拥有不俗的实力。就医的方便快捷，各种检查设备的普及，使得人们可以在最短的时间内接受检查。过去的检查方式有限很多疾病诊断困难，现在不同了，特别是肠镜检查技术的飞速发展，让越来越多的大肠癌被诊断出来。第二，没有人天生就罹患大肠癌，它的发病有着其独特的因素，其中非常重要的一点就是生活因素，生活水平的提高，让人们远离了饥饿，可是各种不健康的饮食习惯却也助长了大肠癌的发病率。

研究发现，自1990年以来，中国大城市大肠癌的发病率和死亡率就不断上升，而农村大肠癌的发病率和死亡率也呈现上升趋势，在不久的将来，大肠癌也许会成为发病率和死亡率最高的肿瘤之一。事实上，从我们日常的工作中就可以看出，这绝不是危言耸听！

所以，大肠癌离我们一点都不遥远。

我经常能够接到很多患者或家属的咨询，无一例外，他们对大肠癌充满恐惧，可是也充满疑问，这些疑问主要集中在六方面。

第一，大肠癌真的和饮食有关吗?

我们都知道大肠癌的发病率在世界不同地区差异很大，其中以北美洲、大洋洲发病率最高，欧洲居中，亚非地区较低。即便是我国，不同地区发病率也差异很大，但东南沿海城市的发病率明显高于北方城市，如果认真分析，我们就可以得出这样的结论：不同的地区环境不同，饮食习惯也不同，这些都可能是导致大肠癌发病率异常的重要因素。

研究发现，高脂肪、少纤维饮食者，罹患大肠癌的概率较高。剑桥大学曾经公布一项有关饮食与癌症的大型研究，接受调查者达 40 万人之多。结果显示，高纤维饮食能有效减低患上致命癌症的危险概率达 40%，特别是大肠癌。

第二，不良生活习惯和大肠癌的发病有关吗？

除了饮食因素外，罹患大肠癌的患者往往还存在其他不良生活习惯，比如缺少运动、长期吸烟、生活过度紧张。

① 肥胖患者除了饮食控制欠佳之外，往往缺少运动，很多人认为运动会使人更容易疲劳，其实不然。几乎所有进行定期科学运动的人都能够感到自己精力充沛，很少具有疲劳感，坚持规律科学的运动可以有效地提高人体多项重要生理机能，还能较好地控制体重，促进肠蠕动，有助大便排出，所以坚持运动对预防大肠癌有益。相反，如果缺少运动，不但不利于体重的控制，还会导致大肠蠕动减慢，肠道内的毒素无法及时排出体外，各种潜伏的致癌物质与肠黏膜接触的时间和机会大为增加，大肠癌的危险性自然也提高了。

② 吸烟有害健康，这是大家所熟知的常识。迄今为止，吸烟和肺癌的关系被人们研究得最为透彻，大量的临床数据和流行病学资料已经证明，这点毋庸置疑，那么吸烟和大肠癌是否也有关系呢？

肺是香烟最大的受害器官，原因是烟雾与肺部的直接接触，大肠虽然不与烟雾直接接触，但是烟雾中的亚硝胺和杂环芳香族胺却可以通过全身血液循环抵达大肠从而发挥毒性作用。

当然，冰冻三尺非一日之寒，吸烟导致大肠癌绝不是一两天的事，有研究认为，从开始吸烟到发生大肠癌需要 30~40 年时间，如果同时合并其他不良生活习惯，时间可能会缩短。

我之前说过，大肠腺瘤性息肉和大肠癌密切相关，目前吸烟是大肠腺瘤的危险因素已经得到证实。

③ 至于精神因素，我们都知道生活过度紧张可能导致严重的焦虑症、抑郁症，这些会造成肾上腺素和肾上腺皮质激素分泌增加，引起肠道蠕动减慢，造成食物残渣在肠腔停留时间延长，使得更多的致癌物被吸收，进一步诱发大肠癌。另外，

精神焦虑抑郁可能导致机体免疫功能失调，使其对某些突变的上皮细胞监视清除能力减弱，更容易给癌细胞以可乘之机。

第三，慢性便秘和大肠癌真的有关吗？

我们在工作中经常碰到慢性便秘的患者，他们长期饱受便秘困扰，内心深处也有更大的恐惧，那就是长期便秘会引起大肠癌吗？

我们不能说长期便秘一定会引起大肠癌，但是两者之间确实存在关联，我们都知道便秘患者，往往每周排便少于3次，大量的粪便堆积在肠道中，粪便中的各种毒素和致癌物，对肠上皮的作用时间大大增加，那么患者罹患大肠癌的危险自然也比健康人要高。

其实除了慢性便秘外，像慢性腹泻，黏液血便，慢性阑尾炎或阑尾切除术，慢性胆囊炎或胆囊切除术，这些都是大肠癌发生的高危因素。

所以临床工作中，一旦我们碰到这样的患者来咨询，我们都会建议完善肠镜检查，因为这些他们具备罹患大肠癌的高危因素，只有定期肠镜检查才能早发现早诊断早治疗。

第四，炎症性肠病和大肠癌有关吗？

提起炎症性肠病，很多人并不陌生。它是一种多种病因引起的，异常免疫介导的肠道慢性及复发性炎症，有终身复发倾向，溃疡性结肠炎和克罗恩病是其主要疾病类型。

① 溃疡性结肠炎，可发生于任何年龄，多见于20~40岁，男女发病率无明显差别，病变主要限于大肠黏膜与黏膜下层，呈连续性弥漫性分布，多从直肠开始，可波及全结肠甚至回肠末端，反复发作的腹泻、黏液脓血便和腹痛是其主要表现。

② 克罗恩病，可发生于任何年龄，多见于15~30岁，男女发病率相似，病变主要累及回肠末端和邻近结肠，但从口腔至肛门各段消化道均可受累，呈节段性或跳跃式分布，腹痛、腹泻、腹部包块、瘘管形成和肠梗阻是其主要表现。

我对十万君说，炎症性肠病的可怕之处就在于它不但难以根治、容易复发，而且随着时间的延长，有可能转换为大肠癌，其中以溃疡性结肠炎的癌变率较高。研究发现病程大于20年的溃疡性结肠炎患者大肠癌发生率为一般人群的10~20

倍，克罗恩病患者大肠癌的发病率虽然低于溃疡性结肠炎，也可以达到一般人群的 4~7 倍。

第五，大肠癌真的会遗传吗？

遗传因素的确与大肠癌有一定关系，医学上 5%~20% 的大肠癌为遗传性大肠癌，主要包括家族遗传性非息肉病大肠癌和家族性腺瘤性息肉病，两类遗传性大肠癌的遗传方式皆为常染色体显性遗传。

有资料显示，普通人群中大肠癌的终身发病危险率为 5%~6%，但大肠癌患者一级亲属（父母、兄弟、姐妹、子女）患大肠癌的危险性将增加至三到四倍，一级亲属中有两人患大肠癌的危险性将上升至四到六倍，这提示即使是在散发性结肠癌患者家族成员中，大肠癌发病率同样高于一般人群，遗传亦起重要作用。

第六，为什么年年做体检还会得大肠癌？

老师，你不是说治疗大肠癌的最佳方式是早发现早诊断早治疗吗，可为什么很多人年年做体检，最终还是会得大肠癌，而且一发现往往是中晚期？

我们都知道发现大肠癌最佳的方式是肠镜检查，有人认为 B 超、CT、肿瘤标志物这些能够检测大肠癌是否存在，显然，这是不科学也不专业的。我们一直强调早发现早诊断早治疗的重要性，事实上，除了肠镜能做到这一点外，其他的检查方式都无法做到，等到它们能做到的时候，大肠癌已经全身广泛转移，这个时候即便发现，意义也不是很大，因为失去了治疗的最佳时机，患者只能等死。

这就是为什么年年做体检，可能依然会得大肠癌的重要原因。

事实上，更让人心痛的是，医学上 50%~60% 的大肠癌患者一发现往往就是中晚期。早期出现症状时，患者没有重视，他们不知道肠镜检查的重要性，选择了其他的检查方式。也可能掩饰了早已存在的病变，误以为自己身体健康，直到症状逐渐加重，这个时候，肿瘤往往已经浸润了整个肠壁，甚至发生了转移。这时候即便确诊了，治疗效果也不会特别好。

所以对于那些可能罹患大肠癌的高危人群，我的建议是，一定要在体检项目里加上肠镜。

阿司匹林真的能预防大肠癌吗？

"老师，晓东让你给他开一盒阿司匹林。"十万君走进医生办公室对我说。

"查房的时候他不是不在吗？"我抬起头望着十万君。

"刚刚我在走廊上撞到他了，他说出去吃了早餐。"十万君说到这顿了一下，然后接着说，"老师，我很奇怪，他为什么要吃阿司匹林？"

不会是搭车开药吧，其实我经常能遇到这样的患者，以为自己住院，就能帮着给家属开个药做个检查，当然，无论是医院还是医保，都明令禁止。

我站起来，正准备去找晓东问个明白，他倒先找来了。

"医生，刚出去吃早餐了，麻烦给开一盒阿司匹林。"晓东对我又重复了一遍。

"你吃？"我困惑地望着晓东。

"呵呵，开的药不是我吃还是谁吃。"晓东用手摸着脑袋，他反倒被我弄糊涂了。

"你吃阿司匹林干什么？"十万君接话问了下去。

"网上不是说这种药能够预防肠癌吗？我肠道功能一直不好，吃点预防下。"

原来如此，当然，我并没有直接拒绝晓东，在他离开后，我把十万君叫到身边，然后问他，"你说说看，阿司匹林真的能预防大肠癌吗？"

"老师，这……这个我真不知道，不过阿司匹林能引起急性胃黏膜病变我是知道的。"十万君支支吾吾，这让我想到了不久前对他说过的阿司匹林对胃黏膜的损伤。

阿司匹林诞生于1899年3月6日，有关它的很多研究已经得到了医学界的公认，比如它能够减少动脉粥样硬化斑块处因血流减慢而导致的血栓积聚，从而减少对心脏和脑组织的缺氧损伤，所以在预防和治疗心脑血管疾病方面具有突出作用。

但是随着研究的深入，人们发现，阿司匹林似乎能够有效地预防消化道肿瘤。

要想揭开真相，我们还得来回顾一下阿司匹林的作用机制。

当我提出这个问题的时候，十万君自告奋勇回答，阿司匹林属于非甾体类抗炎药，它通过抑制环氧合酶（COX）而发挥作用，COX 是花生四烯酸代谢的限速酶，有两种异构体，分别是结构型 COX-1 和诱生型 COX-2，虽然它们是一对孪生双胞胎，但是性格却大相径庭，其中 COX-1 在体内大多数细胞中都有稳定表达，能合成具有保护作用的前列腺素（PG），以维持胃肠道黏膜的完整性，同时发挥抗血小板聚集的作用，COX-2 在正常组织中不表达，但可被内毒素、白细胞介素 -1、肿瘤生长因子 - β 和肿瘤坏死因子等多种炎性因子和 ras、scr 等癌基因诱导，在炎症、组织损伤和肿瘤形成过程中大量表达。

十万君的回答非常全面，通过它的作用机制，我们很容易得知，阿司匹林之所以能够导致急性胃黏膜病变就是因为它能够抑制 COX-1，从而影响胃肠道黏膜的修复。

但别忘了，它同样可以抑制 COX-2，虽然 COX-2 在正常结肠组织中不表达，但却可以被多种炎性因子和癌基因诱导，所以当大肠出现病变的时候，情况就变得与众不同了，研究发现，在大肠腺瘤样息肉及大肠癌中，COX-2 的表达则明显升高，但 COX-1 却没有明显改变，由此人们推测，COX-2 在大肠肿瘤的早期形成和发展过程中起到重要作用。

有人认为阿司匹林之所以能够预防大肠癌，说白了就是因为它能够抑制COX-2。

多项研究表明，应用阿司匹林的患者发生大肠腺瘤性息肉或大肠癌的危险性可降低 40%~50%，即便是已经罹患大肠腺瘤性息肉或大肠癌，手术根治后口服阿司匹林依然能够降低它们复发的危险性，因为大肠腺瘤性息肉属于癌前病变，所以也有观点认为，阿司匹林通过预防大肠腺瘤性息肉的发生间接地预防了大肠癌的发生。事实上这种观点已经在家族性腺瘤性息肉（FAP）的临床研究中得到证实，COX-2 抑制剂能够减少息肉的数量和大小，阻止腺瘤性息肉进展成为大肠癌。由此可见，阿司匹林能够预防大肠癌绝不是空穴来风，事实上，很多文献都认为阿司匹林不但能够预防心脑血管疾病，也能够预防大肠癌。

但是说到这，新的问题又来了，我问十万君，是不是仅凭这些，我们就能给晓东开药呢？事实上，某些研究成果会被人们过度放大。举个简单的例子，今天有人说香蕉能够有效预防癌症，那么大家都吃香蕉，甚至把香蕉当成每日必点的水果，但是明天又有人说香蕉致癌，于是大家惶恐不安，立刻把所有的香蕉丢掉。

阿司匹林怎么吃才防癌？

阿司匹林同样如此，信息的快捷让人们很容易得知它在预防疾病方面的优势。可怕的是，越来越多的人加入到口服阿司匹林来预防大肠癌的队伍当中。为什么会这样？我想最关键的还是人们的恐癌心理！伴随癌症发病率的提高，恐惧的人们开始寻找某些能够抗癌的食物和药物，这就像几千年前秦始皇为了长生不老派人去寻找丹药一样，人们对健康的渴望能够理解，但是有时候，物极必反！美国哈佛医学院马萨诸塞总医院 Chan 等进行的前瞻性研究虽然肯定了阿司匹林对大肠癌的预防作用，但是也发现要想有效预防大肠癌，除了每周要口服至少 14 片阿司匹林以外，还要坚持服用至少 10 年，而且服用时间越长，效果越显著。

"老天，要吃至少 10 年？"听到我这么说，十万君一脸的惊讶。

对，也就是说如果晓东要想阿司匹林能达到预防大肠癌的效果，从现在口服，至少要 10 年，因为服用时间越长，效果越显著。

这也太漫长了，要说坚持一两天不难，十年，就不一定了。

所以我倒觉得晓东是一时冲动，当他知道真相的时候一定会打退堂鼓，即便有人意志坚定，特别是恐癌心理严重的群体，他们可能愿意坚持这么久。

但是永远别忘，所有的药物都是一把双刃剑，阿司匹林同样如此。它能治病，也能致病，并不是人人都能吃阿司匹林。作为医生，每开一次阿司匹林，我都会

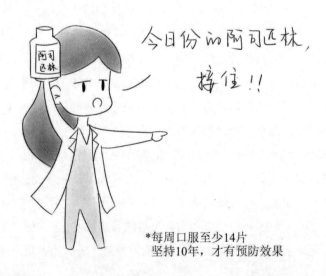

今日份的阿司匹林，接住！！

*每周口服至少14片
坚持10年，才有预防效果

反复权衡，而且会告诉我的患者口服阿司匹林可能带来的风险。最常见也最可怕的就是胃肠道出血和出血性卒中。可想而知，如果一个人只是为了单纯地要预防大肠癌而长期口服阿司匹林，一旦出现严重的胃肠道出血和出血性卒中，那么这两种并发症很有可能要了他的命。再或者如果一个人已经到了 90 岁以上，这个时候为了预防大肠癌而选择口服阿司匹林，你觉得是利大于弊，还是弊大于利？

因为医学本身是一把双刃剑，所以我们在选择的时候一定要三思而后行。

我对十万君说，鉴于阿司匹林预防起效时间很长，所以在 50~59 岁开始服用阿司匹林会更有效果。另外年龄越大，阿司匹林带来的出血风险越大，所以 60 岁以上人群开始服用阿司匹林不会比 50~59 岁人群获益更多。

我们都知道大肠癌的高危因素包括男性，有大肠腺瘤样息肉或大肠癌家族史，长期吸烟、肥胖、有胆囊手术史、血吸虫病史等，所以我认为对于 50~59 岁的患者，如果既满足声明中的第一点，又存在这些高危因素，那么口服阿司匹林预防大肠癌的适应证将会更强。

最后让我们再回到晓东身上，问题就变得格外简单了。晓东只有 35 岁，没有大肠癌的家族史，肠镜检查没有发现大肠腺瘤样息肉，他也没有心血管疾病，这个时候如果贸然口服阿司匹林，一旦出现胃肠道出血，显然得不偿失，权衡利弊，药物所带来的风险大于获益，所以我们不推荐晓东口服阿司匹林。

你一定要知道的肠道寄生虫

"老师，小朋友感染了寄生虫怎么办？"十万君一边翻医学微生物学一边问我。

我停下手头的工作，问他，你说的寄生虫具体是哪一类？

"应该是蛔虫吧！"十万君有点不太确定，然后自言自语，"咦，我不是让他发张图片过来啊，到现在都没收到！"见我听得一头雾水，他顿了顿，又解释道，"是我高中化学老师的儿子，今年 6 岁，最近一直喊肚子痛，而且今天中午上厕所的时候还排了一条虫出来！这可把我那老师吓坏了，立刻打电话给我，问怎么回事，是不是肚子里生虫了？"

原来如此，虽然十万君给出的资料有限，但我还是敏感地意识到，可能是肠道蛔虫病。

其实，肠道蛔虫病是肠道寄生虫病的一种，提起它，很多人并不陌生，它是童年时期的噩梦，肚子里闹蛔虫，那种痛不欲生的感觉，刻骨铭心！即便已经行医十年，但我依然不愿意回忆童年罹患蛔虫病的日子，那段时光，痛到在床上打滚，当嘴巴里呕出蛔虫，肛门口钻出蛔虫的时候，那是挥之不去的梦魇！只是与当年不同，现在的我早已痊愈，医学让我对肠道寄生虫病有了更深的认识和了解，因为亲身体会深刻，所以我决定好好科普一下有关肠道寄生虫的知识。

为什么寄生虫喜欢肠道？

我对十万君说，这个世界很奇妙，伴随着漫长的生物演化过程，生物与生物之间的关系更形复杂，凡是两种生物在一起生活的现象，自然界统称为共生关系，在共生现象中根据两种生物之间的利害关系又可大致分为共栖、互利共生和寄生。共栖是指两种生物在一起生活，其中一方受益，另一方既不受益，也不受害；互利共生是指两种生物在一起生活，在营养上互相依赖，长期共生，双方有利。至于寄生，则是指两种生物在一起生活，其中一方受益，另一方受害，后者给前者提供营养物质和居住场所，其中受益的一方称为寄生物，受损害的一方称为宿主。

而肠道寄生虫，顾名思义，就是寄生在人体小肠和（或）大肠里的寄生虫，它的种类繁多，在人体内寄生过程复杂，引起的病变也并不只限于肠道。说到这，十万君有了新的疑问："老师，为什么寄生虫特别喜欢肠道，而食管和胃这些地方却很少见呢？"

我在之前说过，小肠是人体食物消化和吸收的主要场所，只有在小肠里，才能让食物中的糖类最终分解为单糖，蛋白质分解为氨基酸，脂类分解为甘油及脂肪酸，只有大物质变成小物质，大分子变成小分子，营养物质才能被机体吸收，所以小肠能提供丰富的营养物质，而寄生虫的生存恰恰需要这些营养物质的供给。

大肠分泌液的 pH 为 8.3~8.4，里面含有大量的无机盐、水分和细菌，能提供一部分营养，所以寄生虫也会选择这里。

至于食管，因为空间狭窄，蠕动快，无法提供充分的营养物质，所以寄生虫不会选择这里。而胃部，虽然有足够大的空间，但胃内 pH 为 0.9~1.5，酸性太强，寄生虫根本受不了。

虽然小肠寄生虫的种类繁多，但常见的有两类，一类为蠕虫类，包括蛔虫、钩虫、蛲虫、鞭虫、旋毛虫、绦虫和姜片虫等，蠕虫为多细胞无脊椎动物，能借助身体的肌肉收缩而做蠕形运动，故通称为蠕虫。另一类为原虫类，如隐孢子虫和溶组织阿米巴，原虫为单细胞的真核动物，体积虽微小却能独立完成生命活动的全部生理功能。

① 蛔虫病是全世界最常见的寄生虫感染，全世界的感染者约有 12 亿，我国的感染率一般为 50%~80%，农村高于城市，10 岁以下儿童感染率高。研究发现，蛔虫是一种大型蚯蚓状线虫，长度可达 15~35 厘米，寿命可达 1~2 年，呈乳白色或淡红色，雌雄异体，雄虫短而细，雌虫长而粗，雌虫每日可产卵约 20 万个，被雄虫受精后，受精卵在潮湿、温暖、荫蔽的土壤中维持生存可达 17 个月，被人吞食后，幼虫可以在小肠上段孵出，穿过肠壁，进入门静脉循环，经肝、下腔静脉、右心移行到肺，再经气管至咽喉部被咽下，在小肠内发育为成虫。

② 钩虫主要是指十二指肠钩口线虫和美洲板口线虫，在全世界感染了成千上万的人，是仅次于蛔虫病的寄生虫感染，成虫的长度约为 1 厘米，寿命可达 5~7 年，同样有雌雄之分，雌虫每日排卵约 9000 个，虫卵经粪便排出，在潮湿的泥土中可孵化发育成丝状蚴，如果暴露在有丝状蚴的土壤中，丝状蚴可以迅速穿透皮肤进入人体，通过静脉循环到达肺部，再经气管到达咽部，之后吞入消化道最终在小肠内发育为成虫。

③ 绦虫是一种巨大的肠道寄生虫，普通成虫的体长可以达到 72 英尺（21.9456米），寄生于人体的绦虫有四大类，包括带绦虫（牛带绦虫和猪带绦虫）、膜壳绦虫、棘球绦虫和裂头绦虫，发病以 21~40 岁多见，雌雄同体，成虫绝大多数寄生在脊椎动物的消化道中，生活始终需 1~2 个中间宿主，人类感染绦虫主要是粪—口传播或摄食了受污染、未熟的牛肉猪肉等，绦虫吸附在肠黏膜上，发育为成虫，寿命可长达 60 年以上。

④ 蛲虫病是儿童常见的寄生虫病，常在家庭和幼儿园、小学等蛲虫儿童集居的群体中传播，它外形似一条白线，后部呈长长的针形，长度大约 2 厘米，成虫寄生于人体的盲肠、阑尾、结肠、直肠及回肠下段。当人睡眠后，肛门括约肌松弛时，部分雌虫爬出肛门，在附近皮肤产卵，产卵后，雌虫多因干枯死亡。少数雌虫可由肛门蠕动移行返回肠腔，引起逆感染，雌虫在肛周的蠕动刺激，使肛门周围发痒。当患儿用手挠痒时，感染期卵污染手指，经肛门—手—口方式感染，形成自身感染。感染期虫卵也可散落在衣裤、被褥、玩具、食物上，经口或经空气吸入等方式使其他人感染，虽然雌虫寿命一般为 1~2 个月，但儿童往往通过自身感染、食物或环境的污染而出现持续的再感染，从而使蛲虫病迁延不愈。

⑤ 鞭虫又称毛首鞭形线虫，虫体呈鞭状，雌虫体长 35~50 毫米，雄虫 30~45 毫米，成虫寿命 3~5 年，长者可达 8 年。人是鞭虫唯一的宿主，成虫主要寄生于人盲肠内，严重感染者可见于结肠、直肠甚至回肠下端等处，成虫在寄生部位交配产卵。1 条雌虫日产卵 5000~20000 粒，卵随寄主粪便排出体外，在土壤中经过三周左右的时间发育成感染卵，感染卵随被污染的食物、蔬菜或水源经口感染，卵在小肠内孵化，侵入局部肠黏膜，摄取营养并发育。

⑥ 旋毛虫病是由旋毛形线虫成虫寄生于小肠和幼虫寄生于肌肉所引起的一种人兽共患的寄生虫病，人因吞食含有包囊的生猪肉或其他动物肉而受到感染。成虫体小，向前端渐细，雌虫长 3~4 毫米，雄虫不及 2 毫米。雌雄交配后雄虫死亡，雌虫潜入肠黏膜，排出幼虫，幼虫由沿淋巴管或静脉流经右心至肺，然后随体循环到达全身各器官、组织及体腔，但只有侵入横纹肌的幼虫才能继续发育成包囊，借助包囊，幼虫可存活 3 年。

⑦ 姜片虫，又称为布氏姜片吸虫，成虫硕大、肉红色，虫体肥厚，椭圆形，背腹扁平，前窄后宽，长 20~75 毫米，宽 8~20 毫米，厚为 0.5~3 毫米，姜片虫需有两种宿主才能完成其生活史，中间宿主是扁卷螺，终宿主是人和猪，虫卵随终宿主粪便排入水中，在适宜温度下经 3~7 周的发育孵出毛蚴。毛蚴侵入扁卷螺的淋巴间隙中，经胞蚴、雷蚴等阶段发育为尾蚴，逸出螺体，吸附在水生植物表面，最后脱去尾部而成囊蚴，人在生食含有囊蚴的菱角、荸荠、藕节后，囊蚴在消化液和胆汁作用下脱囊，逸出后尾蚴并附于十二指肠或空肠上段的黏膜上吸取营养，经 1~3 个月发育为成虫，成虫的寿命一般为 1~2 年，长者可达 4 年半。

⑧ 隐孢子虫，为体积微小的球虫类寄生虫，寄生于人体的虫种主要是微小隐孢子虫，人类感染是由于吞食了隐孢子虫的卵囊，空肠近端是最常见的感染部位，严重者可扩散到整个消化道，引起小肠消化不良和吸收障碍，婴幼儿、艾滋病患者、接受免疫抑制剂治疗的患者以及免疫功能低下者更易感染隐孢子虫，在欧美 11%~21% 的艾滋病患者腹泻便中发现该虫卵囊，而在非洲等发展中国家可达 12%~48%，近些年，国内同样有很多病例报道。

⑨ 溶组织阿米巴，有滋养体和包囊两期，滋养体分为大小两型，大滋养体生活于肠壁等组织，又称组织型滋养体，有致病力，能吞噬红细胞。小滋养体生活于盲肠和升结肠的肠腔内，称为肠腔型，不致病，不吞噬红细胞，以肠腔内的食物及细菌为营养。随着滋养体在肠内下降过程中逐渐停止活动，虫体团缩，并分泌出一种较硬的外壁，形成包囊，包囊随粪便排出体外，可污染水源及食物，健康人经口摄入包囊后而感染。

寄生虫的危害比你想像中的大

肠道和寄生虫的关系就像农夫和蛇，肠道为寄生虫提供了生存的场所，而寄生虫却在其中兴风作浪，无恶不作，它对人体的危害主要表现在三方面。

① 无止境地巧取豪夺，寄生虫在人体肠道内生长、发育和繁殖需要大量的营养，寄生的虫数越多，被夺取的营养也就越多。长此以往，人体因为得不到营养的供给，就会出现营养不良、缺铁性贫血、消瘦等表现，强取最突出的要数钩虫，它可以吸附于小肠壁靠吸血为生，我们称其为肠内吸血鬼。据报道，每条美洲钩虫每天可吸血 0.03 毫升，每条十二指肠钩虫每天可吸血 0.15 毫升，更无耻的是，它们还会影响肠道的吸收功能，导致消化不良。

② 机械性损伤，寄生虫是活的生物，它是时时刻刻在动。比如蛔虫，它特别喜欢乱窜钻孔，有时我们在胆道里都可以发现这让人毛骨悚然的家伙，入侵胆道后它们会引起蛔虫性胰腺炎甚至是蛔虫性肝脓肿。除了移动之外，它们还喜欢抱团取暖，大量的蛔虫可以在小肠内扭曲成团，从而引起肠梗阻。再比如猪肉绦虫，它的肌肉系统其实非常发达，以致不但能够寄生在肠道内，还可以出现皮下组织和肌肉组织，甚至是脑、眼、心、肝、肺等器官，所以医生能从感染者的大脑中

挑出活虫来，这绝对不是假新闻！

③ 寄生虫从头到脚一身的毒，它的分泌物、排泄物对人体均有毒性作用，寄生虫寄居的部位往往肠黏膜会有糜烂水肿，细菌也容易停留在这里，引起严重的混合性感染。更无耻的是肠道为其提供赖以生存的场所和营养，一直到其生命的终结。本以为天下太平，结果连死亡虫体的分解物都是毒性物质，它们本身具有抗原性，可诱导人体产生超敏反应，造成组织的损伤，有时更会引起严重的过敏性休克。

如果我们能够充分了解肠道寄生虫的习性和感染方式，我们就能知道为什么儿童更易感染肠道寄生虫了。

儿童抵抗力比成人要差，所以他们更容易遭受寄生虫的侵袭。儿童不太注意个人卫生，特别是手卫生，他们往往接触了其他东西之后就立刻吃东西。也可能处于好奇，会把一些不明物体放在口里，作为成人我们都知道饭前便后要洗手，原因就是手上致病微生物很多，一个不小心，可能就会传到口里。儿童喜欢玩耍，很多寄生虫恰恰存于土壤里，儿童在接触受污染的土壤以后，有些寄生虫可直接穿透皮肤进入体内。

诸多因素使得儿童成为寄生虫感染的高危群体，我们都知道寄生虫罪大恶极，它们吃着人体的、喝着人体的，还要想法子如何折磨人体，一旦感染寄生虫，如果不及时发现，随着时间的延长，儿童的不适症状也将会越来越明显。

"太可怕了，真是让人讨厌的臭虫！可是老师，怎样才能及时发现它们呢？"

我对十万君说，这正是很多家长所关心的，因为不懂医，往往无法准确判断孩子是否已经感染了寄生虫。所以我给出五条建议，可以大致做出判断，从而决定是否需要看医生。

① 如果你的孩子出现不明原因的腹痛腹泻、恶心呕吐、便秘、便血等不适症状，而且持续时间长，发作频率高，那么你就应该警惕是否已经感染了寄生虫。

② 如果你的孩子总是说肛门瘙痒，还总是时不时做出一些抠肛门止痒的动作，而且伴有失眠等异常表现，那么你也应该警惕是否已经感染了寄生虫。

③ 如果你的孩子出现厌食偏食，面黄肌瘦，或皮肤出现异常的白色斑块，头发稀疏，甚至生长发育比同龄孩子要缓慢，那么你应该警惕是否已经感染了寄生虫。

④ 太小的孩子有时不会表达，父母也可以观察他的举止行为，如果出现一些异常的举止行为，特别是异食的现象，那么，你也应该警惕是否已经感染了寄生虫。

⑤ 一定注意观察孩子的粪便，如果发现粪便里混有活虫，那么毋庸置疑，你需要立刻带着你的孩子立刻去医院。

治疗肠道寄生虫最佳的方法就是早期发现，早期驱虫，避免时间拖延带来的不良并发症。

怎么给宝宝驱虫？

按照世界卫生组织的推荐，2 岁以上的孩子可行驱虫治疗，2 岁以下的儿童，肝脏发育尚不完全。而大多数驱虫药中都含有影响肝功能的成分，服用后会造成孩子的肝功能损害，引起转氨酶升高和厌食症，所以 2 岁以下儿童如果必须服药，应该在医生指导下服用。

治疗肠道寄生虫的驱虫药有很多种，如何选择合适的驱虫药对家长来说的确有些头痛，这个时候最好也求助下医生，事实上医生在开取驱虫药之前，往往会分三步走。第一步，充分了解儿童的全身情况，经验判断是否有寄生虫感染。第二步，进行大便检查，也会抽血，比如寄生虫感染时血细胞分类计数嗜酸性粒细胞比例有可能会升高，标准是大便中准确地找到了虫卵。第三步，根据感染寄生虫的不同种类选择驱虫药。

说到这，十万君的手机响了，图片恰巧传过来了。我一边看图片一边问十万君，刚刚给你讲了那么多有关肠道寄生虫的知识，现在考验你的时刻到了，你能看出这是什么虫吗？

"像蚯蚓一样，那么长，当然是蛔虫了！"十万君胸有成竹地回答。

我点点头，现在能够明确是蛔虫病，明天你老师就可以带着孩子去医院，医生全面评估后就会开具合适的驱虫药，治疗蛔虫的驱虫药一般只需顿服（一次性服用）即可。

你一定要了解的消化道"黑洞"

一大早，十万君就拿出手机让我看图，我以为是美女，于是饶有兴趣地赶紧欣赏，直到十万君把那张图片放大，我才发现只是一张用手机拍的胃镜报告单。

只见报告单上写着：食管憩室。

"老师，我舅舅昨天在县医院做了胃镜，你给看看咋回事？"

显然，十万君对于食管憩室有点摸不着头脑。其实不光是十万君，我们在门诊也经常能遇到忧心忡忡的咨询者，他们事先并不知道自己罹患消化道憩室，都是在做了消化道钡餐或胃肠镜之后才意外发现的。他们最大的困惑是，憩室究竟是什么？它需不需要治疗？

消化道里的神秘黑洞

"医学上**消化道憩室**是由于钡剂经过胃肠道管壁的薄弱区向外膨出形成的囊袋状影像，或是由于管腔外临近组织病变的粘连、牵拉造成管壁全层向外突出的囊袋状影像。"

当我这么讲述的时候，十万君突然想到了两个字"黑洞"。如果你觉得这样的解释有点脑洞大开，那么，举个简单的例子。虽然我们的消化道九曲十八弯，但我们可以把消化道黏膜比作墙壁，那么憩室就是墙壁上突然出现的一个洞，如果你像十万君一样拥有超凡的想象力，把消化道黏膜想象成宇宙，那么憩室就是宇宙里的黑洞。

事实上对于很多人来说，消化道憩室的确如同黑洞一样神秘莫测。

所以发现了憩室以后，他们充满好奇又忧心忡忡。有人问我，消化道憩室究竟常不常见？我的回答是当然。我们的消化道，从食管到胃，再到小肠，最后是大肠，都有可能发生憩室改变，所以它非常普遍。

食管憩室是食管壁的一层或全层往外突出，按发病机制分为内压性憩室和牵引性憩室，按发生部位可分为咽食管憩室、食管中段憩室和膈上憩室三类，根据憩室壁的构成可分为真性憩室（含有食管壁全层）和假性憩室（缺少食管壁的肌层）。咽食管憩室和膈上憩室为内压性憩室，它们的发生与食管运动功能异常和该部位解剖结构的薄弱有关，由于食管腔压力增高，引起部分食管壁的黏膜和黏膜下层组织越出肌层，被推出食管壁外，所以它也属于假性憩室。食管中段憩室为牵引性憩室，它的发生与隆突下或支气管旁淋巴结炎症或结核粘连牵引有关，因为憩室含有食管壁全层，所以又称为真性憩室。

医学上食管憩室的发生率为 1%~3%，多发于中老年患者，男性多于女性。

胃憩室是部分胃壁向外扩张或被牵引所形成的袋状突起，分为真性憩室和假性憩室。前者是指胃壁全层的膨出，包括黏膜层、黏膜下层、肌层和浆膜层。后者是指只有黏膜层和黏膜下层的膨出，而无肌层的膨出。胃憩室多发于 40~60 岁的中老年患者，无性别差异，以胃底大弯侧最常见，多为单发。

医学上胃憩室的发生率为 0.01%~2.6%，约占消化道憩室的 1.8%。

十二指肠憩室是各种先天性或后天性原因造成的部分十二指肠肠壁病理性囊袋样膨出，肠壁全层膨出为真性憩室，无肌层膨出为假性憩室。十二指肠憩室多发生于 40~60 岁中年人，以十二指肠降部憩室最常见，发生于十二指肠球部的多为十二指肠溃疡瘢痕收缩形成的假憩室。医学上可以导致十二指肠憩室的原因有很多，多数认为是由先天性肠壁局限性肌层发育不全或薄弱，在肠内突然高压或长期持续或反复的压力增高时，肠壁薄弱处，肠壁黏膜及黏膜下层组织脱出而形成憩室，亦可由于肠壁外炎症组织所形成粘连瘢痕的牵拉导致憩室的发生。医学上十二指肠憩室发病率为 1%~2%。

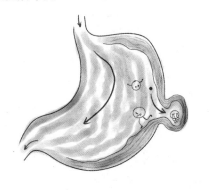

胃憩室

空回肠憩室顾名思义是发生在空肠和回肠的憩室。我们都知道，空肠、回肠都属于小肠的重要组成部分，所以也可以称之为小肠憩室，医学上空回肠憩室可分为梅克尔憩室和获得性空回肠憩室。

首先来说说梅克尔憩室，梅克尔憩室是胚胎发育过程中，卵黄管退化不全所形成的回肠远端憩室，它属于真性憩室，具有与肠壁同样的组织层次。1808 年梅克尔首先发现憩室来源于卵黄管的残留，1812 年他又对其胚胎学和临床表现及其并发症做了完整的描述，故该病得名梅克尔憩室。我们都知道胚胎 4 周左右，中肠通过卵黄管与卵黄囊相连，正常情况下，随着肠回转返回腹腔后，卵黄管在胚胎第 2 个月终时自行闭锁，以后逐渐萎缩成纤维带，最后被吸收直至完全消失。若胚胎发育过程中出现异常停滞，卵黄管退化不全，不闭合或消失，则可能形成各种畸形，如卵黄管脐端闭合消失，而回肠末端未闭合，与回肠相同，就形成了梅克尔憩室。医学上梅克尔憩室的发病率为 1%~2.5%。

至于获得性空回肠憩室，则是某种原因使空回肠出现两端痉挛和中间松弛的状态，局部肠腔内压力升高，肠黏膜带有厚薄不等的肌层，沿肠系膜血管在肠壁膨出而形成，常为多发性，多见于中老年患者。

结肠憩室是指在局部结肠管壁上发生的突出管腔袋状物，可以是单个，也可是多个一连串由肠腔向外的囊状突出。医学上结肠憩室可分为真性与假性两类，真性憩室是结肠壁的先天性全层薄弱，憩室含有肠壁各层。假性憩室则系黏膜、黏膜下层通过肠壁肌层的弱点疝出，因此它是继发于肠腔内压力的增高，迫使黏膜经肠壁肌肉的薄弱区向外突出。结肠憩室好发于盲肠、乙状结肠、降结肠，发病率随着年龄的增长而增长，40 岁以下少见，发病原因与长期摄入低纤维素的食物，肠腔压力持续升高有关，老年人易发则与肠壁肌力减弱有关，45 岁以上的人中结肠憩室的发病率为 5%~10%。

"老师，我发现了一个规律，除了梅克尔憩室之外，其他的消化道憩室都发生于中老年人，是不是它的发病也与年龄有关？"

我对十万君点点头，没错，随着年龄的增长，人体会随之衰老，比如体内的动脉可能出现粥样硬化，继而导致冠心病、高血压病及脑血管疾病。比如大脑会出现萎缩，继而出现记忆力下降和反应迟钝。同样，消化道也会出现一定的退化，比如管壁会变得薄弱，弹性也随之减退，再加上中老年人存在胃肠道动力障碍，容易出现消化不良和便秘，这些因素都导致了消化道内外的压力增加，长期的内压因素就促进和（或）加重了憩室的形成。

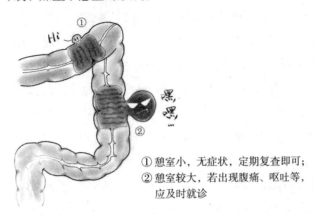

① 憩室小，无症状，定期复查即可；
② 憩室较大，若出现腹痛、呕吐等，
应及时就诊

消化道憩室需要排除吗？

"消化道憩室对身体有害吗，它们究竟要不要治疗？"十万君问道。

十万君的这个问题也是很多消化道憩室患者的疑虑所在。

事实上，不管是食管憩室、胃憩室、十二指肠憩室、梅克尔憩室还是结肠憩室，消化道憩室总体发病率是很低的，虽然它们存在某些先天性或后天性因素，但大多数患者都能与之和平相处，因为没有特殊不适症状，所以大部分患者的消化道憩室都是在胃肠镜或消化道钡餐检查中偶然发现的，很多患者在发现消化道憩室后，往往十分焦虑担心，其实大可不必，因为对于没有症状的消化道憩室无须治疗，动态观察，定期复查即可。

但也有少数患者，因为憩室较大，可能会出现一些不适症状。

比如大小在 1 厘米以上的憩室，因为它本身的容积大，就可能出现食物潴留的现象，如果潴留的食物不及时排出，时间久了就会发生变质腐败，这时不但会释放恶臭味，还有可能导致憩室黏膜的炎症水肿，也就是我们常说的憩室炎，不同部位的憩室炎往往会有不同的表现，食管憩室炎可能会有烧心、反流甚至是吞咽困难。胃憩室炎则可能出现腹痛、腹胀、消化不良甚至恶心呕吐。十二指肠憩室炎可能出现上腹部胀痛、嗳气、恶心，饱餐后加重。空回肠憩室炎可有脐周剧烈绞痛、恶心呕吐等表现；结肠憩室炎可有剧烈腹痛、发热等。如果憩室炎久治不愈，大憩室还有可能导致消化道出血，脓肿、癌变、梗阻甚至是穿孔，虽然它们出现的概率不高，但是这些并发症相比憩室炎更为严重。

半年前，我曾碰到过一个老年患者，因不明原因的黑粪入院。起初我们考虑是消化性溃疡所致，但是胃肠镜检查都彻底排除了出血病灶，在介入止血无效的情况下，患者在外科接受了手术治疗，最终明确为回肠大憩室所导致的消化道出血。医学上，如果反复出现憩室炎，久治不愈，保守治疗无效，或是出现更严重的出血、脓肿、癌变、梗阻甚至是穿孔，那么这个时候就需要外科手术治疗！

"怎样才能预防消化道憩室的形成？"十万君问。

我对十万君说，一部分消化道憩室的形成是因为先天性发育不全，但也有一部分消化道憩室的形成，则与后天不良的生活方式密切相关。如果认真研究消化道憩室患者，就会发现大部分以中老年患者居多，这与他们的饮食习惯，消化道的蠕动功能以及后天形成的各种消化道疾病密切相关。我们可能没有更好的方法避免先天性因素，但是某些后天因素，也许值得我们深思。很多人认为身体的下坡路是从中年开始，所以趁着年轻，可以随心所欲，其实这样的观点是完全错误的。因为种种不良的生活方式，导致心脏疾病的发生越来越年轻化，以前我们会觉得肿瘤是老年患者的噩梦，但现在，越来越多的年轻人被确诊。随着医学的发展，大量的实验数据和流行病学资料，让一个又一个的真相被揭开，比如香烟是全世界都公认的致癌原，比如喝酒对肝脏、胃和胰腺的伤害也得到了公认。

所以为了健康，无论有无消化道憩室，我们都应该养成良好的生活方式。

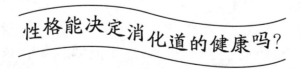

性格能决定消化道的健康吗？

"哎，没人能受得了她！"一大早，十万君就愁眉苦脸，我当然知道他说的是38床的女患者。

她叫玉英，35 岁，因上腹痛伴腹胀两年就诊。虽然在门诊的时候，玉英就做过一些检查，但都没有问题，门诊医生束手无策，一张住院证把玉英收进了病房。

这个 35 岁的女人到底怎么了？

一周来，为了排除器质性疾病，我们几乎把能做的检查全都做了，但是并没有发现异常病变。做了这么多检查，玉英感到自己的症状没有丝毫缓解，病因也没查出，她更加焦虑不安，情绪也变得更加激动。很多次，我和十万君查房的时候，她都会大喊："我要痛死了！"

最近护士喊我和十万君的频率越来越高，以致现在护士一进来，我们就知道，又是 38 床不舒服了，她最常说的一句话："我要痛死了！"

住院一周，这话被她当作口头禅，事实上呢，她活得好好的。

我对十万君说："如果你身边长期有这么一个人，你会怎么样？"

"天哪！"十万君惊呼了出来，简直难以想象，我觉得用不了很久，我就会疯掉！

也不能这么说，没有医学常识的人们会对玉英的一举一动感到匪夷所思，但是医者，应该充分考虑到患者的病痛，虽然玉英总是不舒服，总是喊，但这也是在培养我们的耐心，我们必须要改变她现在的状态！我说得非常坚定。

其实我们对玉英的疾病不是没有定论，但是行医，必须小心翼翼，三思而后行。

医学上，能导致身体不适的不光是器质性疾病，还有心理性疾病，但是从严谨出发，任何疾病，我们必须要首先排除器质性，然后才能考虑心因性。

经过会诊和讨论，最终确定玉英所罹患的疾病其实是功能性消化不良！

当我说出诊断的时候，很多人可能对其感到陌生。事实上，现实世界中，罹患功能性消化不良的患者大有人在，他们饱受疾病的折磨，苦不堪言！

功能性消化不良（functional dyspepsia，FD）是指由胃和十二指肠功能紊乱引起的症状，经生化、内镜和影像学等检查排除了器质性疾病，根据临床表现可进一步分为餐后不适综合征和上腹痛综合征，前者主要表现为餐后饱胀和（或）早饱，后者主要表现为上腹痛和（或）上腹灼热感。两种类型既可单独存在，也可以重叠并存。说到这，我问十万君："还记得我说过的罗马Ⅲ标准吗？"

"当然记得，老师，你在讲功能性便秘的时候说过。"十万君立刻回忆起来了。

对，其实罗马Ⅲ有很多标准。所以对于功能性消化不良，它同样有诊断标准，如果有上腹痛、上腹灼热感、餐后饱胀和早饱症状之一种或多种，排便后症状不能缓解，并且病程已经超过6个月，近3个月症状持续发作，到医院做了全面检查又没发现器质性疾病，那么你就要小心，你可能已经罹患了功能性消化不良！能够导致功能性消化不良的病因有很多，比如胃肠动力障碍、内脏感觉过敏、胃底对食物的容受性舒张功能下降，但是还有一种因素，医生必须要引起重视。

我问十万君："你知道是什么因素吗？""心理因素？"十万君有点不自信，我想他之所以这么说，一定是因为看到了玉英的表现。

"没错！"我对十万君说，"功能性消化不良的发病其实也与某些心理精神因素密切相关。"

研究发现，在功能性消化不良的发病中患者往往存在个性异常，焦虑、抑郁积分显著高于正常人。国外研究者通过实验证明了不良的社会心理因素产生的各种情绪障碍均可造成胃排空的延长，精神紧张或抑郁状态下，胃的运动与体内某些胃肠激素分泌减弱，从而直接或间接地导致了疾病的发生。举个简单的例子，像大家所熟知的抑郁症，它的发病率其实非常高，可是你能准确说出抑郁症的所有表现吗？闷闷不乐，悲痛欲绝，自卑抑郁，悲观厌世，甚至有自杀倾向。事实上，它的表现远不止这些，头痛失眠，厌食，恶心呕吐，腹痛，心悸，胸闷，出汗等等，可能都是它的症状。由此可见，心理疾病可能会影响全身上下的每一个器官，至于胃肠道，更是它们重点影响的对象，所以心情好才能消化好，这并不是空穴来风！

"心理因素也会引起下消化道疾病吗？"当十万君提出了新的疑问后，我的回答是肯定的。我们所说的下消化道主要包括结肠和直肠，医学上的确有这么一个诊断，叫肠易激综合征，它是一种以腹痛或腹部不适伴排便习惯改变为特征的功能性肠病，根据临床表现，它可分为三种类型，腹泻为主型、便秘为主型和混合型。按照罗马Ⅲ诊断标准，病程6个月以上且最近3个月来持续存在腹部不适或腹痛，并伴有下列特点中至少两项：① 症状在排便后改善；② 症状发生伴随排便次数改变（比如每天排便多于3次或每周少于3次）；③ 症状发生伴随粪便性状改变（比如块状/硬便或稀水样便）。出现上述症状，且排除了器质性病变，你就要当心可能已经罹患肠易激综合征！

　　能够导致肠易激综合征的病因同样有很多，比如胃肠动力异常，内脏感觉异常，肠道感染治愈后、肠道菌群紊乱、胃肠道激素及某些食物的刺激。当然，精神心理障碍同样是肠易激综合征发病的重要因素，其中焦虑、抑郁扮演着重要角色，它们可能导致植物神经功能紊乱，进而引起肠道的运动及分泌功能失调，最终让患者出现了各种不适症状。事实上，随着研究的深入，人们发现越来越多的消化道疾病其实都受心理因素影响，除了功能性消化不良和肠易激综合征外，像消化性溃疡、消化道肿瘤也或多或少受其影响。比如1930年邓巴（Dunbar）等提出消化性溃疡患者具有负责、进取、强烈的依赖愿望，易怨恨，常压抑愤怒；再比如1984年有研究发现应激时的抑郁情绪很容易导致溃疡病的发生，用多虑平等抗抑郁药来治疗消化性溃疡，并辅以胃镜检查作为疗效指标，发现4周有效率达到46%~86%。有些顽固、难愈性溃疡也有好转，很可能与缓解或消除了抑郁情绪有关。

性格好，消化道就好

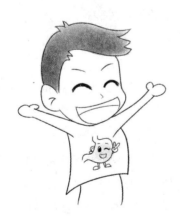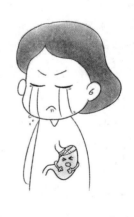

　　至于心理因素和消化道肿瘤的关系，想想看，一个人长期生活在痛苦压抑之中，他的身体时刻处于精神应激状态，体内的各种激素分泌失衡，免疫力下降，随着时间的推移，再加上各种不良的行为方式，肿瘤发生的可能性自然就增加了。

　　"性格和消化道疾病密切相关吗？"说到这，十万君提出了新的疑问："老师，既然心理因素对消化道的影响那么大，那么，性格是不是也和消化道疾病密切相关呢？"其实性格正是一个人稳定的心理特征的体现，性格的形成既存在先天性遗传的因素，又存在后天性的影响，而且后天的教育和环境因素起决定作用，从性格和疾病关系的角度出发，心理学上把人的性格分为 A、B、C、D 四种类型。1959 年，美国旧金山哈佛布鲁恩心血管病研究所的两位心脏病专家弗里德曼（Friedman）和罗森曼（Roenman）首先研究提出了 A 型性格。它的主要特征表现是，有力求达到预定目标的强烈愿望，有较高但不切实际的抱负，经常感到时间不够用，具有时间紧迫感。生活、工作或学习呈快节奏特征，整天忙碌不停，从不闲荡，与"从容不迫"无缘。希望引起他人的注意，期望有表现自己的机会。走路、骑车或开车时，爱高速行驶和超车，经常闯黄灯。好胜心过强，热衷于竞争，渴望在竞争中取胜，有同时做几件事的习惯，如边看报边剃须，边驾车边讨论等。喜欢参加有时间限制的复杂活动，一切活动都力求速战速决，立竿见影。思维活跃，反应灵敏，易冲动，好发脾气。至于 B 型性格，恰恰与 A 型性格相反，它的主要特征表现是，顺从、沉默、犹豫、宁静、沉思、松弛、声音低、节奏慢、缺乏主见、容易相处、不易激动，对于布置给自己的任务，或他人对自己的要求能否完成，从不着急。1988 年巴特尔鲁施（Baltrusch）首先提出了 C 型性格，它的主要特征表现是，童年时期形成的压抑和内心痛苦不愿向外表达；过分忍耐和回避矛盾，屈服于外界的压力，强行压制自己的情绪；愤怒不向外发泄而强行抑制；强行压抑内心的痛苦，将眼泪往肚子里咽。

至于 D 型性格，它是 1998 年由比利时的心理学家德诺列特（Johan Denollet）首先提出的，它的主要特征表现是缺乏自信心，有不安全感；沉默寡言，待人冷淡；性格孤僻，爱独处，不合群；情感消极，忧伤，容易烦躁不安。

对比四种性格类型，我们很容易得知，A 型、C 型和 D 型人群他们罹患疾病的可能性更大。A 型性格的人群虽然竞争意识强，工作中能保持快节奏，高效率，纵然事业上可能非常成功，但是强势背后却是以牺牲健康为代价。研究发现，A 型性格的人容易发怒，激动，长期的紧张的应激状态，使得他们更易罹患冠心病和高血压，中风的危险也比一般人要高。而 C 型性格和 D 型性格，这两种性格的人对待生活消极，长期压抑的生活状态，很容易导致身体的免疫监视功能和 DNA 基因的修复功能减弱，促使原癌基因转化，从而诱发癌症的发生。也有研究发现，即便是发现癌症后手术根治了，由于性格使然，癌症复发的可能性也更大。

从健康角度来说，拥有 B 型性格的人群因为安于现状，与世无争，他们的心态更好，罹患冠心病、高血压和癌症的可能性也更小。事实上，A 型、C 型和 D 型性格除了会引起冠心病和癌症外，在临床工作中，我们往往能发现，这部分人罹患消化道疾病的可能性也很大，比如功能性胃肠病，比如消化性溃疡，比如食管癌、胃癌、肝癌、大肠癌等消化道肿瘤。

人体的第二个大脑

"有人说胃肠是人体的第二个大脑，是真还是假？"十万君提到了第二个大脑，的确每个人都拥有一个超级大脑，那就是中枢神经系统，人类的一切行为都受其控制。但是近些年，也有人提出了，胃肠是人体的第二个大脑。之所以这样说，是因为研究者发现，胃肠道的神经节细胞其实非常多，数量甚至超过了 1 亿个，约与脊髓内所含有的神经元总数相近。说到这，我们必须要引入一个概念，那就是肠神经系统。

研究发现，肠神经系统是由胃肠道壁内神经成分组成，具有调节控制胃肠道功能的独立整合系统，它主要包括胃肠道的黏膜下神经丛和肠肌神经丛的神经节细胞、中间连接纤维以及从神经丛发出供应胃肠道平滑肌、腺体和血管的神经纤维。对人体来说，肠神经系统作用巨大，它不但能调节胃肠道运动功能，还能促进胃肠多种激素的合成与分泌，因为肠神经系统，胃肠道对环境和食物的敏感性更高，稍有风吹草动，它可能就会发出不健康的警报。正因如此，如果长期生活中压抑、痛苦、焦虑、抑郁之中，肠神经系统的调节机制也会出现严重紊乱，当胃肠感觉、动力出现异常时，它们就会表现出形形色色的不适症状，从这一点，我们也能够很好地解释为什么性格能够决定消化道的健康。

没有器质性疾病，饱受功能性疾病的困扰，生活中像玉英的患者不在少数。调查资料显示，功能性消化不良约占胃肠病专科门诊患者的 50%，而成人肠易激综合征的发病率也达到了 10%。且患者往往以中青年居多，其中很重要的因素就是，生活节奏快，竞争压力大，以致很多人年纪轻轻就饱受焦虑症或抑郁症的困扰。

遗憾的是，无论是医生还是患者，都没能更重视这些疾病，医生为了简单省事，往往只是开具一些抗抑郁症或对症治疗的药物，忽略了心病还应该心医，患者同样没有意识到心理因素在作祟，他们往往会花更多的钱，做更多的检查，吃更多的药，但依然疗效甚微。

众所周知，疾病与心理因素往往是相互作用的，心理因素会引起疾病，疾病反过来也会加重心理负担，久而久之，就形成了恶性循环。

如何改变这样的循环，我的建议有四点。

① 先改变性格。虽说江山难改，本性难移，但是因为性格的形成主要是后天的教育和环境因素起作用，所以它是可以改变的。举个简单的例子，一个开朗乐观的孩子可能因为接连考试失败的打击变得沉默寡言，但是一个自卑焦虑的孩子也可能因为引导有方而变得自信活泼，所以性格的自我调节其实非常重要。A 型性格的人要学会培养耐心，适当降低竞争意识，要有意识地注意休息和放松；C 型性格的人要学会认识自己的长处和短处，学会自得其乐，增强自信心，及时调整内心的压抑和转移痛苦情绪；D 型性格的人要增加自信心，逐步学会心情开朗和自得其乐，改变离群独处的生活习惯，争取参加各种群体活动，学会交朋友，及时向亲人和朋友倾诉自己内心的压抑和苦痛。

② 坚持培养一种和几种自己感兴趣的爱好，如游泳、慢跑等运动，如练书法、绘画、养鸟、种花、钓鱼等，平时学会劳逸结合，可适当听一些欢快舒畅的歌曲。

③ 杜绝错误的减压方式，很多人试图以大量吸烟、酗酒、暴饮暴食等不良的行为方式来缓解焦虑和抑郁，就像某些明星吸毒了被抓总是说吸毒能创造灵感一样，其实这些方法非但减不了压，还会影响身体健康，增加了消化道癌的发病率。

④ 自我调节无效的可以咨询专业的心理医生，医学上的确有一些抗抑郁的精神药物，但是什么情况下吃，怎么吃，吃多久都是一门大学问，这需要医生和患者的密切配合。

说到这，话题又转回到患者玉英身上，这个饱受功能性消化不良折磨的可怜女人，即便我们联合使用了促胃肠动力和助消化药，但效果一直欠佳。之后我们及时调整思路，联系了心理科会诊，通过心理医生的积极疏导，让她终于说出了内心的苦闷，婚姻和家庭的不幸使 35 岁的她郁郁寡欢，心理医生诊断她罹患了焦虑症，之所以治疗效果不佳，焦虑症起着关键作用。所以通过积极的心理行为治疗，玉英的焦虑症很快缓解了，消化道症状也随之减轻。

一周后，玉英出院了，她脸上露出了久违的笑容。

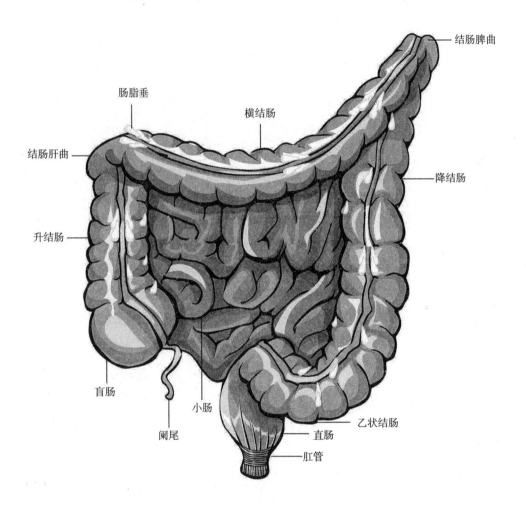

大肠是消化管的下段，全长 1.5m，全程围绕于小肠的周围，分为盲肠、阑尾、结肠、直肠和肛管，大肠的主要功能是吸收水分、维生素和无机盐，并将食物残渣形成粪便，排出体外

望着走进电梯的玉英，十万君说："老师，她刚才说了谢谢呢！"

我长呼出一口气，想起了大学时代教科书上对健康的定义，健康不仅是躯体没有疾病，还要具备心理健康、社会适应性良好和有道德。

转身回值班室的时候，我在心里默念了一句：愿每个人都能健健康康。

第四章

开启肝脏胰腺胆囊之旅

脂肪肝真是胖子的专利吗？

十万君走进医生办公室的时候，我正在查看一个患者的 CT 片，他手里拿着一张彩超报告单，看他眉头紧皱的模样，我知道他准是又遇到难题了。

果不其然，只见十万君将报告单在我面前一放，困惑地问我："23 床，脂肪肝？"

小孟住在 23 床，对这个患者我记忆深刻。两天前，我和十万君值夜班，他因上腹痛跑到急诊科寻求帮助，医生查看后收进了我们科。这两天，经过积极治疗后，小孟的腹痛好多了。

非常瘦，这是我和十万君对小孟的第一感觉。按照小孟的说法，他是个素食主义者，平时吃得很少，讨厌一切油腻性食物，所以这么多年，他的体重一直维持在 95 斤左右。如果你觉得 95 斤不算瘦的话，那么我告诉你，小孟的身高有175 厘米，你还会这么认为吗？

"就是脂肪肝啊，怎么，你不会认为腹痛是脂肪肝导致的吧？"我反问十万君。

"当然不是，老师，我的意思是说，他那么瘦，怎么可能会有脂肪肝？"十万君的疑问也是小孟的困惑，拿到检查报告单后，他一度怀疑是不是医生诊断错了，他是个素质主义者，体重控制得如此完美，怎么可能会得脂肪肝，要知道，脂肪肝可都是胖子的专利啊！

当小孟询问十万君的时候，我的这个学生支支吾吾，他也回答不出个所以然来，于是就赶紧回到医生办公室寻求我的帮助。

瘦子为什么也会得脂肪肝？

很长一段时间，人们对脂肪肝的认识还停留在原始层面，他们觉得脂肪肝，顾名思义就是脂肪吃多了导致的。如果面前站着一个胖子和一个瘦子，问谁有脂肪肝，那么所有人一定指着胖子说，是他。那么，第一个问题来了，胖子会得脂肪肝，究竟是真是假？我的回答是当然是真的，医学上肥胖的确是导致脂肪肝的常见病因之一。研究发现，肥胖者食用高脂食物、高脂血症以及外周脂肪组织动员增多，可以导致输送入肝脏的游离脂肪酸增多；肥胖者常有内脏脂肪增多，主要是位于肠系膜周围的脂肪增多，该处脂肪的游离脂肪酸很容易在肝内高浓度蓄积，同时到达肝脏的脂肪酸极易合成三酰甘油，并以极低密度脂蛋白（VLDL）的形式分泌或作用于肝内三酰甘油的合成，当三酰甘油合成速度过快，明显超过极低密度脂蛋白分泌速度时，则过剩的三酰甘油会成为脂滴参与脂肪肝的形成。但是不能因为胖子会得脂肪肝，我们就一概而论。其实脂肪肝不是胖子的专利，瘦子也有可能会得脂肪肝。很多瘦子往往是素食主义者，因为特别的饮食习惯或过度的控制饮食，使得摄入的营养不能满足身体需要。

　　研究发现，素食主义者最常见的缺乏营养就是蛋白质，在脂肪代谢过程中，载脂蛋白将三酰甘油分解成脂肪酸和甘油而离开肝脏，如果蛋白质缺乏或摄入的食物缺乏必需氨基酸（苏氨酸、亮氨酸、异亮氨酶等），身体合成载脂蛋白的能力也会受限，缺乏载脂蛋白，就不能更有效地分解肝内的三酰甘油。食物中缺乏胆碱，可使卵磷脂合成受影响，极低密度脂蛋白合成减少，无法有效将三酰甘油清除。进食太少人体无法获得足够的葡萄糖和燃烧各种脂肪时所需的氧化酶类，人体不得不调动储存在身体其他部位的脂肪、蛋白质来转化为葡萄糖，脂肪动员的

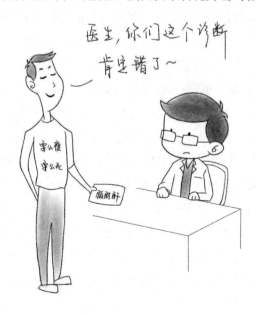

增加，使大量脂肪酸从脂肪组织中释放进入肝脏，从而使肝脏内脂肪堆积，最终形成脂肪肝。

其实不光素食主义者会得脂肪肝，像一些慢性消耗性疾病，如炎症性肠病、长期腹泻、肺结核、长期厌食、吸收不良综合征等也有可能导致脂肪肝，只是这种脂肪肝也是属于营养不良性的。这部分患者虽然看起来瘦骨嶙峋，但肝脏却一点都不"瘦"！

所以，瘦子会得脂肪肝，这绝不是危言耸听！

还有哪些因素会导致脂肪肝？

医学界根据有无长期过量饮酒，将脂肪肝分为酒精性脂肪肝和非酒精性脂肪肝，酒精性脂肪肝顾名思义是酒精所致，至于非酒精性脂肪肝，除了肥胖和营养因素外，2型糖尿病、妊娠、药物也是常见的发病原因。

① 酒精性脂肪肝，它的发生机制是乙醇的中间代谢物乙醛是高度反应活性分子，能与蛋白质结合形成乙醛-蛋白复合物，后者不但对肝细胞有直接损伤作用，而且可以作为新抗原诱导细胞及体液免疫反应，导致肝细胞受免疫反应的攻击。乙醇代谢的耗氧过程导致肝小叶中央区缺氧。乙醇在肝细胞微粒体乙醇氧化途径中产生活化氧，导致肝损伤。乙醇代谢过程消耗辅酶I（NAD）而使还原型辅酶I（NADH）增加，导致依赖NAD的生化反应减弱而依赖NADH的生化反应增高，这一肝内代谢的紊乱可能是导致脂肪肝的原因之一。

肝脏微循环障碍和低氧血症也是重要的发病机制，长期大量饮酒患者血液中的酒精浓度过高，肝内血管收缩、血流减少、血流动力学紊乱、氧供减少以及酒精代谢氧耗增加，进一步加重低氧血症，导致肝功能恶化。

如果已经发现了酒精性脂肪肝依然未引起患者的足够重视，不要命地继续喝酒，酒精性脂肪肝就有可能转变为酒精性肝硬化，它的演变过程是酒精性脂肪肝→酒精性肝炎→酒精性肝纤维化→酒精性肝硬化。研究发现，平均每日饮含乙醇80克的酒达10年以上即可发展为酒精性肝硬化，如果形成肝硬化还要继续喝下去，就极有可能发展成肝癌。

② 2型糖尿病常出现脂肪代谢异常，首先是游离脂肪酸（FFA）输送入肝脏

增多，FFA 可以来自饮食、高脂血症及脂肪组织动员增加，其次是高血糖导致脂蛋白糖基化，使低密度脂蛋白（LDL）的代谢变慢，高密度脂蛋白（HDL）降解加快，结果引起 LDL/HDL 比值升高，使 LDL 转运到周围组织，胆固醇增加，胆固醇在组织中大量堆积，形成脂肪肝。最后是高胰岛素血症及糖耐量异常，长期血糖升高，肝脏可呈脂肪浸润，若肥胖患者胰岛素受体缺乏或对胰岛素不敏感，可能通过改变能量代谢来源，促使碳水化合物转成脂肪、抑制脂肪酸氧化、减少膜磷脂组成、增加对致病因素敏感性等诱发脂肪肝形成。

③ 急性妊娠脂肪肝，是妊娠末期（平均孕周 37.5 周）发生的以肝细胞脂肪浸润、肝功能衰竭和肝性脑病为特征的疾病，其发病率为 1/7000~1/15000，孕妇及胎儿死亡率分别达 33.3% 和 66.7%，预后较差，以初产妇和男胎孕妇多见，再次妊娠时少有复发倾向。

研究认为，急性妊娠脂肪肝与妊娠后体内性激素水平的变化有直接关系，孕妇体内雌激素、生长激素、儿茶酚胺等水平升高，加之妊娠末期孕妇处于应激状态，使脂肪动员增加，脂肪酸进入肝脏增加，肝内三酰甘油合成增多，糖原储备减少，均有利于脂肪在肝细胞内沉积。妊娠晚期存在不同程度的蛋白质代谢紊乱，某些氨基酸缺乏、脂蛋白缺乏，这些均可促进肝细胞脂肪变性和脂肪沉积，从而引起脂肪肝。

④ 药物性脂肪肝。药物引起的肝细胞脂肪变性在病理上分为两种：微泡性脂肪肝和大泡性脂肪肝，但有时在同一患者中，这两种类型脂肪变可同时存在，或两者之间互相演变。

说到药物，十万君有了新的疑问："老师，究竟哪些药物会引起肝脏受损呢？"

很多药物都可能对肝脏造成伤害，可以有急性伤害，也可以是日积月累的慢性伤害。其中最常见的一些伤肝药物包括非甾体类抗炎药、某些抗生素、激素、抗结核药物、化疗药物及免疫抑制剂等。考虑到西药伤肝，很多患者在选择药物的时候往往会考虑中草药。

那么，中草药真的就安全吗？目前应用中草药来调养身体或者减肥的患者越来越多，各种中草药制剂、保健品更是层出不穷，虽然打着绿色无害的夸张幌子，但是服用后引起肝损害的报道却越来越多。

有关脂肪肝的谣言

现实生活里，有关脂肪肝的谣言有很多，特别是那些没有医学常识的人群，他们获取消息的来源往往通过口口相传，或是直接从网络上获取，遗憾的是，这些消息并不靠谱。

了解脂肪肝的病因和形成机制后，回过头来再去看网络上的谣言，一切就不攻自破了。

比如这样一条谣言，不喝酒就不会得脂肪肝。

这种观点显然是不正确的。虽然喝酒的确是导致脂肪肝的一大元凶，但是除了饮酒外，肥胖、营养不良、2 型糖尿病、妊娠和药物都有可能导致脂肪肝，有的人以为只要不喝酒就不会得脂肪肝，结果饮食上随心所欲，时间一长，也会患上脂肪肝。

还有这样一条谣言，血脂不高就不会得脂肪肝。

医学上，高血脂的确与脂肪肝的发病密切相关，很多体型肥胖的脂肪肝患者，血脂偏高也的确很常见。但是营养不良性脂肪肝、药物性脂肪肝，他们体内的血脂可能并不高，可见高血脂并不是诊断脂肪肝的唯一标准。

再来看这样的谣言，只有暴走才能治疗脂肪肝。

大家耳熟能详的暴走妈妈，因为重度脂肪肝不适合做肝脏移植，为了拯救自己的孩子，通过 7 个多月的暴走，终于治愈了自己的脂肪肝。于是人们开始有这样的观点，只有暴走才能治疗脂肪肝！其实最早的暴走源于美国，之后风靡欧洲，流行于韩国，日本等地，是选定一条路线，沿着路线徒步或骑车，时间由一日到数日不等，暴走其实也是极限运动的一种，它挑战人们的心理素质和身体素质。暴走虽然是锻炼身体的一种方式，但我的观点是并不是人人都适合。

脂肪肝的治疗是一个全面的过程，包括戒酒、包括运动、包括饮食控制，如果只强调疯狂的运动，而不控制饮食，或是只控制饮食而不运动，那么都无法收到良好的治疗效果。

即便是非常简单的运动，也需要讲究科学。很多老年人患有脂肪肝，但是他们可能同时患有高血压、糖尿病等基础疾病，如果剧烈运动，那么对身体有害而无益。超出身体能够承受的范围，极限运动会加剧心肌和脑部耗氧，一旦身体不堪重负，极有可能诱发心脑血管意外，所以对这个群体，推荐的运动方式不是高强度，而是低—中等强度，不是无氧运动，而是有氧运动，不是一次几个小时，而是每天 20~30 分钟。对于很多年轻人，特别是肥胖患者，对于脂肪肝的治疗也讲究的是循序渐进，如果为了控制脂肪肝，短时间内剧烈运动或疯狂节食，不但可能无法根治脂肪肝，反而有可能导致肝细胞坏死、肝功能受损，甚至诱发急性肝衰竭和肝纤维化。这其中重要的原因就是运动量过大，体重减轻太快，直接导致体内的脂肪分解成大量的脂肪酸，这些脂肪酸被运输到肝脏，肝脏在消化分解这些脂肪酸时不堪重负，从而出现事倍功半、雪上加霜的现象。

更有这样的谣言，只要不喝酒，就算有脂肪肝，也不会发展为肝硬化。

有关酒精与肝硬化的关系毋庸置疑，但是非酒精性脂肪肝就可以置之不理吗？当然不能。按照疾病进展过程，从单纯性脂肪肝→脂肪性肝炎→脂肪性肝纤维化→肝硬化仅仅只需要 4 步，但是相对酒精和病毒性肝炎，它的进展速度还是很慢的，一部分患者需要 10~20 年。这么长的时间，其实疾病还是给了我们很多机会的，事实上只要我们能够改变日常生活中的不良习惯，非酒精性脂肪肝不仅不会转变为肝硬化，还有可能痊愈。但是如果我们肆无忌惮，变本加厉地伤害我们的肝脏，即便不会转变成肝硬化，也有可能引起急性肝衰竭，这同样是非常危险的。

如何预防和治疗脂肪肝？

① 控制你的 "BMI 指数" 和腰围。BMI 指数即身体质量指数，也称体质指数，是用体重公斤数除以身高米数平方得出的数字，是目前国际上常用的衡量人体胖瘦程度以及是否健康的一个标准。我国成人的 BMI 数值正常为 18.5~23.9，低于 18.5 为过轻，24~27.9 为过重，28~32 为肥胖，高于 32 是非常肥胖。腰围则是反映脂肪总量和脂肪分布的综合指标，如果男性腰围大于或等于 85 厘米，女性腰围大于或等于 80 厘米则为肥胖。研究发现，腰围和 BMI 指数能够很好地预测脂肪肝，所以把这两项指标控制在正常范围内，才能更好地减少脂肪肝的发生风险。对于那些不知道自己有没有脂肪肝的人，也可以根据这些数值自己做下简单预测，如果你属于高危因素，那么建议你最好及时到医院进行相关检查。

② 戒酒。肥胖患者应该减少饱和脂肪和高糖的摄入，适当增加膳食纤维的摄

入，同时应该进行低—中等量的有氧运动，每天至少 20 分钟，持之以恒，避免体重反弹。

③ 消瘦患者应该注意保持营养均衡，在摄入膳食纤维的同时，也应该增加优质蛋白质、不饱和脂肪酸的摄入，避免盲目的素食主义。

④ 不要自行购买西药或中草药进行口服，尤其不要相信能减肥的保健品。

⑤ 大部分脂肪肝并不需要口服护肝药物，只要找到病因，改变生活方式即可，一部分比较严重的脂肪肝，已经引起了转氨酶的明显升高，可以在医生的监护下适当口服护肝药物，但是不同病因的脂肪肝所需要的药物可能不同，所以一定要提前咨询医生。

⑥ 所有的脂肪肝患者在改变生活方式的同时，也应该注意随访观察，最好每 1~2 年进行一次血脂、血糖、肝功能和肝脏 B 超的检查（均需空腹进行），同时要动态监测体重、腰围、血压，自己根据公式计算 BMI 指数。

乙肝究竟要不要抗病毒治疗？

"老师，乙肝究竟要不要抗病毒治疗啊？"十万君一边翻《内科学》一边问我。

"你不是在翻书吗，书本上的知识可比老师全面多了。"我故意开他的玩笑。

"关键是书上的介绍也不全啊，说实话，我查了不少资料，但各有各的说法，感觉没有统一的标准。"十万君微微皱起眉头。

"你小子怎么突然对乙肝感兴趣了？"我停下手头的工作问他。

"我高中同学，小三阳 8 年了，今天中午打电话话给我，问我要不要抗病毒治疗？"

"他做了检查没有，比如肝功能和乙肝病毒基因（HBV-DNA）定量检查？或者还有没有更详细的资料以供参考？"

"这个我真还没问，是我大意了，我这就发微信问问他。"

　　十万君信息发出去之后，趁着等回复的时间，我又问他，说说看你对乙肝的了解究竟有多少？

　　乙肝的病毒特征是什么？ 十万君只知道乙肝病毒是一种嗜肝 DNA 病毒，这是没错的，但是面对强大的敌人，仅仅知道这一点是远远不够的，毕竟只有知己知彼，方能百战不殆。首先来说说乙肝的发现历史，1966 年，巴鲁克·塞缪尔·布隆伯格（Barch Samuel Blumberg）等报道研究血清蛋白多样性中，发现澳大利亚抗原，1967 年，萨尔·克鲁格曼（Saul Krugman）等发现这种抗原与肝炎有关，故称其为肝炎相关抗原，1972 年世界卫生组织正式将其命名为乙型肝炎表面抗原。

　　我们都知道，乙型肝炎是由乙型肝炎病毒（HBV）感染引起的一种传染病，所以它是一种病毒感染，医学上 HBV 属嗜肝 DNA 病毒科，基因组长约 3.2 千碱基对，为部分双链环状 DNA，显然它的抵抗力较强。

怎样检测乙肝病毒感染？

　　我们都知道 HBV 感染呈世界性流行，据世界卫生组织（WHO）报道，全球约 20 亿人曾感染 HBV，其中 2.4 亿人为慢性 HBV 感染者，我国有慢性 HBV 感染者约 9300 万人，所以有人将我国称之为乙肝大国，说到这，新的问题来了，怎样检测乙肝病毒感染呢？工作中，我们经常能碰到患者的咨询：医生，怎样知道体内有没有乙肝病毒感染，是验血，还是验尿，或是做 B 超检查？事实上，乙肝病毒广泛存在于感染者的血液和体液中，这里所说的体液包括精液、阴道的液体、乳汁、淋巴液、脑脊液、胸膜腔的液体、腹膜腔的液体、关节腔的液体、羊水等。所以目前医学上用来检测乙肝病毒的方法有很多，但应用最普遍的是乙肝五项（亦称"两对半"）检查，我对十万君说，HBV 基因组长链中有 4 个开放的读码框，即 S 区、C 区、P 区和 X 区，它们分别编码 HBsAg、HBeAg/HBcAg、DNA 聚合酶及 HBxAg，所谓的乙肝五项也是通过检测这些编码来作出判断，即乙肝病毒表面抗原（HBsAg）、乙肝病毒表面抗体（抗 -HBs）、乙肝病毒 e 抗原（HBeAg）、乙肝病毒 e 抗体（抗 -HBe）和乙肝病毒核心抗体（抗 -HBc）。乙肝病毒表面抗原（HBsAg）是乙肝病毒的外壳蛋白，本身不具有传染性，但它的出现常伴随乙肝病毒的存在，所以它是已感染乙肝病毒的标志。乙肝病毒表面抗体（抗 -HBs）是乙肝病毒表面抗原（HBsAg）刺激人体免疫系统后产生的抗体，它是一种保护性抗体，也叫中和性抗体，能中和掉乙肝病毒的感染力，保护人体免受乙肝病毒的再度攻击。如果表面抗体（抗 -HBs）阳性说明两个问题，乙肝处于恢复期或者曾经感染过乙肝病毒，现在病毒已被清除；接种乙肝疫苗后成功获得了保护性抗体，这是好现象。乙肝病毒 e 抗原（HBeAg）是乙肝病毒内核的一种主要结构蛋白，它的一级结构与乙肝核心抗原（HBcAg）基本相同，乙肝病毒表面抗原（HBeAg）是急性感染的早期标志，它的检出可作为 DNA 多聚酶和环状 DNA 分子存在的标志，表示肝细胞有进行性损伤和高度传染性。乙肝病毒 e 抗体（抗 -HBe）是人体感染乙肝病毒后，继乙肝核心抗体产生而出现的另一抗体，但是需要指出的是只有乙肝表面抗体对人体具有抵抗乙肝病毒的能力，其他抗体都不能有效地杀灭乙肝病毒，乙肝病毒 e 抗体（抗 -HBe）阳性说明乙型肝炎病毒复制不活跃，传染性低或很少，是乙型肝炎病毒感染时间已较长久的标志，但如果乙肝病毒基因（HBV-DNA）阳性，说明血中仍存在乙肝病毒或病毒已变异，不仅有传染性，而且对机体的危害可能更大。乙肝病毒核心抗体（抗 -HBc），只要感染了乙肝病毒，无论病毒是否被清除，核心抗体多为阳性，乙肝病毒核心抗体（抗 -HBc）常分为 IgM 和 IgG 二型，IgM 提示为急性 HBV 感染，或者在慢性乙肝急性发作、慢性乙肝进入活动期，随着病程的延长或者病情的好转，IgM 逐步消失，而由 IgG 取代，所以 IgG 提示慢性感染或者既往感染现在已恢复。正因为 IgM 对乙肝病情的判断很重要，所以医学界在乙肝两对半的基础上又添加了抗 -HBc-IgM 的检测，也称之为乙肝三对。

乙肝三对检查结果参照表

HBsAg	抗 -HBs	HBeAg	抗 -HBe	抗 -HBc	抗 -HBc-IgM	临床意义
+	−	+	−	+	+	急性或慢性乙肝，HBV 复制活跃，传染性较强，俗称大三阳
+	−	−	+	+	+	急性或慢性乙肝，HBV 复制减弱，传染性相对较弱，俗称小三阳
+	−	−	−	+	+	急性乙肝或慢性乙肝病毒携带，HBV 复制减弱，传染性相对较弱
+	−	−	+	−	+	不同亚型（变异型）HBV 再感染
+	−	−	−	+	−	急性乙肝感染早期或慢性乙肝携带，HBV-DNA 处于整合状态，传染性弱

HBsAg	抗-HBs	HBeAg	抗-HBe	抗-HBc	抗-HBc-IgM	临床意义
+	−	+	−	−	−	急性 HBV 感染的早期，HBV 复制活跃，传染性较强
+	+	−	+	−	−	表面抗原和 e 抗原变异
−	−	−	−	−	−	正常，但缺少保护性抗体，建议接种乙肝疫苗
−	+	−	+	+	−	HBV 感染已处于恢复阶段
−	+	−	−	+	−	既往有 HBV 感染，目前病毒已基本清除，处于恢复阶段，仍有免疫力
−	−	−	−	+	−	既往有 HBV 感染，但并未产生抗-HBs
−	−	+	−	+	−	HBsAg 出现变异
−	−	−	+	+	+	抗-HBs 出现前的窗口期，HBV 低度复制
−	−	−	−	+	+	HBsAg 消失，抗-HBs 尚未出现，可能 HBV 处于平静携带中，或者为隐匿型慢性乙型肝炎
−	+	−	−	−	−	既往感染过乙肝，已获得免疫力，或接种乙肝疫苗后已获得免疫力

好好聊聊大三阳和小三阳

今天我重点要和十万君谈论的是大三阳和小三阳。

对于大三阳患者而言，因为此时大量的病毒在肝细胞中复制并释放到血液中，所以患者的血液和体液具有很强的传染性，检测患者血中 HBV-DNA 也处于很高水平。至于小三阳患者，在多数情况下病毒已停止复制，不具传染性或传染性很弱，检测 HBV-DNA 为阴性或低水平，但也有例外。比如 HBV 的前 C 区终止密码或 C 区基本核心启动子区发生变异，使 HBeAg 小表达或低表达，血清 HBeAg 测不出（阴性），而 HBV 复制活跃，此时患者的血液和体液仍具有较强传染性，HBV-DNA 也处于高水平。很多人在决定是否需要抗病毒治疗之前，往往以是不是大三阳和小三阳为标准，显然是不正确的，因为他们忽视了小三阳前 C 区和 C 区的变异，所以千万不要小看小三阳，有时候它来势凶猛，甚至比大三阳都要恐怖。

"HBV 感染的四个阶段你知道吗？"当我提出这个问题的时候，十万君摇了摇头。说实话，前面有关乙肝两对半检查的意义已把他弄得糊里糊涂，我让他在记录本上把表格画好，以方便记忆。我对十万君说，虽然 HBV 感染可以通过很多途径，但是国内 HBV 感染者多为围产期或婴幼儿时期感染所致，按照婴幼儿期 HBV 感染的自然史将乙肝病毒感染分为四个阶段，即免疫耐受期、免疫清除期、非活动或低（非）复制期和再活动期。

说到 HBV 感染的四个阶段，它其实非常简单也非常重要，它们是决定乙肝是否需要抗病毒治疗的重要因素，也是每位乙肝患者必须要了解的疾病发展过程。

第一阶段是我们所说的免疫耐受期，它的特点是 HBV 复制活跃，血清 HBsAg 和 HBeAg 阳性，HBV-DNA 滴度较高。但此阶段的 HBV 并没有惊动免疫系统，免疫细胞对它处于一种麻痹状态，当然乙肝病毒对肝脏也没有损伤，所以这一阶段是和平相处。尽管 HBV 在复制，肝脏却基本上没有炎症或仅有轻微的非特异性炎症，反应肝细胞损伤程度的血清丙氨酸转氨酶（ALT）水平正常，感染者也没有不适症状，这一阶段可以持续 10 年左右。

第二阶段是我们所说的免疫清除期，它的特点是血清 HBV-DNA 滴度有所下降，血清丙氨酸转氨酶（ALT）持续升高，肝组织有坏死炎症表现。这是因为随着年龄的增长和免疫系统功能的成熟，免疫细胞开始吹响号角，奋力还击 HBV 的入侵，而战场就位于肝细胞内，只是免疫细胞在消除异己的同时，也导致了大量肝细胞的损伤或坏死，这有点像化疗药物在杀灭肿瘤细胞的同时也杀死了正常细胞一样，有着伤敌一千自损八百的悲壮。所以如果抽血发现血清丙氨酸转氨酶（ALT）升高，也意味着随着免疫细胞对 HBV 的反击，肝细胞损伤的程度也在加重。很多人会有这样的误解，他们觉得肝功能异常，是由乙肝病毒损伤所致。事实上乙肝病毒并不直接杀伤肝细胞，其引起的免疫应答才是肝细胞损伤及炎症发生的主要机制，这一阶段可以持续数月到数年。

第三阶段是我们所说的非活动或低（非）复制期，它的特点是 HBeAg 阴性，抗 -HBe 阳性，HBV-DNA 检测不到或低于检测值下限，血清丙氨酸转氨酶（ALT）正常，肝组织无炎症或仅有轻度炎症。这阶段免疫细胞对 HBV 的清除行动已基本结束，HBV 大部分被清除，但还有一些生命力顽强的乙肝病毒依然藏匿在肝细胞内，但是它们的力量有限，短期内不会东山再起。

第四阶段是我们所说的再活动期，非活动性抗原携带状态可以持续终身，但也有 5%~15% 的患者可能随后出现自发的或免疫抑制等导致 HBV-DNA 再活动，它的特点是可出现 1 次或数次肝炎发作。

前面说过，这四阶段主要是婴幼儿期 HBV 感染的自然史，所以并非所有 HBV 感染者都经过以上 4 个阶段，青少年和成年时期感染的 HBV，多无第一阶段而直接进入第二阶段。

"老师，我经常听人说乙肝病毒携带和慢性乙型肝炎，它们究竟有什么区别？是不是和 HBV 感染的四个阶段也有关系？"十万君问道。

先来了解下乙肝病毒携带，它分为慢性 HBV 携带和非活动性 HBsAg 携带者。前者是指血清的 HBsAg、HBeAg 和 HBV-DNA 阳性者，1 年内连续随访 3 次，每次至少间隔 3 个月，均显示血清丙氨酸转氨酶（ALT）和谷草转氨酶（AST）在正常范围，肝组织检查一般无异常。所以从这点来说，慢性 HBV 携带者就是我们所说的 HBV 感染的第一阶段，免疫耐受期。非活动性 HBsAg 携带者则是指血清 HBsAg 阳性、HBeAg 阴性、抗 -HBe 阳性或阴性，HBV-DNA 低于检测值下限或小于 200 IU/mL，1 年内连续随访 3 次以上，每次至少间隔 3 个月，均显示 ALT 和 AST 均在正常范围。肝组织检查结果显示组织活动指数（HAI）评分低于4 或根据其他的半定量计分系统判定病变轻微。

至于慢性乙型肝炎，则是由 HBV 持续感染引起的慢性肝脏炎症性疾病。它与乙肝病毒携带最大的区别就是，它出现了肝脏的炎症和损伤，所以它属于我们所说的免疫清除期。

我对十万君说，"乙肝是一种世界性流行传染病，不同的国家有不同的国情，虽然抗病毒治疗的适应证有着微小差别，但是选择合适的治疗对象，进行规范的抗病毒治疗、规律的随访观察，以减少慢性乙型肝炎病毒（HBV）感染所导致的疾病负担却是所有国家的共同理念。"

2015 年，美国肝病研究学会（AASLD）、亚太肝病研究学会（APASL）相继更新了慢性乙型肝炎（CHB）诊疗指南，世界卫生组织（WHO）也在 2015 年 3 月发布了首个《慢性乙型肝炎感染患者的预防、护理和治疗指南》，来自美国、加拿大的 7 名专家，根据文献以及目前的国际指南更新了《美国慢性乙型肝炎病毒感染管理的治疗流程》。我国作为乙肝大国，参考国外经验，结合国内实际情况，2015 年中华医学会肝病学分会和感染病学分会也更新了 CHB 的防治指南。虽然乙肝抗病毒治疗有着严格的标准，大部分时候，医生会根据指南要求确定是否需要抗病毒治疗，但是临床工作中，我们也经常碰到一些乙肝患者，他们的情况往往特殊，这个时候，需不需要抗病毒治疗，很多医生往往会犹豫不决。幸运的是，最新指南也给予了解答。

　　了解乙肝抗病毒治疗的适应证，我们再回头来看十万君的高中同学，这个时候，他已经把检查的相关资料发了过来，在当地医院他做了比较全面的检查。结果显示 HBV-DNA 为 5000IU/mL，血清丙氨酸转氨酶（ALT）及肝脏 B 超正常，进一步询问没有肝硬化或肝癌的家族史，没有抗病毒适应证，所以他不需要抗病毒治疗，只需动态观察，定期复查即可。

乙肝传染和预防的那些事儿

　　"小军，你的情况不需要抗病毒治疗，动态观察，定期复查即可。"十万君回复信息给他的高中同学。很快，小军又发了一条信息过来："真的吗，太好了，说实话，我是被网上的言论给吓到了，他们说乙肝不但会转变为肝硬化，还会导致肝癌，如果不治疗，传染性也很大，自从得知我有乙肝之后，我女朋友就用有色眼镜看我，总担心会被传染。"

　　小军对十万君诉衷肠，言语之中，也透出一股无奈和悲凉。众所周知，我国是乙肝大国，即便国家三令五申，不能歧视乙肝患者，但是因为人们缺乏对医学常识的了解，所以在不少地方，依然存在着对乙肝的误解，特别是乙肝是一种传染疾病已经在大众心中根深蒂固。

　　所以我对十万君说，要想解除大众对乙肝的误解和困惑，确实任重而道远！

　　"要想知道乙肝的传播方式有哪些，我们首先要知道乙肝属于哪种传染疾病。"我将这个问题留给十万君，他回答得非常流利："老师，是乙类传染病。"我点点头，传染病，顾名思义就是在人与人之间可以相互传染的疾病，有些传染病，防疫部门必须要及时掌握其发病情况，及时采取对策，因此发现后应按规定时间及时向当地防疫部门报告，称为法定传染病，中国目前的法定传染病有甲、乙、丙 3 类，共 39 种。

其中甲类属于强制管理传染病，共两种，包括鼠疫和霍乱。乙类属于严格管理传染病，共 26 种，包括传染性非典型肺炎、艾滋病、病毒性肝炎、脊髓灰质炎、人感染高致病性禽流感、麻疹、流行性出血热、狂犬病、流行性乙型脑炎、登革热、炭疽、细菌性和阿米巴性痢疾、肺结核、伤寒和副伤寒、流行性脑脊髓膜炎、百日咳、白喉、新生儿破伤风、猩红热、布鲁氏菌病、淋病、梅毒、钩端螺旋体病、血吸虫病、疟疾、人感染 H7N9 禽流感。丙类属于监测管理传染病，共 11 种，包括流行性感冒、流行性腮腺炎、风疹、急性出血性结膜炎、麻风病、流行性和地方性斑疹伤寒、黑热病、包虫病、丝虫病，除霍乱、细菌性和阿米巴性痢疾、伤寒和副伤寒以外的感染性腹泻病、手足口病。

作为乙类传染病，乙肝的传播方式主要是血液传播、母婴传播和性接触传播。我在前面说过，乙肝病毒广泛存在于感染者的血液和体液中，这里所说的体液包括精液、阴道的液体、乳汁、淋巴液、脑脊液、胸膜腔的液体、腹膜腔的液体、关节腔的液体、羊水等，而乙肝在人与人之间的接触传染，也主要是通过血液和体液的接触传染。

我们首先来说**血液传播**，常见的血液传播包括：① 输入被乙肝病毒污染的血液或血液制品，以及类似情况下的骨髓和器官移植。② 使用了被病毒污染的、未消毒的针头及注射器。③ 口腔科器械、接生器械、外科手术器械、针刺治疗用针等医疗器械消毒不严格或不消毒依旧连续使用。④ 理发或美容（如文身、文眉、穿耳洞等）用的刀具、针具、浴室的修脚刀在不消毒时依旧连续使用。⑤ 经常和他人共用刮脸刀、剃须刀或共用牙刷。⑥ 救护流血的伤员时，救护者本身破损的皮肤接触伤员的血液。

血液传播的第一点其实已经非常罕见，我国从 1998 年 10 月 1 日开始施行无偿献血，一些偏远山区靠卖血为生的局面得到了根本性扭转。无偿献血后，血制品得到了严格的管理，很多患者咨询过我：医生，现在的血制品真的非常安全吗？我的回答是，目前不同地区医院所使用的血制品都是由当地中心血站统一调配的，血制品用于临床前，已经进行了严格的筛查。其中重点就是传染病的筛查，艾滋病、梅毒、病毒性肝炎的筛查更是重中之重，虽然不排除有些疾病处于窗口期，可能无法检测出，但这种情况是非常罕见的，所以第一点已经不是目前乙肝主要的传播方式。

至于第二点，反倒是目前血液传播的主要方式，目前医院使用的注射器都是一次性的，以前很多小诊所使用非一次性注射器。但据我所知，目前按照卫生部门的要求，也都使用了一次性注射器，相对于传统的注射器，一次性注射器安全性大大提高，但是很多吸毒人员，往往会多次反复使用一次性注射器，而且是共同使用，所以这种方式传播乙肝病毒，主要是吸毒人员之间的相互传播。

第三点，因为医院目前的消毒设备已经非常完善，消毒程序和步骤非常严格，所以这种可能性也非常少了。

至于第四点，我觉得也应该是我们积极重视的，现在接受医疗美容的人越来越多，可怕的是很多人选择的却是没有资质的小型美容机构，这些机构很有可能存在消毒不严格的情况，假若使用的刀具、针具上有存活的乙肝病毒，结果可想而知！

至于第五点，随着人们对卫生的重视，其实已经非常罕见，但是它在家庭成员中的水平传播却也应该引起重视，很多人可能不会和外面的人共用，但是因为长期和家人住在一起，有可能和家人共用，如果易感者体内没有抗体，皮肤或黏膜存在微小破损，接触带有乙肝病毒的微量血液或体液，感染的可能性是存在的。

至于第六点，多发生在医务工作者身上，也是我们常说的医疗暴露。

接着要说的是**母婴传播**，主要是指胚胎内的婴孩通过产道感染或宫内感染，而感染上与母亲相同的疾病，由于这种疾病传播是从母亲传至子代因而也称垂直传播。研究发现，乙肝病毒可以通过胎盘的破损处，引起宫内感染，分娩时胎儿通过母亲的产道，破损的皮肤、黏膜接触含有乙肝表面抗原的母血、羊水、阴道分泌物等，也会引起感染。产后母婴密切接触，由于吞咽母亲的唾液和母乳喂养，也会使新生儿受到乙肝病毒的感染。

最后要说的是**性接触传播**，既然乙肝病毒广泛存在于感染者的血液和体液中，那么唾液、精液、阴道分泌物中自然也会含有，与乙肝病毒阳性者发生无防护的性接触，虽然有感染乙肝的危险性，但是相对于血液传播和母婴传播，这种概率还是偏低的。临床工作中，我们常常发现，夫妻一方有乙肝的，另一方大多数出现抗体。一方面是因为本身注射了乙肝疫苗血液中含有抗体，另一方面是没有注射乙肝疫苗的健康一方的确感染过乙肝病毒，但很快将病毒消灭了，从而产生了抗体。这是因为成人具备健全的免疫体系，当乙肝病毒进入体内后，整个机体的免疫系统识别并清除乙肝病毒，使其无藏身之地。当然性接触传播概率偏低并不意味着就可以肆意妄为。研究发现，拥有多个性伴侣，会使乙肝感染的风险进一步提高，某些特殊的性行为如肛交、月经期行房，则容易造成黏膜破损，感染乙肝病毒的概率也会大于传统的性行为，感染率达 10%~15%。

"老师，网上有人发帖说，蚊子叮咬也会传播乙肝病毒，太吓人了吧！"十万君将手机拿给我看。

网络谣言确实害人不浅，以前有人说蚊子叮咬会传播艾滋病，现在又有人说会传播乙肝病毒，其实这些都是信口开河。目前流行病学和实验研究未发现乙型肝炎病毒能经吸血昆虫（蚊和臭虫等）传播，所以大家不必过于担心。换个想法，如果蚊子叮咬能够传播艾滋病和乙肝，那么估计人人都是了，要知道人的一生不被蚊子叮咬的可能性几乎没有。

事实上，除了血液、母婴、性接触这三种主要的传播方式外，乙肝很难通过其他方式传播。所以，日常学习、工作或生活接触，如握手、拥抱、共同工作、同住一宿舍、同一餐厅用餐和共用厕所等无血液暴露的接触不会感染乙肝，正因如此，即便是乙肝患者，也可过正常人的生活，所以社会应该给予充分的理解和包容，而不应该歧视。

如果我们能够很好地了解乙肝的传播途径，我们就能更好地预防它。

① 培养良好的卫生习惯，尤其注意手卫生，饭前便后要洗手，注意不要与他人公用牙刷、剃须刀、刮脸刀等。② 不要去没有资质的诊所进行检查治疗，也不要去没有资质的美容机构进行文身、文眉、穿耳洞等。③ 尽量不要去公共浴池修脚。④ 养成洁身自好的习惯。⑤ 最最重要的预防方式，就是及时接种乙肝疫苗，让身体产生保护性抗体。

谈到乙肝疫苗，十万君说："老师，我去年抽了血，显示没有乙肝抗体，我也没有打乙肝疫苗，好像也没什么不适。"我对他说："最好还是赶紧注射乙肝疫苗，虽然母婴传播对你来说已经排除，但是血液传播和性传播却是有可能遭遇的风险，为了安全，早做预防比晚做好！"

因为到目前为止，接种乙型肝炎疫苗是预防乙型肝炎病毒感染最有效的方法。按照2015年中华医学会肝病学会和感染病学分会发布的《慢性乙型肝炎防治指南》建议，新生儿、婴幼儿、15岁以下未免疫人群和高危人群（如医务人员、经常接触血液的人员、托幼机构工作人员、接受器官移植患者、经常接受输血或血液制品者、免疫功能低下者、HBsAg阳性者的家庭成员、男男同性性行为、有多个性伴侣者和静脉内注射毒品者等）都应该接受乙肝疫苗的接种。

其中接种人群里，新生儿接种尤其意义重大。我们都知道，母婴传播是乙肝传播的一种重要方式，在乙肝疫苗问世之前，人们无法有效阻断这种传播方式。

直到1981年美国默克（Merck）公司成功研制了第一代乙肝疫苗，1983年我国第一代乙肝疫苗也通过研究并于1985年正式批准进行大量生产。虽然第一代乙肝疫苗安全有效，但这种疫苗却属于血源性疫苗，它是使用表面抗原阳性的乙肝患者血清来制备的，血源有限，血液制品也容易遭受艾滋病病毒的污染，导致它的使用受限，正因它的缺陷，才促使研究人员研发出第二代疫苗。

第二代乙肝疫苗也称为基因工程疫苗，它是采用基因工程的重组技术，把HBsAg的基因片段插入酵母细胞或哺乳动物细胞基因中，在体外培养增殖过程中组装或分泌HBsAg，收集提纯之后制成的疫苗，目前国内广泛使用的重组酵母乙肝疫苗即属于此类。

与第一代疫苗相比，第二代乙肝疫苗更安全，普及度也更广，当然不管是第一代还是第二代，它们对人类的贡献都是巨大的。迄今为止，乙肝疫苗的使用大大降低了新生儿和儿童的感染率，单用疫苗对母婴传播的阻断率可以达到87.8%，所以它的预防功效也是毋庸置疑的！

十万君说，"网络上有很多人留言，问乙肝疫苗该怎么用？"

这是很多人关心的问题，事实上，某些不经常接触疫苗的医务工作者可能也是一知半解，有关乙肝疫苗，听上去简单，其实却是一门大学问。

目前国际通用的做法是，接种 3 针，按照 0、1 和 6 个月程序接种。

接种第 1 针疫苗后，在第 1 个月和第 6 个月时注射第 2 和第 3 针疫苗，新生儿接种第 1 针乙型肝炎疫苗要求在出生后 24 小时内，越早越好。接种部位新生儿为臀前部外侧肌肉内或上臂三角肌肌内注射，儿童和成人为上臂三角肌中部肌内注射。前面说过，单用疫苗对母婴传播的阻断率可以达到 87.8%，虽然很高，但却不是百分之百，这就是为什么很多新生儿出生后立刻接种乙肝疫苗，仍然有可能感染乙肝的重要原因。

为了提高这种阻断率，人类又研制出了乙型肝炎免疫球蛋白。它是一种用来预防乙肝病毒入侵的被动免疫制剂，通过让人体被动地接受这种高效的外源性抗体，从而让机体迅速获得被动保护免疫力，能短期内迅速起效，中和并清除血清中游离的乙肝病毒，避免乙肝病毒定位感染。它和乙肝疫苗的最主要的区别是，它被动接受抗体，优势是效应快，可立刻获得免疫力，缺点是维持时间短。乙肝疫苗则是刺激机体产生主动免疫，优势是维持时间长，缺点是效应慢，所以两者各有千秋，一旦结合，则是最佳拍档！

所以对 HBsAg 阳性母亲所生新生儿，最佳的做法便是在出生后 24 小时内尽早（最好在出生后 12 小时内）注射乙肝免疫球蛋白，剂量应大于或等于 100 IU，同时在不同部位接种 10 微克重组酵母乙型肝炎疫苗，在 1 个月和 6 个月时分别接种第 2 和第 3 针乙型肝炎疫苗，这样就可以显著提高母婴传播的阻断成功率。虽然母亲的乳汁中含有乙肝病毒，但只要在出生 12 小时内注射乙肝免疫球蛋白和乙肝疫苗，也是完全可以接受母乳喂养的。

意外暴露后怎么办？什么叫意外暴露？举个简单的例子，A 没有乙肝，B 是乙肝患者，某些原因使得 A 不小心接触了 B 的血液。恰巧这个时候，A 身上有伤口，更巧的是，血液刚好流在了伤口上。这种情况，我们就称为意外暴露，顾名思义它是意外原因导致的。意外暴露可以发生在任何人身上，但医务工作者总体概率较高，因为医务工作者要为患者进行抽血、注射、手术等医疗操作，某些意外原因使得他们更容易接触到乙肝患者的血液和体液。

我经常能碰到医务工作者或患者的咨询，意外暴露后到底该怎么办？专业的做法往往分为三步。第一步，立即挤压伤口，尽可能挤出被病毒污染的血液，同时打开水龙头，用流动水持续冲洗 5 分钟，之后可用 75% 的医用乙醇或 0.5% 的医用碘伏消毒。第二步，简单处理伤口后，立即抽血检测 HBV-DNA、HBsAg、抗 -HBs、HBeAg、抗 -HBe、抗 -HBc 和肝功能，因为乙肝的窗口期一般为 2 周 ~3 个月，少数人可到 4 个月或 5 个月，很少超过 6 个月，所以初次检查后，应该酌情在 3 个月和 6 个月内复查。第三步，如果已接种过乙型肝炎疫苗，且已知抗 -HBs 阳性且抗 -HBs 定量大于或等于 10 mIU/L 者，无须特殊处理，因为接种疫苗的目的就是促进身体产生主动免疫，一旦有病毒入侵，抗体会第一时间识别敌人，将其迅速清除。如未接种过乙型肝炎疫苗，或虽接种过乙型肝炎疫苗，但抗 -HBs 定量小于 10 mIU/L 或抗 -HBs 水平不详者，这个时候我们又需要使用乙肝免疫球蛋白和乙肝疫苗这一对最佳拍档了，不但要在最短的时间内注射乙肝免疫球蛋白 200~400 IU，还要同时在不同部位接种 1 针乙型肝炎疫苗 20 微克，当然 1 个月和 6 个月后也要分别接种第 2 和第 3 针乙型肝炎疫苗各 20 微克。

经过积极处理后，乙肝病毒传播的可能性微乎其微，所以只要放松心态，定期复查即可。

"为什么接种乙肝疫苗后体内没有抗体出现？"十万君说，这也是网络上讨论最热烈的问题，其实我们总是能听到身边的人抱怨，乙肝疫苗是不是假的，为什么打了之后就是不产生抗体？研究发现，健康人群接种乙肝疫苗后无应答概率为 10%~15%，导致这种结果的原因其实非常复杂，但最常见的是疫苗因素、接种因素和免疫因素。不同厂家生产的乙肝疫苗诱导抗 -HBs 阳性平均滴度会有差异，有人认为国产疫苗和进口疫苗存在效果的不同，其实也是厂家不同的缘故。我们虽然不知道它们的生产工序，但是不同的厂家要想生产出一模一样的疫苗，显然可能性不大。

但有时候，疫苗的效果与生产厂家并没有直接关系，剂量的不同也会带来滴度的差异，研究发现，在允许剂量的范围内，高剂量疫苗接种抗体阳性的转换率比低剂量疫苗接种要高。我们都知道基因变异几乎是所有病毒的共性，对于乙肝病毒同样如此，如果使用的疫苗未包含病毒变异株的基因，如果遇到罕见的乙肝病毒亚型，疫苗也无法产生保护效应。

至于接种因素，研究证实皮下接种乙肝疫苗效果最差，皮内接种次之，肌肉接种效果最好，这就是为什么乙肝疫苗一定要采取肌内注射的原因。事实上不同的肌肉部位，接种效果也有区别，上臂三角肌效果最好，臀部效果最差，原因就是臀部脂肪较厚，延缓了疫苗进入血液循环的时间，也有研究发现，增加针次也可以增加接种的成功率。

说到免疫因素，十万君脑洞大开："老师，为什么乙肝疫苗接种一定要按 0、1 和 6 个月程序？"

这个问题非常好，其实国外有专门的研究实验，分为 0、1、2 个月（A 组）和 0，1，6 个月（B 组），分别注射乙肝疫苗后观察，结果 A 组血清抗 -HBs 在 3、6 个月时已明显升高，B 组则升高不明显，在 24 个月时 B 组血清抗 -HBs 含量明显高于 A 组，研究表明，短期内重复注射对乙肝病毒密切接触者有预防效果，较长时间重复注射适合大面积预防接种。因为健康人接种乙肝疫苗的目的都是为了长久预防，所以 0，1，6 个月的程序显然最适合。事实上，乙肝疫苗的接种结果不但与免疫程序密切相关，与免疫力的正常与否也有直接联系，如果免疫力低下（比如艾滋病患者或服用免疫抑制剂），接种疫苗后，身体无法产生足够量的抗体，接种后检查也会呈现阴性。

并不是每一位乙肝患者都知道自己罹患乙肝，确定有无乙肝必须要通过血液筛查，但是如果一直没有进行筛查的患者，可能一直都不知道自己是否是乙肝病毒携带者。

乙肝患者接种乙肝疫苗后，身体会出现怎样的反应？

首先要说的是，乙肝患者接种乙肝疫苗是无效的，乙肝疫苗是为了让身体产生主动免疫的抗体，乙肝已经存在，接种疫苗当然无济于事！事实上，也有一些低水平 HBV 感染的患者，通过一般的血清学检测手段无法检查出，患者误以为没有乙肝，这个时候接种乙肝疫苗，不会出现免疫应答。很多时候，这也是导致乙肝疫苗接种失败的重要原因，所以当排除了其他因素，如果重复接种均失败，那我们也应该考虑是否本身已经感染了乙肝。

其次，乙肝患者不小心接种了乙肝疫苗后也不必过于担心，既然新生儿都能够接种乙肝疫苗，可见它对人体是没有危害的。大量的临床数据证明，乙肝疫苗是安全的，就算乙肝患者不小心接种了，也不会引起严重的不良反应。

那么接种乙肝疫苗后体内抗体可以维持多久？对很多人来说，接种乙肝疫苗后血液中检测到抗体是好事，这证明接种有效，抗体已经对身体产生了保护作用，任何入侵的乙肝病毒都能被很快清除。但很多人也有了担心，抗体究竟可以维持多久？什么时候需要再次接种？事实上，在乙肝疫苗普及的时间里，国内外医学界都对它的维持效果进行过研究。虽然个体不同，维持的时间也都不同，但大多数人至少可以维持 10~15 年，即便随着时间的延长，抗体滴度有所下降，但只要抗 -HBs 定量大于或等于 10 mIU/L，那么对机体仍然有保护作用。

至于什么时候需要再次接种，这就要看抗 -HBs 的定量，大量的实验数据表明，抗 -HBs 定量大于或等于 10 mIU/L，是接种乙肝疫苗后应答良好的标准，所以抗 -HBs 定量为 10 mIU/L 是预防感染的最低水平，10mIU/L~50 mIU/L 提示预防感染能力较好，50mIU/L~100 mIU/L 提示预防感染能力很好，超过 100 mIU/L 提示预防感染能力最好。

根据德国终身预防接种委员会乙肝疫苗复种方案说明，若按接种程序接种 3 针乙肝疫苗后，抗 -HBs 定量小于 10 mIU/L 需加强免疫 1 针；10mIU/L 小于或等于抗 -HBs 定量小于或等于 100mIU/L，特别是高危人群，建议每 3~6 个月复查 1 次抗 -HBs 定量，如果发现抗 -HBs 定量持续下降到小于 10 mIU/L，也需加强免疫 1 针；抗 -HBs 定量持续大于 100mIU/L，10 年后才需加强免疫 1 针。

从乙肝到肝癌究竟有多远？

很多人谈乙肝色变，传染性是一方面，另一方面则是它的疾病转归。就像十万君的高中同学小军，他担心的是未来某一天，自己会成为肝硬化甚至是肝癌患者。

那么，小军的担心究竟是杞人忧天，还是确有此事？

要想揭开真相，我们首先得了解大部分患者从乙肝到肝癌，究竟要经历哪些过程？

我将这个问题留给十万君，他想了一会儿，然后说："老师，是不是从乙肝到肝硬化再到肝癌？"

我点点头，读书的时候，为了方便记忆，我们常将其称为肝癌三部曲，它提示了从乙肝到肝癌的转化过程，也提示了乙肝是能够转变为肝硬化甚至是肝癌的，这绝不是危言耸听！

虽然乙肝→肝硬化→肝癌提示了大部分乙肝患者疾病发展的过程，但也有一部分乙肝患者，也可以不经过肝硬化阶段而直接转化为肝癌，比如非洲的塞内加尔，大约有62%的肝癌患者无明显肝硬化，但HBsAg阳性，乙肝病毒感染宿主细胞后，以基因整合形式为主，在短时间内可以直接导致肝癌的发生。

我对十万君说，**肝硬化与乙肝最大的不同就在于，此阶段的肝脏已经变形硬化**，它的基本特征是肝细胞坏死、再生、肝纤维化、假小叶和再生结节形成以及肝内血管增殖、循环紊乱。其实人体肝脏的再生能力很大，正常肝脏即便切除70%~80%，仍可维持正常的生理功能，正常肝叶切除1年后，残肝即可恢复至原来肝脏的重量。所以如果能够及早发现病变，治疗病变，以肝脏的自我调节能力，完全是可防可控的。

但最怕的就是那种不闻不问者，漫长的时间里，疾病导致了肝细胞的变性或坏死。我们都知道，千里之堤毁于蚁穴，同样的道理，乙肝病毒的持续扩张，也启动了免疫系统的持续反攻，大量肝细胞被免疫细胞攻击，损伤严重，即便是再生的肝细胞，也无法承受长期的打击，它们无能为力，难以恢复正常的肝结构，这些勇士万念俱灰，只能成群结队地奔赴死亡，它们的尸首则堆积形成了无规则的结节。

另外，说到肝硬化，我就必须要说一种存在于肝脏内的星状细胞。早在1876年，德国解剖学家库普弗（Kupffer）在使用氯化金染色法研究肝脏的神经系统时无意中发现肝血窦周围有呈星状形态的细胞，将其命名为星状细胞，之后库普弗误把肝巨噬细胞和星状细胞混为一谈，认为星状细胞就是肝巨噬细胞。1951年，日本学者伊东俊夫（Toshio Ito）通过光学显微镜发现人的肝窦周围有一种富含脂质小滴、并且有网状纤维包绕的细胞，并将之命名为伊东细胞或贮脂细胞。1971年，日本学者采用电镜，结合氯化金染色法和苏丹红染色法发现伊东细胞和库普弗所

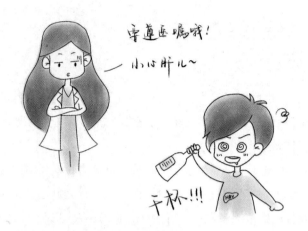

发现的星状细胞原来是同一类型的细胞，并指出上述细胞既不同于肝窦内皮细胞，也不是肝内的巨噬细胞，这种细胞富含维生素 A 和脂质小滴，其中脂质小滴发出的自体荧光，以及这种细胞能被氯化金染色的特性都与维生素 A 的存在有关。

1995 年，国际上正式将其命名为肝星状细胞（HSC），它的主要功能是代谢和贮存维生素 A，储存脂肪，合成和分泌胶原、糖蛋白、蛋白多糖等基质成分，以及参与肝窦血流调节。为什么要说肝星状细胞，是因为正常情况下肝星状细胞处于静止状态，当肝脏受到炎症或机械刺激等损伤时，肝星状细胞就会被激活，激活的肝星状细胞一方面通过增生和分泌细胞外基质参与肝纤维化的形成和肝内结构的重建，另一方面通过细胞收缩使肝窦内压升高，这两类变化最终奠定了肝纤维化、门静脉高压症发病的病理学基础。所以肝星状细胞（HSC）被公认为是肝纤维化形成过程中的关键细胞，它的发现对于肝纤维化研究发展来说具有里程碑意义。

再回到乙肝上面，一切就变得简单多了，一方面再生肝细胞的大量阵亡导致了再生结节的形成，另一方面，肝星状细胞大量被激活，成了乙肝病毒的得力帮手，最终导致了肝脏的纤维化，而在肝脏表面，就形成了纤维间隔包绕再生结节的局面，残留的肝小叶也不能幸免，被重新分割，改建成了假小叶，自此，乙肝病毒构建的肝硬化帝国彻底形成。很多乙肝患者会觉得病毒构建这样的帝国花费的时间会很漫长，但是研究发现，慢性乙型肝炎患者肝硬化的年发生率为 2%~10%，危险因素包括宿主（男性、年龄大和 ALT 持续升高），病毒（HBV DNA 大于 2000 IU/mL），HBeAg 持续阳性。从乙肝到肝硬化，短至数月，长达数十年，患者的发病高峰年龄为 35~48 岁。

从肝硬化到肝癌究竟有多远？

如果乙肝已经发展为肝硬化，事实上，它离肝癌已经不远了，可以想象，伴随肝脏再生结节、假小叶的形成和肝纤维化的加重，肝脏不堪重负，肝功能持续恶化，变性坏死的地方出现癌变的可能性是非常大的。当然，对于乙肝患者，不管是肝硬化还是肝癌，罪魁祸首其实都是乙肝病毒。乙肝病毒通过多种方式让肝脏变形硬化，即便到了肝硬化，也依然不放过老态龙钟的肝脏，这就是为什么已经到了肝硬化还要继续抗病毒的原因。

近些年，国内外一系列研究表明，当乙肝病毒 DNA 整合入肝细胞基因组后可激活一系列癌基因，乙肝病毒持续感染引起的炎症、坏死及再生本身也能改变肝细胞遗传的稳定性，导致细胞突变概率增加。另外，乙型肝炎病毒感染也会使一些抑癌基因失活，导致肝细胞的细胞周期失控。我对十万君列举了目前研究比较深入的癌基因和抑癌基因。① HBx 基因，它位于 HBV 基因组中 C 基因的上游，编码 154 个氨基酸产物 HBxAg，HBx 基因可以激活多种癌基因及原癌基因，HBx 蛋白具有生长因子作用，可直接刺激癌细胞生长，也能够抑制受损细胞 DNA 的修复和细胞凋亡，这些都可能导致肝细胞癌变。② 乙型肝炎病毒的前 C 基因和 C 基因发生了基因突变和缺失，也可能与肝癌的发生机制有关。③ 目前公认与肝癌相关的抑癌基因是 p53 和 p16，在乙型肝炎病毒慢性炎症的刺激下，基因发生缺失和突变，也会导致了肝细胞癌变。

所以在乙肝病毒感染诱发肝癌的过程中，其实是多种癌基因和抑癌基因，多种机制共同发挥作用，如果乙肝患者已经步入肝硬化阶段，转变为肝癌的可能性将会更高。研究发现肝硬化患者中 6%~15% 在 5 年后会发展为肝癌。

除了乙肝病毒外，导致肝癌的危险因素还有哪些？

虽然乙肝和肝硬化、肝癌密切关联，早已得到了国际社会的广泛认可，但在医学上它也不是绝对的。我曾碰到过很多乙肝患者，因为他们对自身病情非常重视，能够定期到医院复查，保持良好的生活方式，及时采纳医生的建议。所以很多年过去了，他们也能与乙肝病毒和平相处，并没有出现肝硬化或肝癌的征兆。

我们非常高兴看到这样的结果，这一部分乙肝患者，让我们知道了，即使有了疾病，健康也掌握在自己手里。有欣慰就有失望，也有一部分乙肝患者，他们对自身病情无动于衷，从来没把乙肝病毒放在眼里，无畏的态度也使得他们在生活中更加肆无忌惮。

从来不到医院检查，更不用说定期复查，即便咨询医生，也不会接受医生的建议，更要命的是，不改变不良的生活方式，比如长期吸烟、酗酒等。我曾见过一名乙肝患者，在肝功能已经明显异常的情况下，依然放肆喝酒，结果半年后得了重型肝炎，一命呜呼，留下他年轻的妻子和年幼的孩子相依为命，多么惨痛的现实！

所以我对十万君说，**对于乙肝患者来说，没有绝对的时间，只有不要命的嗜好。**

事实上，能够导致肝癌的除了有乙肝之外，还包括很多因素。

① 长期酗酒。我们都知道长期大量饮酒会导致肝细胞损伤、脂肪沉积及肝脏纤维化，逐渐发展为肝硬化，肝硬化继续发展下去，转变为肝癌的可能性是有的，如果这时候再合并 HBV 感染，两种致病因子共同作用，结果可想而知。

目前，病毒性肝炎合并饮酒与肝癌的关系越来越引起国内外医学界的重视，国内外多项研究均显示，饮酒与慢性乙型肝炎有协同作用，在这些双重影响下的患者可能会在更早阶段发生肝癌，且肝癌的组织学分级常常是高分化的。

② 长期吸烟。我们都知道烟草中含有多种化学物质，其中包括亚硝胺、多环芳烃、芳香胺等具有致癌作用的物质，而这些物质主要通过肝脏进行代谢，肝脏是这些化学物质的靶器官，长期吸烟对肝脏的影响可想而知。

③ 黄曲霉素。我国的一些肝癌高发区，常为气候潮湿的地区，潮湿气候易导致食物霉变，而在霉变食物中，黄曲霉素的含量往往很高。研究发现，黄曲霉素的代谢产物黄曲霉素 B1 有强烈的致癌作用，常接触黄曲霉素的人群，血清黄曲霉素 B1- 白蛋白结合物水平及尿黄曲霉素 B1 水平明显升高，提示黄曲霉素 B1 与肝癌密切相关。它可能通过影响 ras、c-fos、P53、Survivin 基因的表达而引起肝癌的发生，进一步研究发现，黄曲霉素与 HBV 有协同致癌作用。在 HBV-DNA 整合的肝细胞中，可以发现黄曲霉素堆积，用探针标记技术已经检测到肝癌组织中的黄曲霉素 DNA 加成物，HBV-DNA 整合以及黄曲霉素与 DNA 的加成，可能是肝细胞癌变的始动因子和促进因子。

④ 亚硝胺。腌、熏、烤食物中亚硝酸盐、多环芳烃化合物等致癌物或前致癌

物的含量高。亚硝酸盐本身不致癌，但在烹调或其他条件下，可与氨基酸发生降解反应，生成强致癌性的亚硝胺，如果乙肝患者长期进食亚硝胺含量较高的食物，患癌的风险也会大大增加。

⑤ 非酒精性脂肪肝。虽然喝酒会引起脂肪肝，但也有一部分患者并不喝酒，他们体重超标，运动少或几乎不运动，偏食现象严重，喜欢高脂肪食物，基本拒绝蔬菜瓜果。这些不健康的生活方式其实都非常危险，虽然非酒精性脂肪肝转变为肝癌的可能性很小，但是它却可以加重肝脏负担，导致肝功能受损，如果与慢性乙肝累积，肝脏也会不堪重负。

对乙肝患者来说，定期检查非常重要，因为它不但能观察到体内乙肝病毒的活跃量，还能观察肝脏的炎症和纤维化程度，我们都知道，乙肝是有可能转变为肝硬化甚至肝癌的，所以定期检查还能及早发现这些病变。

究竟哪些检查才能够及早发现肝癌？

① 甲胎蛋白（AFP）检查。AFP 是诊断肝癌的特异性标志物，阳性率可达70%。虽然 AFP 用于联合诊断肝癌已经很多年了，但是迄今为止，它仍然是最好的早期诊断方法之一，可在症状出现前 6~12 个月做出诊断，所以目前甲胎蛋白被广泛应用于肝癌的普查、诊断、判断治疗效果和预测复发。当然任何一种检查方式都不是尽善尽美的，比如妊娠、生殖腺胚胎瘤、大量肝细胞坏死时的肝细胞再生和慢性肝病活动同样会引起它的升高。所以对于甲胎蛋白升高的患者，如果我们能够排除其他病因，并且 AFP 持续大于 400μg/L，这个时候我们就可以考虑肝癌的可能了。

② 肝脏超声检查。这是肝癌筛查的首选方法，它能够检查出肝内直径大于 1厘米的占位性病变，具有方便易行，价格低廉和无创的优点。

③ 肝脏增强 CT 或 MRI。两者对 1 厘米左右肝癌的检出率均大于 80%，但CT 有辐射，不适宜短期内重复进行，MRI 是利用核磁共振原理，通过外加梯度磁场检测所发射出的电磁波，据此可以绘制成物体内部的结构图像，所以它是非放射性检查，可以短期内重复进行。

④ 选择性肝动脉造影。对直径 1~2 厘米的小肝癌，肝动脉造影能够做出更精

确的诊断，正确率大于90%，适合CT或MRI难以确诊的可疑肝癌小病灶。

⑤ 细针穿刺活检。超声或CT引导下细针穿刺活检是确诊肝癌的最可靠方法，但属于创伤性检查，有出血或针道转移的风险。

我对十万君说，这5种检查方式非常重要，不仅医生要牢记，所有的乙肝患者也应牢记，在与乙肝病毒斗智斗勇的岁月里，这些检查能够帮助我们更好地发现肝癌。

正因这些检查方式的重要性和敏感性，国际医学界也达成了统一的共识，只要满足下列三项中的任何一项，即可诊断为肝癌。

① 具有两种典型影像学（超声、CT、MRI或选择性肝动脉造影）表现，病灶大于2厘米。② 一项典型的影像学表现，病灶大于2厘米，AFP持续大于400μg/L。③ 肝脏活检阳性。

我问十万君，从这里你是不是能够发现肝癌诊断的与众不同？

的确，其他的癌症，比如胃癌，大肠癌，肺癌，乳腺癌等，确诊都必须要病理学依据，但唯独肝癌，可以通过影像学和（或）AFP直接做出诊断。

但是新的问题也来了，如果病灶在2厘米以下，是不是就一定能排除肝癌呢？

当然不是，按照美国肝病学会和欧洲肝病学会提出的肝癌诊断程序要点，对小于2厘米以下的可疑结节，为了排除肝癌的可能，这时候最好行细针穿刺活检，如果结果阴性，可以每3~6个月随访超声及AFP，如果病灶继续增大且AFP持续升高，可以重复活检，直至明确诊断。

怎样预防乙肝转变为肝癌？

养成良好的生活方式，戒烟戒酒，注意劳逸结合，不要熬夜，保持科学的膳食结构，不要摄入太多的脂肪和热量，应注意新鲜水果和蔬菜的补充，进行科学的有氧运动，控制体重在标准范围内，不吃腌、熏、烤及霉变食物。

乙肝患者，建议每半年复查一次肝功能、HBV-DNA定量、乙肝两对半检查，有抗病毒指征的患者，严格遵医嘱抗病毒治疗，千万不要随便停药。

对于年龄大于35岁的乙肝患者，除了上述检查之外，还应该每6~12个月进行一次超声和AFP检测，如果发现肝上出现可疑结节，应该及时求助医生。

对于已经是肝炎后肝硬化的患者，这个阶段更要特别注意，除了要积极抗病毒治疗以外，还应该每 3~6 个月复查一次肝功能、HBV-DNA 定量、乙肝两对半检查、AFP 及超声，如果发现可疑结节，也应该及时求助医生。

如何选择合适的抗病毒药物？

"老师，28 床的小白谷丙转氨酶已经超过正常上限值的 4 倍了，而且 HBeAg 阳性，HBV-DNA 也达到了 50000 IU/mL，看来他需要抗病毒治疗了。"十万君将检验单上的数据念给我听。

小白，我当然记得他，35 岁，一周前因上消化道出血入院，确诊慢性乙型病毒性肝炎 15 年，只是一直未做过特殊治疗，也很少到医院检查各项指标。他刚进来的时候，因为出血严重，我们曾考虑他是不是已经出现了肝硬化，但随后胃镜证明并非食管胃底静脉曲张破裂出血，肝脏彩超也排除了肝硬化的可能。

但是现在，他的肝脏已经发出了求救信号，各项异常指标提示着如果再不治疗，肝脏的情况可能会越来越糟糕，随着时间的推移有可能出现纤维化甚至癌变。迄今为止，只有抗病毒治疗才是减少或延缓肝硬化和肝癌发生的最佳手段，特别对于小白这样有明确抗病毒指征的患者来说，及时接受抗病毒治疗，能够抑制病毒持续复制，减少肝脏自身的免疫反应，从而改善肝功能、减轻肝组织病变，避免更严重并发症的出现。

抗病毒药物的选择有哪些？

说到这儿，十万君有了新的疑问，抗病毒药物的选择究竟有哪些？

虽然不同的医院可能有不同的抗病毒药物，但总体来说，它可以分为两类，一类是干扰素，一类是核苷（酸）类似物。两大类药物共同的特点都是抑制 HBV

复制，达到抗病毒治疗作用，不同点是核苷（酸）类似物仅有抗病毒作用，而无免疫调节作用。

① 干扰素（IFN）虽然是一种广谱抗病毒剂，但它并不直接杀伤或抑制病毒，而主要是通过细胞表面受体作用使细胞产生抗病毒蛋白，这种抗病毒蛋白能阻断病毒核酸和蛋白的合成，从而抑制病毒的复制，其类型分为三类，α-（白细胞）型、β-（成纤维细胞）型，γ-（淋巴细胞）型，具有抗病毒、抗细胞分裂和免疫调节的功能，其中抗病毒能力最强的是 α-（白细胞）型干扰素，所以它在临床上的应用也最多。迄今为止，α-干扰素也是国内外医学界公认的治疗慢性乙型肝炎的有效药物。

说到 α-干扰素，它又分为两种，一种是普通 α-干扰素（IFN-α），另一种则是聚乙二醇化 -α-干扰素（Peg-IFN-α）。两者的区别在于普通的干扰素分子比较小，吸收迅速，分子之外缺乏保护性装置，干扰素能直接与体内的分解酶相接触，很快就被机体清除。为了保证能维持一定的治疗浓度，就需要反复注射，这样就造成了浓度的波动非常大，浓度高时，虽保证了治疗效果，但由于浓度过高而产生很多副作用，浓度低时，不能达到治疗效果，而且需要反复注射。而聚乙二醇化干扰素则通过最新科技在干扰素分子上安装了一个无活性的 Peg 分子，这样不仅使干扰素的分子量得到了增加，延缓了干扰素的吸收，而且 Peg 分子还可以避免干扰素与分解酶的直接接触，降低其清除速度，不仅药物浓度得以维持在一个平稳水平，而且由于清除减慢，用药的周期也得以延长，从而使疗效也得到了提高。

② 核苷（酸）类似物，主要通过病毒产生的胸腺嘧啶核苷激酶，使之磷酸化成三磷酸核苷类似物，起到抑制病毒 DNA 多聚酶和反转录酶的活性，并与核苷酸竞争性掺入病毒的 DNA 链，从而终止 DNA 链的延长和合成，最终达到抑制病毒复制的作用。目前用于抗乙肝病毒的核苷（酸）类似物根据分子结构分为三类，L-核苷类，以拉米夫定、替比夫定为代表；无环磷酸盐类，以阿德福韦酯和替诺福韦酯为代表；环戊烷 / 戊烯类，以恩替卡韦为代表。

虽然乙肝的抗病毒治疗有两大类药物可以选择，但是具体到每一名需要抗病毒治疗的乙肝患者，又有不同的指征，所以乙肝讲究的是**个体化治疗**。

抗病毒药物的不良反应有哪些？

首先来说干扰素。事实上，并不是所有的乙肝患者都能选择这种药物，如果合并妊娠、精神病史（患有精神分裂症或严重抑郁症等病史）、未能控制的癫痫、失代偿期肝硬化、未控制的自身免疫性疾病、伴有严重感染，视网膜疾病，心力衰竭和慢性阻塞性肺病等基础疾病被视为是干扰素治疗的绝对禁忌证，也就是绝对不能使用。对于甲状腺疾病，既往有抑郁症史，未有效控制的糖尿病和高血压病，治疗前中性粒细胞计数小于 $1.5 \times 10^9/$ 升 和（或）血小板计数小于 $90 \times 10^9/$ 升，则被视为相对禁忌证，使用前必须积极权衡利弊。

为什么这些被视为禁忌证？其中重要的原因就是干扰素可能产生的不良反应。

任何一种药物在使用时间都可能会出现不良反应，毕竟是药三分毒，大量的临床数据资料显示，使用干扰素期间可能会出现以下五种反应。

① 流感样症候群，表现为发热、头痛、肌痛和乏力等。② 骨髓抑制，表现为粒细胞及血小板计数减少。③ 精神异常，表现为抑郁、妄想和重度焦虑等精神病症状。④ 自身免疫现象，一些患者可出现自身抗体，仅少部分患者出现甲状腺疾病、糖尿病、血小板减少、银屑病、白斑、类风湿关节炎和系统性红斑狼疮样综合征等。⑤ 多器官损伤，用药期间可能会出现肾脏损伤、心血管并发症、视网膜病变、听力下降和间质性肺炎等。

其次来说说核苷（酸）类似物，和干扰素相比核苷（酸）类似物的安全性和耐受性明显要好很多，即便是中晚期肝硬化、乙肝孕妇、有精神病史患者等，在充分评估后也可以选择合适的核苷（酸）类似物治疗，但这不意味着核苷（酸）类似物就完全没有不良反应。这类药物要不就没有反应，一旦出现往往都是少见的严重不良反应，主要是肌毒性和肾毒性，比如肾功能不全、低磷性骨病、肌炎、横纹肌溶解和乳酸酸中毒。临床工作中，很多医生和患者都认为核苷（酸）类似物非常安全，恰恰因为掉以轻心，一旦出现不良反应，往往没有及时发现，所以即便是少见甚至罕见的不良反应，也应该重视。

"抗病毒药物要使用多久？"十万君的这个问题非常好，事实上这也是很多乙肝患者所关心的。一旦医生告诉你，根据你的检查结果你需要抗病毒治疗，那么你就应该做好充分心理准备，乙肝的抗病毒治疗不是闪电战，而是持久战。在漫长的抗战岁月里，存在很多不确定的未知因素，有时连医生都无法准确预知，毕竟每个人都是独一无二的个体。

事实上即便有充分的抗病毒指征，即便箭在弦上不得不发，但很多乙肝患者在接受抗病毒治疗前还是经过了漫长的心理煎熬，他们害怕药物所带来的不良反应，也害怕长期接受治疗后换来的并不是一个理想的结果。可一旦做好了治疗准备，你就必须按部就班。

首先，如果病情决定了你需要使用干扰素治疗，普通 α- 干扰素需要每周皮下或肌内注射 3 次，相对于普通干扰素，聚乙二醇化 -α- 干扰素的优势则较为突出，它的抗病毒效果更好，每周只需皮下或肌内注射 1 次，对于 HBeAg 阳性的慢性乙肝患者 IFN-α 和 Peg-IFN-α 疗程需要 1 年，对于 HBeAg 阴性的慢性乙肝患者疗程推荐也是 1 年。

其次，核苷（酸）类似物比干扰素的使用要方便很多，只需每天按时坚持口服即可，但是它的使用时间也比干扰素更长，对于 HBeAg 阳性的慢性乙肝患者最短疗程不少于 4 年，对于 HBeAg 阴性的慢性乙肝患者最短疗程则不少于 3 年。

如何选择合适的抗病毒药物？

具有以下因素的 HBeAg 阳性乙肝患者接受 Peg-IFN-α 治疗 HBeAg 血清学转换率更高，HBV-DNA 滴度较低，小于 2×10^8 IU/mL；ALT 明显升高；乙肝基因型为 A 或 B 型；肝组织炎症坏死较重，纤维化程度轻。②在有抗病毒指征的慢性乙肝患者中，相对年轻的患者（包括青少年患者）、希望近年内生育的患者、短期完成治疗的患者和初次接受抗病毒治疗的患者，可优先考虑使用 Peg-IFN-α 进行治疗，但是对于明确有干扰素使用禁忌证的患者则不能使用。

至于核苷（酸）类似物，则更适用于年龄相对较大的成年患者，对于不能使用干扰素的患者，也可以考虑使用核苷（酸）类似物，但是它的口服时间会比较长。

干扰素可以和核苷（酸）类似物联用吗？有人认为干扰素和核苷（酸）类似物各有各的优势，也有人提出了这样的设想，既然乙肝是持久战，它的治疗时间很漫长，而且容易耐药，那么如果把这两种药物联合使用，就像重症细菌感染时联合使用抗生素一样，疗效会不会更好，治疗疗程会不会更短？其实医学界对于两种药物是否能够联合一直进行过研究，但是目前各国的指南都未指出联合使用能取得较好的效果，因此同步干扰素与核苷（酸）类似物的联合治疗方案是否能提高疗效仍不确切。也有研究发现，联合使用并不能提高 HBeAg 血清学转换率以及 HBsAg 清除率，也不能改善停药后的持久应答率，所以对停药后可能出现的复发没有帮助。而且众所周知，抗病毒药物都是比较昂贵的，尤其是干扰素。国产的干扰素一支可能需要将近百元，进口的则可能需千元一支，至于核苷（酸）类似物，一盒药的价钱也都不便宜，长期使用对很多人来说经济上也是一笔不小的负担，至于联合使用，负担就更大了。所以无论从获益还是从经济上来说，都并不推荐两种药物联合。

虽然不推荐同步联合用药，但是在某一种药物出现耐药时，其他的药物也是可以选择的。比如开始先使用的是干扰素，如果治疗失败，接下来也是可以改用核苷（酸）类似物治疗的，如果开始使用的是核苷（酸）类似物中的一种，如果治疗失败，可以加用其他的核苷（酸）类似物，也可以改用干扰素继续治疗。

那么抗病毒药物究竟要吃多久？先来说说干扰素，不管是普通干扰素还是聚乙二醇化干扰素，按照指南推荐的疗程都是 1 年，虽然有研究显示疗程延长至两年可能会提高治疗应答率，但是延长治疗也会带来更多的不良反应和经济负担，从药物经济学角度考虑，现阶段并不推荐延长治疗。所以干扰素使用 1 年即可停药，但是使用期间需要密切监测病毒学指标，治疗开始后应每 3 个月检测 1 次 HBsAg、HBeAg、抗 -HBe、HBV-DNA 和肝功能，以及时判断疗效和是否耐药。至于核苷（酸）类似物，对初治患者优先推荐选用恩替卡韦或替诺福韦酯，因为它们的耐药发生率很低，治疗开始后也应该每 3 个月检测 1 次 HBsAg、HBeAg、抗 -HBe、HBV-DNA 和肝功能，以及时判断疗效和是否耐药，对于 HBeAg 阳性的慢性乙肝患者在达到 HBV DNA 低于检测值下限、ALT 恢复正常、HBeAg 血清学转换后，再巩固治疗至少 3 年，经过至少 2 次复查（每次间隔 6 个月）仍保持不变者，可考虑停药；对于 HBeAg 阴性的慢性乙肝患者建议达到 HBsAg 消失且 HBV DNA 检测不到，再巩固治疗 1 年半，经过至少 3 次复查（每次间隔 6 个月）仍保持不变时，可考虑停药。即便已经停药了，也应该每间隔 6 个月进行 1 次复查，以及时发现复发。

经过积极的抗病毒治疗后，不同的乙肝患者可能也存在不同的治疗效果，目前公认的三个治疗终点为：① 理想的终点，HBeAg 阳性与 HBeAg 阴性患者，停

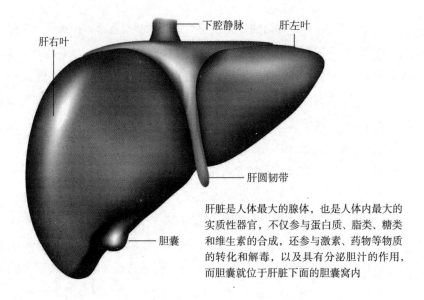

肝右叶 ———— 下腔静脉 肝左叶

肝圆韧带

胆囊

肝脏是人体最大的腺体，也是人体内最大的实质性器官，不仅参与蛋白质、脂类、糖类和维生素的合成，还参与激素、药物等物质的转化和解毒，以及具有分泌胆汁的作用，而胆囊就位于肝脏下面的胆囊窝内

药后获得持久的 HBsAg 消失，可伴或不伴 HBsAg 血清学转换。② 满意的终点，HBeAg 阳性患者，停药后获得持续的病毒学应答，ALT 恢复正常，并伴有 HBeAg 血清学转换。HBeAg 阴性患者，停药后获得持续的病毒学应答和 ALT 恢复正常。③ 基本的终点，如无法获得停药后持续应答，抗病毒治疗期间长期维持病毒学应答（HBV-DNA 检测不到）。

胰腺为什么会发炎？

凌晨 2 点，病区大门咯吱一声被推开，一个声音响起，请接收患者！

我和十万君打起十二分精神，快速赶到了病房。

这是一名罹患急性胰腺炎的中年男性患者，他躺在病床上，表情痛苦，一直用手捂着肚子呻吟不止，急诊科医生采取了简单的处理措施，抽血查了血常规和淀粉酶，开通了静脉通道。

我认真查看着患者的化验报告，报告显示着，白细胞和中性粒细胞计数明显升高，血淀粉酶超过正常值的 4 倍，通过询问病史，得知患者是晚餐之后发病的，到现在差不多 6 个小时了，只是刚开始没这么痛，本以为休息下就能缓解，结果症状却越来越重。

体格检查中上腹有明显的压痛，局部反跳痛，肠鸣音比较弱。

医学上判断是否为急性胰腺炎有着一定的诊断标准，可以帮助医生快速做出判断，一般只要具备以下 3 点中的任意 2 点即可：① 急性、持续性中上腹痛。② 血淀粉酶或脂肪酶高于正常值上限 3 倍。③ 急性胰腺炎的典型影像学表现（比如腹部超声或腹部 CT）。

虽然这名叫学飞的患者还没有来得及完善胰腺 CT 或 B 超，但是通过病史、症状、体征和已有的化验结果，按照诊断标准诊断急性胰腺炎还是没有问题的。

接下来是积极对症治疗，忙完的时候一抬头已经是凌晨三点了。

你了解胰腺吗？

完成入院记录和首次病程记录后，新患者的到来让我们俩都再没有睡意，我干脆考考他，"小子，你来分析下这名患者突发胰腺炎的病因？"

十万君皱着眉头："之前询问病史的时候曾反复问过患者和家属，但都否认了饮酒史，所以显然不是酒精导致的，但是他平时身体还不错，也否认有"胆囊结石"的病史，也不太像……但他很胖，难道是高血脂引起的……越说到后面十万君似乎越没有自信。"

就这些？还有吗？我望着十万君，期待更多的答案，但他却摇了摇头。

我长呼一口气，行医十年，我几乎每周都能遇到急性胰腺炎的患者，学飞究竟是第多少例，我也记不清了。记得十年前刚参加工作的时候，碰到的第一例胰腺炎患者，却怎么都找不到病因，后来还进行了全院大会诊以及疑难病例讨论，最终的结果出人意料，导致急性胰腺炎的罪魁祸首竟然是自身免疫疾病，所以那个病例给我留下的印象特别深刻，也正是从那时起，我知道了，做医生，仅仅记住典型的东西是特别不够的。

"你了解胰腺吗？"这是我考十万君的第二个问题，听起来非常简单，十万君说了它是人体重要的消化腺，能够分泌胰液，从而帮助人体消化。但如此简单，同样是不够的，或者说是一知半解，要想更好地了解胰腺，我们不仅要了解它的作用，还要知晓它的解剖结构、组织学特点以及它的生理调节机制。

① 胰腺的解剖结构。成年人的胰腺长 10~20 厘米，宽 3~5 厘米，厚 1.5~2.5 厘米，重 75~125 克，分为头、颈、体、尾四个部分，其中胰头位于十二指肠的"C型"凹陷内，紧贴十二指肠，从十二指肠斜向左上，故胰颈、体、尾斜位于腹后部，胰尾一直向左延伸到脾脏的胃面，整个胰腺的质地柔软，边缘整齐，轮廓光滑，为什么 CT 能够看出急性胰腺炎，就是因为炎症时期胰液大量渗出，使得胰腺的边缘粗糙，轮廓也就变得模糊不清了。

② 胰腺的组织学特点。胰腺分为外分泌腺和内分泌腺两部分，外分泌腺由腺泡和腺管组成，腺泡分泌胰液，腺管是胰液排出的通道。胰液中含有多种消化酶，胰液通过胰腺管排入十二指肠，有消化蛋白质、脂肪和糖的作用。内分泌腺由大小不同的胰岛所组成，包括 4 种细胞，A 细胞、B 细胞、D 细胞、PP 细胞：A 细胞分泌胰高血糖素，升高血糖；B 细胞分泌胰岛素，降低血糖；D 细胞分泌生长抑素，以旁分泌的方式抑制 A、B 细胞的分泌；PP 细胞分泌胰多肽，抑制胃肠运动、胰液分泌和胆囊收缩。

③ 胰腺的生理调节机制受体液和神经的双重控制，以体液控制为主。在非消化期，胰腺分泌很少，进食开始后，胰腺即开始分泌，分为头期、胃期和肠期，受神经和激素的双重调节。其中促进胰液分泌的激素有胰泌素、胆囊收缩素、血管活性肠肽、一氧化氮和胃泌素等，抑制胰液分泌的激素有 P 物质、胰高血糖素、胰多肽、生长抑素等。神经调节机制里主要是迷走神经、肾上腺素能神经和局部神经通路起重要作用，其中迷走神经和局部神经通路调节可以促进胰腺分泌，而肾上腺素能神经调节则可以抑制胰腺分泌。

胰腺的自残

急性胰腺炎到底严不严重？如果能够充分了解胰腺，我们就能很清晰地知道胰腺能够分泌很多种类不同的胰酶。在某些特殊的情况下，如果胰酶被大量激活，

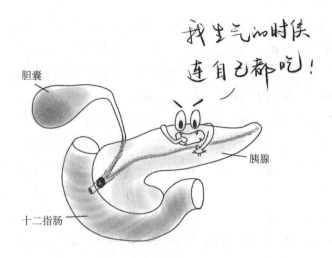

又来不及排出，情况会变成怎样？大量活性的消化因子蠢蠢欲动，枪口对准胰腺本身，毋庸置疑，就会引起急性胰腺炎。所以目前医学上对急性胰腺炎（acute pancreatitis，AP）的定义是多种病因引起胰酶激活，继而导致胰腺自身消化所致的胰腺水肿、出血及坏死等炎性损伤。如果用通俗的话来形容，那就是胰腺自摆乌龙，自我伤害！

　　千万不要小看这样的自我伤害，伤害程度又分为轻度、中度和重度，轻度不伴有器官功能衰竭以及局部或全身并发症，通常在1~2周内恢复，病死率低，这是最好的结果。中度介于轻度与重度之间，在常规治疗基础上，伴有一过性器官功能衰竭（48小时内可自行恢复），或伴有局部或全身并发症而无持续性器官功能衰竭（48小时内不能自行恢复），这是幸运的结果。重度是伴有持续性器官功能衰竭（持续48小时以上、不能自行恢复的呼吸、心血管或肾脏功能衰竭，可累及一个或多个脏器），病死率较高，为36%~50%，如后期合并感染则病死率更高，这是最惨的结果。所以，有时医生说急性胰腺炎能够致命，这绝不是危言耸听！

急性胰腺炎的病因

　　我对十万君说，作为一名医生，我们要熟练掌握所有可以导致急性胰腺炎的病因，只有知己知彼，方能百战不殆，举个简单的例子，虽然酗酒是导致急性胰腺炎的重要病因，但并不是所有的胰腺炎都与酒精有关，如果我们的思路仅仅局限于酒精，那么就有可能误诊甚至漏诊，对于一名急性胰腺炎患者，病情延误很有可能带来极其可怕的后果。事实上能够导致急性胰腺炎的病因确实是五花八门，比如胆道疾病、代谢障碍、药物、寄生虫、病毒感染、手术与创伤等。

① 胆道疾病。胆石症及胆道感染是急性胰腺炎的主要病因，如果你能清晰地了解胰腺的解剖结构，你就会知道胰管与胆总管汇合形成共同通道开口于十二指肠壶腹部，胰液就是通过这里排入小肠的，一旦结石、蛔虫嵌顿在这里，将使胰管流出通道不畅；其次胆总管末端和胰管末端的环形平滑肌与十二指肠壶腹周围的环形平滑肌共同组成了奥迪氏（Oddi）括约肌，又称为肝胆壶腹括约肌，具有控制胆汁和胰液排放的作用。进食时 Oddi 括约肌松弛，胆汁和胰液流入小肠，不进食时 Oddi 括约肌收缩，闸门关闭，而胆管炎症或胆石移行时可以损伤 Oddi 括约肌，同样可以导致胰液排出受阻，胰酶被激活后就会诱发急性胰腺炎。

② 酒精。急性胰腺炎发病率增高与大量饮酒成正相关，在中年人群中尤为突出，男性高于女性，饮酒量超过 60 克 / 天者，男女发病率无明显差别，饮酒时间 20~30 年者急性胰腺炎发病率可能超过 2%~3%，诱发机制为酒精可以促进胰液分泌，当胰管流出通道不能充分引流大量胰液时，胰管内压升高，引发腺泡细胞损伤。酒精在胰内氧化代谢时产生大量活性氧，也有助于激活炎症反应，引发急性胰腺炎的酒精量存在较大的个体差异；酒精可改变体内的脂质代谢，诱发高脂血症；酒精可引起 Oddi 括约肌痉挛，导致胰液引流不畅。

③ 代谢障碍。我们的身体能够吸收营养，也能排出废物，如果营养和废物过多，身体不堪重负，就会出现代谢障碍。高脂血症就属于脂肪代谢障碍，特别是高三酰甘油血症与急性胰腺炎有关联，可能与脂球微栓影响微循环及胰腺分泌三酰甘油致毒性脂肪酸损伤细胞有关。而胆固醇与急性胰腺炎的发病无明显相关。此外甲状旁腺肿瘤、维生素 D 过多等所致的高钙血症可致胰腺钙化、促进胰酶提前活化而促发急性胰腺炎。

④ 胰管阻塞。胰管结石、蛔虫、狭窄、肿瘤（壶腹周围癌、胰腺癌）可引起胰管阻塞和胰管内压升高。胰腺分裂是一种胰腺导管的先天性发育异常，即主、副胰管在发育过程中未能融合，大部分胰液经狭小的副乳头引流，也容易发生引流不畅，导致胰管内高压。

⑤ 手术与创伤。腹腔手术、腹部钝挫伤等损伤胰腺组织、导致胰腺严重血液循环障碍，均可引起急性胰腺炎。内镜逆行胰胆管造影术（ERCP）插管时导致的十二指肠乳头水肿或注射造影剂压力过高等也可引发急性胰腺炎。

⑥ 药物。噻嗪类利尿剂、硫唑嘌呤、糖皮质激素、磺胺类等药物可促发急性胰腺炎，多发生在服药最初的两个月，与剂量无明显相关。一般认为药物性胰腺炎大多数是由于特异反应和（或）直接的毒性作用所致，如引起高钙血症、高脂血症、血栓形成、增加胰液黏度。

⑦ 感染及全身炎症反应。可继发于急性流行性腮腺炎、甲型流感、肺炎衣原体感染、传染性单核细胞增多症、柯萨奇病毒感染等，常随感染痊愈而自行缓解，在全身炎症反应时，作为受损的靶器官之一，胰腺也可有急性炎性损伤。

⑧ 十二指肠降段疾病，如球后穿透溃疡、邻近十二指肠乳头的憩室炎都可波及胰腺。

⑨ 各种自身免疫性的血管炎、胰腺主要血管栓塞等血管病变可影响胰腺血供，由于胰腺血供受阻需超过 50% 才可能导致急性胰腺炎，所以比较少见。

慢性胰腺炎也是生不如死

提到急性胰腺炎，就必须要说慢性胰腺炎，因为它们既有区分又彼此关联。医学界对慢性胰腺炎的定义与急性胰腺炎有所不同，它是以胰腺慢性炎症、纤维化、萎缩、钙化为特征，最终导致胰腺内外分泌功能不足的疾病。急性胰腺炎会引起剧烈的腹痛、呕吐，随着病情的进展，还会导致胰腺假性囊肿及胰腺脓肿，重症胰腺炎甚至可以致命，而慢性胰腺炎虽然不会短期内致命，但也是生不如死。因为它很难完全治愈了，所以会经常腹痛，慢性胰腺炎的后期，由于胰腺内分泌功能障碍可引起胰腺 β 细胞破坏，半数患者可发生糖尿病。由于胰腺外分泌功能障碍可引起食欲减退、营养不良及维生素和微量元素的缺乏，甚至出现腹泻，大便每天 3~4 次，有气泡和恶臭，大便内脂肪量增多并伴有不消化的肌肉纤维，所以也称脂肪泻。大约 4% 的慢性胰腺炎经过时间的推移还会发展为胰腺癌，想想也的确恐怖！

不过新的疑问是，导致慢性胰腺炎的病因又有哪些？

① 我们都知道喝酒会诱发急性胰腺炎，但是让人遗憾的是，很多人即便喝酒得了急性胰腺炎，病情痊愈后回家依然喝酒。反复喝酒也会导致急性胰腺炎反复发作，时间长了，酒精就会推动炎症慢性化，形成慢性胰腺炎。

② 除了长期饮酒外，如果胆道疾病没有得到有效治疗，胰管通道反复被堵塞。同理，胰腺炎也会反复发作，在此基础上就可以逐渐发展为慢性胰腺炎。

③ 消化系统疾病最神奇的地方在于，其他系统的疾病也有可能会引起它的不适，比如风湿性疾病中的系统红斑狼疮和干燥综合征等同样会导致慢性胰腺炎，我们称之为自身免疫性胰腺炎。1961 年因自身免疫而引起的慢性胰腺炎症性硬化被首次报道，1995 年日本学者吉田（Yoshida）等正式提出了自身免疫性胰腺炎的概念，2001 年自身免疫性胰腺炎作为慢性胰腺炎的一种独立分型而存在，迄今为止发现的最容易导致胰腺炎的免疫疾病除了系统红斑狼疮和干燥综合征以外，还有原发性胆管炎、原发性胆汁性肝硬化和自身免疫性肝炎。

④ 也有研究认为，慢性胰腺炎可能普遍存在基因异常，其中遗传性胰腺炎中 PRSS1 基因突变多见，散发性胰腺炎中 SPINK1 基因和 CFTR 基因为常见突变基因。

胰腺还有双胞胎兄弟？

异位胰腺炎是一种怎样的存在？除了急性胰腺炎和慢性胰腺炎以外，医学上还存在一种非常特别的胰腺炎，那就是异位胰腺炎，顾名思义就是跑到别处的胰腺发炎了。

所以我对十万君说："胰腺有时也会长在胃里，你相信吗？"

"啊！"十万君目瞪口呆地望着我，"是……两个胰腺吗？"

胰腺的双胞胎兄弟，我们又称为异位胰腺，是指在胰腺本身以外生长的，与正常胰腺组织既无解剖上的联系又无血管联系的孤立的胰腺组织。它属于一种先天畸形，其发生原因目前尚不太清楚，一般认为与人类胚胎时期胰腺原基在旋转、融合过程中原基的残余有关。1727 年，吉恩·舒尔茨（Jean-Schultz）首次报道了异位胰腺，几百年来，医学界发现人体很多部位都可以出现异位胰腺，其中以胃及十二指肠最为多见，少数见于食管、空肠、回肠、麦克尔憩室、肠系膜，偶见于肝、脾、胆道、肺、纵隔等。比如最常见的胃异位胰腺，往往都是进行胃镜检查时发现的，它通常位于胃窦大弯侧，胃镜下表现为表面光滑的隆起性病灶，直径数毫米至数厘米不等，部分可见隆起中央脐样凹陷，为腺管开口。所以，胰腺能长在胃里是真的，这么神奇的也是科学，而不是童话故事！

医学非常奇妙，大部分异位胰腺患者并无临床症状，少数异位胰腺因为具有内外分泌结构，所以也可以分泌各种胰酶并通过导管排入消化道。想想看，如果导管堵塞呢，自然也会引起胰腺炎，常见的症状有腹痛、恶心、呕吐甚至是腹水，实验室检查同样可发现血、尿淀粉酶升高，但是影像学检查正常位置胰腺往往并无异常，以致有时候连医生也傻傻分不清，所以在胰腺炎的诊断中，当出现影像学诊断与实验室结果不相符时，应该考虑到异位胰腺炎的可能。

怎样预防胰腺炎

怎样预防胰腺炎的发生？但凡得过胰腺炎的患者都对这种病刻骨铭心，即使是轻度的急性胰腺炎，那种疼痛也是常人难以理解的，很多腹痛剧烈的往往需要借助哌替啶这种强效镇痛药才能止住。更让人痛苦的是它复杂的治疗方法，药物治疗、内镜治疗甚至是外科手术治疗，无论哪一种，要说一点都不难受是不可能的，更糟糕的是，很多重症胰腺炎患者在经历了病痛的折磨之后最终连医生也无力回天，很多年轻的生命，本来可以在这个世界上绚丽绽放，却因为一时的冲动瞬间枯萎，试问，怎能不令人扼腕叹息？

与其要承受病痛的折磨，倒不如从改变生活方式开始，尽量预防这种疾病。

① 一定要戒酒。事实上每一次大量酗酒后你安然无恙，不是你酒量有多好，而是你的运气好，但好运气不可能次次都降临到你的头上，所以请珍惜生命，远离酒精！

② 胰腺炎的发作与高血脂有一定关系。所以请控制体重，饮食上不要太油腻和暴饮暴食，坚持运动，保持标准的体重，对于 40 岁以上的人，可以定期到医院监测下血脂。

③ 不是所有的胆囊结石都会诱发胰腺炎，但是一旦诱发了一次，就可能有第二次、第三次。鉴于每个人的情况都有所不同，我的建议是及时咨询医生，权衡

利弊，再决定如何治疗。

④ 某些药物可能诱发胰腺炎，在决定长期服用之前一定要咨询医生，牢记胰腺炎的症状表现，以便可以提前发现，早点就诊。

⑤ 已经确诊为慢性胰腺炎，动态的随访观察非常重要，和你的医生保持长久联系，建议每半年到医院复查一次，对于慢性胰腺炎患者，生活的要求更高，一定要戒烟戒酒，避免高脂和高蛋白饮食，因为吸收欠佳，可以少食多餐，避免每顿吃得太饱而加重胰腺负担，对于长期脂肪泻的患者，应该注意补充维生素和微量元素。

⑥ 如果做胃镜的时候意外发现胃部有异位胰腺，因为它有癌变可能，且容易出现炎症、坏死、出血，即便没有这些症状，也可能引起消化不良，所以一经发现，最好内镜下切除。

喝酒后千万不能做的五件事

虽然已是凌晨三点，但我和十万君依然坚守在值班室，大约一个小时前，急诊科一下送来了两个急性胰腺炎的患者，无独有偶，都是大量酗酒导致的。

来的时候，两个人都是面色潮红，酒气熏天，躺在病床上不停地辗转反侧。

"哎哟，痛，痛！"患者的呻吟声让家属如坐针毡，他们围在我和十万君四周，焦急万分，一直在催我们，"医生，快想想办法！"

"不要命地喝酒，还要医生想办法，我们又不是神仙，哪有那么快！"十万君私下里发着牢骚。

虽然救死扶伤是医生义不容辞的使命，但每一次碰到大量酗酒的患者，我都会扼腕叹息，明明知道酒精的危害很大，为什么还要拼着命地喝？

我不会忘记半年前遇到的一名年轻患者，就因为和朋友拼酒，结果在喝下整整 20 瓶啤酒后，诱发了重症胰腺炎，送到医院后，虽经积极抢救，但还是不幸去世。

22 岁，本是花儿一样红的少年，谁又能想到，一场拼酒竟让一条鲜活的生命瞬间离去！

行医十年，我一直对我的患者说，珍惜生命，请远离酒精！

可是依然有很多人把医生的话当耳边风，有一名 35 岁的胰腺炎患者，一年入院 5 次，每一次都是大量酗酒诱发，即便医生口水说干，但患者依然固执己见，命可以不要，但酒必须得喝。还有一名 45 岁的酒精性肝硬化患者，跑到医院来住院，竟然还躲在被窝里偷偷喝酒，被我们护士发现的时候，竟然还说，你们不让我喝酒，还不如让我死！

每每碰到这样的患者，无可奈何的我们总是心有余而力不足。

喝酒脸红千杯不醉？

酒场高手是一种怎样的存在？

其实喝酒导致的悲剧在每个人身边可能都时有发生，有些人喝酒成瘾，认为自己是酒场高手，酒量特别大，称得上是千杯不醉，如果认真观察，就会发现这些酗酒者往往都是面红耳赤，民间流传喝酒脸红证明酒量大，其实这样的观点完全是天方夜谭。

我对十万君说，喝酒脸红，其实在医学上有一个专门的术语，叫酒精性脸红反应。

也有人称之为亚洲红脸病，英文全称为 "Asia Flush"，原因就是通过对全世界酗酒后脸红的群体调查发现，这种情况在东亚，主要是中国、日本和韩国人群中比较常见，而白种人和黑种人却非常罕见，所以将这种酗酒后特有的红脸命名为亚洲红脸病。

说到这，一个有趣的话题出现了，为什么黄种人更容易出现酒精性脸红反应？

研究发现，乙醇在人体内代谢，需要两个重要的酶，一个是乙醇脱氢酶（ADH），一个是乙醛脱氢酶（ALDH），到目前为止，ADH 和 ALDH 也是仅有的被确定可能影响酒精依赖性和醉酒等饮酒行为的酶，ADH 的作用主要是促进乙醇转化为乙醛，ALDH 的作用则主要是促进乙醛转化为乙酸，ALDH 有两种同工酶，分别分布于胞质溶胶（ALDH1）与线粒体（ALDH2），两者在催化速率上有很明显的差异，ALDH2 的 Km 值约为 3 微摩尔/升，而 ALDH1 的 Km 约为 30 微摩尔/升，很明显 ALDH2 对乙醛的 Km 低于 ALDH1，约为后者的 1/10，是主要负责乙醛转化的同工酶。

亚洲人之所以喝酒会脸红，就是因为亚洲人群中普遍存在突变型的 ALDH2，该酶突变后活性缺失，导致乙醛在肝脏内大量累积，乙醛本身具有血管扩张的作用，能使面部毛细血管扩张，从而导致基因突变携带者在喝酒后会有脸红等不适反应。

所以这类人喝酒，完全不存在酒量大，其实还更容易醉。另外，体内积累大量的乙醛，不但让醉酒者更加难受，还会提高癌症发生的风险。这是因为乙醛能够破坏 DNA，阻碍细胞自我修复，属于高风险的致癌物质，所以喝酒脸红的人，喝酒后与高致癌物质乙醛接触的时间更长，风险自然也更大。

喝酒脸白千杯不醉？

喝酒脸白的酒量就大吗？说到这，十万君又提出了新的疑问，既然喝酒脸红的人酒量差，那么喝酒脸白的人是不是酒量更好呢？的确，现实生活里我们会发现，有人喝酒面红耳赤，也有人喝酒脸色煞白，虽然喝酒脸白的可能酒量相对好点，但是他们更容易发生急性酒精中毒。研究发现，饮酒后脸白的人体内 ADH 和 ALDH 均缺乏或活性很低，乙醇主要靠肝脏里的 P450 氧化酶来慢慢氧化，故喝酒脸白的人特别容易伤肝脏，脸白是饮酒过量的反应，该类人群因体内缺乏乙醇脱氢酶，乙醛浓度很低，感觉不到不适，容易造成酒量好的假象，其实他们是靠着体液来稀释酒精，延缓酒精进入中枢神经而推迟醉酒的。

医学界将急性酒精中毒分为三期，兴奋期、共济失调期和昏迷期。血液中乙醇浓度达到 11 微摩尔/升时往往会感到头痛、兴奋，浓度达到 22 微摩尔/升时驾车易发生车祸，如果此时还要继续喝，乙醇浓度达到 33 微摩尔/升时会有肌肉运动不协调，行动笨拙，视物模糊，复视，步态不稳，这就是我们所说的共济失调，等浓度达到 54 微摩尔／升时，醉酒者将进入昏迷期，瞳孔散大，体温降低，甚至出现血压下降。这时候之所以危险，是因为酒精中毒昏迷者失去了自我防护功能，如果处于仰卧位，呕吐物堵塞呼吸道，就可导致窒息缺氧死亡。还可以诱发心脏病，酒精可诱发冠状动脉痉挛及恶性心律失常，进而导致心源性猝死的发生。更有可能诱发急性脑出血，这是因为酒精可以兴奋交感神经，造成血压急剧升高，进而导致脑出血发生。

"天哪，太可怕了！"十万君不由得感慨道。

的确，随着生活水平的提高，酒精的消耗量也越来越高，1952 年，我国酒类产品的销售量不过为 64.6 万吨，1989 年已经达到了 1268 万吨。而现在，全国每年竟能喝掉 300 亿千克左右的酒，我国饮酒人群平均单次饮酒量为 2.7 两（以 38 度酒为标准），折算成纯酒精为 41.04 克，比世界卫生组织"男性每天摄入酒精量不超过 20 克，女性不超过 10 克"的安全饮用标准，还高了 2 倍之多，想想看，如此高的酒精消耗量，又怎能不是健康的一大杀手？

酒后不能做的事

更可怕的是，由于普遍缺少医学常识，很多酗酒的人并没有意识到酒精的危害，甚至在酒后做各种疯狂的事情，作为医生，我只能说，这不是拼酒，简直是拼命！

① 喝酒后抠喉咙催吐。这是很多酗酒者都尝试过的解酒方法，催吐法的原理就是手指伸进口腔，刺激会咽，导致恶心，从而催吐，酗酒者以为这样就能够把喝进去的酒再吐出来，从而减少酒精对身体的伤害，但他们不知道这其实是非常危险的动作！

因为抠喉咙可强迫性的引起腹压增加，使胃内容物逆行倒流出来，导致十二指肠的酒精或其他东西进入胰管和胆管，严重时造成胰管堵塞，诱发急性胰腺炎，该病存活率非常低。

其次，大量饮酒还会直接损伤食管黏膜，急性期可以使食管粘膜充血水肿，强制性抠吐首先会引起胃酸反流进入食道，会进一步加重食道损伤，轻者是反流性食管炎，食道溃疡，严重的话可以导致食管贲门撕裂，引发大出血。从长期来看，抠吐的行为也会改变消化道的正常运行，使本来从上至下的动力变成从下至上的异常逆行，从而对消化道功能造成损伤。就算一时运气好没什么特别不适，但时间一长，潜移默化会引起食管贲门黏膜不典型增生，进一步发展就有可能转变成食管贲门癌。最后，在抠喉咙时，如果指甲过长或抠得比较用力，还有可能损伤咽喉部。

② 喝酒后仰卧休息。酒精对中枢系统具有抑制作用，所以大量喝酒后，人的反应会变得迟钝，也会想睡觉，这个时候如果立刻仰卧休息，陪伴在身边的有可能就是死神！

因为对于醉酒者，最大的危险就是呕吐，大量的呕吐物一旦被误吸就会导致窒息的风险成倍增加，误吸是一种急症，如果处理不及时会危及生命，所以醉酒者，最危险的姿势是仰卧，最安全的姿势是侧卧，仰卧会导致舌根后坠，更易误吸，侧卧则能更好地保持呼吸道通畅，还能降低胃内容物反流的可能性。

③ 喝酒后服药。在所有药物里面，最危险的莫过于抗生素，研究发现，很多抗生素都可能与酒精发生反应，医学上称这种反应为双硫仑样反应，又称戒酒硫样反应。1948 年，丹麦著名建筑师，工业产品与室内家具设计大师雅各布森（Jacobsen）无意间发现，作为橡胶的硫化催化剂双硫仑被人体微量吸收后，能引起面部潮红、头痛、腹痛、出汗、心悸、呼吸困难等症状，尤其是在饮酒后症状会更加明显，人们把这种在接触双硫仑后饮酒出现的症状称为双硫仑样反应。

受此启发，科学家们发明了双硫仑戒酒药物，服用此药后即使饮用少量的酒，身体也会产生严重不适，从而达到戒酒的目的。但是人们很快又发现，喝酒后口服某些抗生素，特别是头孢类抗生素也可以诱发双硫仑样反应，比如头孢哌酮、头孢哌酮舒巴坦、头孢曲松、头孢唑林、头孢拉啶、头孢美唑、头孢米诺、头孢甲肟、头孢孟多、头孢氨苄、头孢克洛等，其中以头孢哌酮所致双硫仑样反应的报告最多，另外甲硝唑、替硝唑、呋喃唑酮、氯霉素等也可引起双硫仑样反应。

说到这，新的问题来了，为什么喝酒后服药会诱发双硫仑样反应？原来这些药物的化学结构中含有"甲硫四氮唑侧链"，抑制了肝细胞线粒体内乙醛脱氢酶的活性，使乙醛产生后不能进一步氧化代谢，从而导致体内乙醛聚集，出现双硫仑样反应。

④ 喝酒后剧烈运动。两者结合可能导致横纹肌溶解，所谓横纹肌溶解是指一

系列影响横纹肌细胞膜、膜通道及其能量供应的多种遗传性或获得性疾病导致的横纹肌损伤，它可以引起细胞膜完整性改变，细胞内容物（如肌红蛋白、肌酸激酶、小分子物质等）漏出，多伴有急性肾功能衰竭及代谢紊乱，常见的临床症状有肌肉酸痛、全身乏力、茶色或红葡萄酒色尿等，医学上能够导致横纹肌溶解的病因很多，其中大量饮酒和过度运动就是其中两个重要的病因，可想而知，一旦两者结合，导致横纹肌溶解的可能性自然会大增。

即便不出现横纹肌溶解，喝酒后剧烈运动也会升高血压，加剧心肌耗氧量，如果本身就有高血压和冠心病，那么两者结合很有可能诱发心脑血管意外，另外，喝酒后多饮水能促进酒精代谢物的排泄，如果酒后立刻运动，不但无法及时补充水分，还有可能因为大量出汗导致严重的脱水，酒精在体内的积累可能造成严重的酒精中毒，脱水不仅会加剧这种情况，也会使身体更加疲倦无力。

⑤ 喝酒后立刻洗澡。现实生活中很多人都有这样的习惯，喝酒后冲一个澡，大多人的观点是酒后洗澡有醒酒的作用，其实这样的观点是不正确的。研究发现，酒后洗澡，体内储备的血糖会因体力活动和血液循环加快而被大量地消耗，造成血糖下降。另外大量酗酒后，酒精也会抑制肝脏的正常生理活动能力，妨碍了体内葡萄糖储存的恢复，两者结合，很容易出现低血糖现象，众所周知，医学上低血糖是一种急症，严重的话可出现低血糖昏迷。即便不出现低血糖，大量酗酒也会引起血管扩张，而热水澡同样可以导致血管扩张，同时会从身体带走一部分能量，两者结合，很容易导致血压下降，进而出现头晕眼花、浑身无力的现象，如果本身就有高血压等基础疾病，那么这时就很容易诱发心脑血管疾病。

说到这，大家就会明白，酗酒后身体会很不适，这就难怪喝完酒的人总要想点办法来解酒了，但是前面已经分析了，很多办法其实并不靠谱，那么还有其他的解酒方法吗？

"老师，听人说酒后喝浓茶和咖啡能够解酒。"十万君说出了一条"锦囊妙计"。

乍一听似乎有点道理，但只要认真分析，就知道这也是谣言。很多人认为酒精会抑制中枢神经系统，而浓茶和咖啡里含有咖啡因，能够兴奋神经，所以有一定的解酒作用，遗憾的是，它并不能。咖啡因是从茶叶、咖啡果中提炼出来的一种生物碱，是一种中枢神经兴奋剂，适度使用的确有祛除疲劳、兴奋神经的作用，医学上也用于治疗神经衰弱和昏迷复苏，前面说过，酗酒后产生的症状主要分为三个时期，兴奋期、共济失调期和昏迷期，后两者也称为酒精抑制期，兴奋期交感神经系统兴奋，心率加快，血压上升，而浓茶中的咖啡因也可以兴奋人的交感神经系统，此时若茶酒结合，可以使交感神经系统更加兴奋，对于有高血压、冠心病的人来说，就有可能加重病情，甚至容易诱发心脑血管意外，抑制期即便摄入大量咖啡因，事实证明也并不能促进酒精的排泄和转化。

酒后应该做的事

那么酒后怎样的做法才是正确的？

① 如果你发现身边的人喝醉了正憨憨大睡，应该及时解开他的领带、衣扣等，抬起其下颌，使头偏向一侧并稍后仰，以保持呼吸道通畅，让醉酒者侧卧，并在其背后加个枕头或阻挡物，避免睡眠过程中翻身成仰卧位。同时你要确保醉酒者的旁边一定要有一个清醒的人留守，可以随时观察醉酒者的情况，能够及时为他清除口腔的分泌物和呕吐物，必要的时候可以隔一段时间就摇醒他一次，如果期间你发现有任何异常，请及时拨打120求助。

② 为了避免双硫仑样反应，请牢记，喝酒不吃药，吃药不喝酒，这就好比喝酒不开车，开车不喝酒，道理是一样的，千万不要抱侥幸心理铤而走险。

③ 喝酒后可以大量饮水，因为饮水能够促进酒精的排泄，如果你试图通过剧烈运动和冲热水澡来解酒，那会非常危险，不过可以用干毛巾及时擦拭身上出的汗。

④ 喝酒后身体处于疲惫状态，抵抗力也会下降，此时最佳方式是坐下来休息一下，如果还比较清醒，最好看看电视，聊聊天，听听音乐，这样可以防止你倒头大睡。

⑤ 迄今为止，尚没有一种特效的解酒方式，所以最好的方法就是不喝酒。

胆囊里为什么会长东西？

对于急性胰腺炎的患者，除了要明确病因外，还要及时鉴别是轻症胰腺炎还是重症胰腺炎，这对于判断预后非常重要。我对十万君说，虽然症状和体征是鉴别的重要指标，但是敏感性最好的还是腹部增强 CT，说到这，十万君新的疑问来了，"老师，淀粉酶可以吗？"

事实上很多医生都有类似误解，他们认为淀粉酶的高低反映了病情的严重程度，其实不然，按照急性胰腺炎的诊断标准，虽然血清淀粉酶超过正常值 3 倍是重要的依据，但是部分重症胰腺炎患者，他们的血清淀粉酶也可能并不升高。相对于淀粉酶，腹部增强 CT 却能够确定胰腺的坏死程度，所以它才是金标准。另外，CT 还能观察到胆囊、肝脏和胆道的情况，对于胆道疾病同样有着良好的判断。在我们的安排下，导致学飞胰腺炎发作的罪魁祸首终于被揪了出来，他不但有高脂血症，还有胆囊多发结石，现在回头来看，这两种疾病可能共同诱发了急性胰腺炎。当我们将诊断告诉学飞的时候，他难以置信，"医生，你说我有胆囊结石，可是我从来没痛过啊，不是说，结石都会痛得很厉害吗？"

胆囊结石还会不痛吗？

我笑了笑，那可不一定，很多人都有胆囊结石，但是表现却各不相同，30%~50% 的胆囊结石患者可能终身没有症状，他们只是在健康检查时被偶然发现，我们称之为静止性胆囊结石。当然也有患者出现急性胆绞痛的情况，他们的表现是右上腹痛并向右肩背部放射，常在饱餐或进食油腻食物后加重，严重的还可以有呕吐、高热和黄疸。

虽然做了详细解释，但学飞还是眉头紧皱，在我们离开病房的时候，听到他一个人自言自语，怎么就得了胆囊结石呢？

回到医生办公室，我问十万君，你觉得学飞的问题该如何回答？

"是不是和高血脂有关啊，老师？"按照十万君的分析，如果胆汁中的胆固醇含量过高，伴随时间的推移，就有可能出现胆囊结石。

果真如此吗？要想揭开真相，我们首先得熟悉胆汁从哪里来又到哪里去。

你了解胆囊吗？

我们都知道胆汁是由肝细胞分泌的，它是非常复杂的溶液，其中水占 97.6%，固体占 2.4%，固体成分主要是钠、钾、钙、镁、氯及碳酸氢盐等无机成分，此外还含有胆汁酸、胆色素、脂肪酸、胆固醇、卵磷脂和少量蛋白质等有机成分。对于人体来说，胆汁的主要作用是促进脂肪的消化吸收，促进脂溶性维生素 A、D、E、K 的吸收，使胆固醇保持溶解状态。

只有在消化食物的时候，胆汁才能依次流经 Hering 管、小叶间胆管、左右肝管、肝总管，肝总管与胆囊管汇合形成的胆总管，通过胆总管，胆汁最终排入十二指肠，空腹状态时 Oddi 括约肌收缩，胆总管末端闭合，管腔内压力升高，胆囊壁舒张，胆汁被动流入并充盈胆囊，胆囊呈梨形附着于肝的脏面胆囊窝处，长 5~8 厘米，宽 3~5 厘米大小，分为底、体、颈三部分，因为颈部呈袋状扩大，所以胆囊结石更容易卡在此处。胆汁进入胆囊后，其中大部分水分和电解质都被胆囊吸收，剩下的便是浓缩精华，一般胆囊可容纳 40~60 毫升，但 24 小时内却能接纳约 500 毫升胆汁。

说到这，新的疑问来了，进食后胆囊里的胆汁又是如何排出的？

进食后，小肠会分泌一种叫缩胆囊素的物质，它不但可以促进胆囊收缩，还可以使 Oddi 括约肌松弛，因为胆囊内的压力，使得胆汁通过 Oddi 括约肌排入十二指肠。

胆囊里为什么会长结石？

人体胆囊结石的主要成分是胆固醇和胆红素，还有胆酸、磷脂、蛋白、游离脂肪酸以及钙、镁等无机物，按照组成成分的不同，医学界又将胆囊结石分为三大类。

① 胆固醇性结石，顾名思义，将结石中胆固醇含量大于或等于 70% 的结石

称为胆固醇性结石；② 胆色素性结石，将胆固醇含量不大于 30% 的结石称为胆色素性结石；③ 混合性结石，胆固醇含量介于两者之间的称为混合性结石。

所以胆囊里为什么会长结石？我们可以有两个不同的答案。

由于胆囊内胆固醇含量过高，过饱和，超过了胆汁中胆酸和磷脂的溶解能力导致胆固醇析出，结晶而形成结石，这是胆固醇结石的形成过程；由于胆泥淤积、蛔虫和细菌感染等因素导致的结石形成，是胆色素结石或混合性结石的形成过程。但是随着人们生活水平的提高，饮食结构也发生了翻天覆地的变化，高脂食物成了每日必备的主餐，所以胆固醇结石在国内的发生率也越来越高。像学飞这样的胆囊结石患者，因为肥胖，高血脂和长期摄入高脂食物，所以他是胆固醇结石的可能性更大。

为什么胆囊多发结石更容易引起胰腺炎？

按照胆囊结石的数目可以分为单发结石和多发结石，相对于单发结石，多发结石更容易引起胰腺炎，它的原因是多发结石中小结石更多，我们都知道胆囊里的胆汁并不是固定不动的，它如同水循环，所以藏匿在胆汁中的结石也会随之运动。研究发现，3 毫米以下的微小结石更易排入胆管，若结石数量超过 10 枚，其中至少 1 枚直径不大于 3 毫米，发生急性胰腺炎的可能性将会增加 3 倍。除了引起胰腺炎之外，胆囊多发小结石还容易堵塞胆囊管，梗阻会导致剧烈的胆绞痛甚至是急性化脓性胆囊炎，即便不引起胆源性胰腺炎，也有可能导致梗阻型黄疸、化脓性胆管炎，至于它们的发病机制，都是因为结石将胆管堵塞，诱发了胆管的痉挛和感染。

胆囊结石究竟要不要治疗？

很多人都有胆囊结石，他们几乎都有共同的疑问，胆囊结石究竟要不要治疗？对于没有症状的胆囊结石可以动态观察，我在前面说过，有些静止性胆囊结石可以与人体一直和平共处，所以这类患者完全可以动态观察，定期随访。对于有症状和（或）并发症的胆囊结石，应根据情况治疗，目前应用最多的是腹腔镜胆囊切除或保胆取石，也有一部分胆总管结石，可以通过内镜下取石，我们称为ERCP术，全称是经内镜逆行胰胆管造影术，它是在十二指肠镜直视下，经十二指肠乳头向胆总管或胰管内插入造影导管，逆行注入造影剂后，在X线下显示胆道和胰管的诊断方法，在ERCP的基础上可以进行十二指肠乳头括约肌切开及胆总管取石术。

十万君脑洞大开："老师，胆囊结石是不是也可以像泌尿系结石一样，体外震波碎石？"

我情不自禁地大笑："你小子，我记得我在讲胃结石的时候，你就问过这样的问题。"

事实上体外震波碎石疗法的确可以用来治疗胆囊结石和胆管结石，它于1979年发明之后，1980年用于临床治疗肾结石获成功，1983年开始试用于胆结石治疗的实验研究，1986年便有成功治疗胆囊结石和胆管结石临床成功的报道，国内于1988年开始尝试用于胆囊结石患者，虽然它的确有一定的疗效，但也带来了一些并发症。

我们都知道肾结石碎石后，残余的石头可以通过输尿管、膀胱及尿道排出体外，而胆囊结石碎石后，石头要想排出，就必须通过胆汁排出的通道，如果一旦出现结石嵌顿，有时就会变得很糟糕，我们都知道胆总管里嵌顿的结石是很可能诱发急性胰腺炎的。所以体外震波碎石的缺点就是，有时石头是碎了，但是排出受阻，一旦引起了胆管梗阻，胆管炎，胰腺炎，还得借助ERCP或外科手术取石。不过也有研究发现，体外震波碎石术后如果能够采取积极的药物干预措施，治疗成功的可能性会更大，药物干预，就是接下来我们要说的药物溶石疗法。对于胆囊结石，能碎，也能溶，有关药物溶石的研究可能比体外震波碎石开展得还要早，目前应用最广泛的溶石药物是熊去氧胆酸，因为它可以增加胆汁酸分泌，并使胆汁成分改变，从而降低胆汁中胆固醇及胆固醇脂，所以有利于胆结石中的胆固醇逐渐溶解。但是药物溶石速度非常慢，按每月能溶1毫米计算，70%的患者需要口服6~12个月。至于效果也是因人而异，有的人服药后结石的确可以消失，也有的服用半年后复查B超一点变化都没有，再加上药物本身具有诸多不良反应，很少有患者能坚持这么久。

苹果汁＋硫酸镁＋橄榄油真的可以排石吗？

"老师，网上说，苹果汁＋硫酸镁＋橄榄油可以排石，是真的还是假的？"十万君一边说一边给我看。

不得不说，人类的智慧总是无穷的，为了缓解病痛，远离疾病的折磨，很多人会想出各种各样的小偏方，治疗胆囊结石也不例外，我记得很多年前在看电视节目的时候，就有人介绍食物溶石法，其实要想揭开真相非常简单，我们首先来了解下这个组合。

苹果醋是以苹果汁经发酵而成的苹果原醋，再兑以苹果汁等原料制成的饮品，医学上有硫酸镁注射液，它可以用来导泻，也可以用来治疗孕妇先兆子痫，至于橄榄油，则是由新鲜的油橄榄果实直接冷榨制成的。

有人认为苹果醋能够降低胆固醇，硫酸镁可以导泻，橄榄油因为含有不饱和脂肪酸，也能够降低胆固醇，稳定动脉斑块，再加上胆囊结石的形成与胆固醇有关，所以这个组合有用。

问题的关键是并没有证据表明这个组合能够有效降低胆汁中的胆固醇含量，国内外也没有任何官方研究资料，至于溶石更谈不上。就算真的能排石，一旦卡在胆总管里，还更麻烦，所以我的建议是对于已经形成的胆囊多发结石，最好还是不要采取这种方法，因为它既没有科学依据也存在太多风险。

胆囊结石会转变为胆囊癌吗？

一个谣言被破解了，但是有关胆囊结石，却还存在各式各样的误解。

比如十万君问我："老师，听说很多胆囊结石还会转变为胆囊癌，是真的还是假的？"

首先要纠正一个错误的概念，结石可不会直接变成癌症，不过研究发现，胆囊结石的确与胆囊癌发病密切相关，它的发生机制是胆囊结石长期的慢性刺激。我在前面说过，胆囊结石会随着胆汁的流动而移动，在胆道的任何一个地方，它都可能导致炎症感染，就像干活干多了手上会起老茧一样，胆囊长期受到结石的刺激，黏膜异常增生，最终可发生癌变，但最可怕的是，这种变化往往是潜移默化，因为早期症状不典型不明显，所以一旦发现多数都是晚期，患者因此失去手术根治的机会。

你需要知道的胆囊癌

当然，除了慢性结石性胆囊炎以外，胆囊癌的病因还包括胆囊腺瘤样息肉和胆胰汇合部畸形，甚至年龄和种族都有一定关系。

① 胆囊腺瘤样息肉，它是胆囊息肉的一种类型，除了胆囊结石之外，胆囊里还容易长出息肉，医学界将胆囊息肉分为非肿瘤性病变和肿瘤性病变，大多数胆囊息肉患者都属于非肿瘤性病变，这种胆囊息肉的形成与胆固醇密切相关，所以也称为胆固醇息肉。

至于肿瘤性病变还是比较少见，主要为胆囊腺瘤样息肉，有研究认为它的发生与慢性炎症和胆囊结石同样有着密切关系。

② 胆胰汇合部畸形，胰 - 胆管汇合部畸形是一种先天性消化系统畸形，畸形导致胆汁内的胰液浓度提高，胰液引起胆囊癌的机制，可能是由于胆汁中的卵磷脂被胰液中的磷酸脂酶 A2 水解产生脱脂酸卵磷脂，积聚在胆囊壁内刺激上皮，使上皮细胞变性、非典型增生以致癌变。

③ 因为胆囊结石与胆囊癌的发病有一定关系，所以携带胆囊结石的时间越长，年龄越大，胆囊癌的发生风险可能越高，我们在临床工作中发现胆囊癌多在50~70 岁的老年人中产生。

④ 在欧洲，胆囊癌相对罕见，而在以色列、智利、玻利维亚、美国西南部印第安人及新西兰的毛利人中的发病率则较高，有人推测这可能与地域、种族及遗传有一定关联。

"老师，听你这么说，我觉得还是早点把胆囊结石切了比较好，要不，它就像定时炸弹一样，保不住哪天就爆炸了。"十万君心惊胆战地说。

我猜想他一定是被胆囊癌吓到了。虽然胆囊结石与胆囊癌的发生有一定关系，但也不至于那么紧张，一般认为，胆囊结石患者合并胆囊癌的发生率仅为 1%~3%，所以绝大多数胆囊结石并不会发生癌变。但是十万君的担心也并非完全杞人忧天，所以与其等到出现时才担惊受怕，倒不如从现在开始，改变不良的生活，积极预防这些疾病。

拥有健康的胆囊

①胆囊结石和胆囊息肉的发生与过高的胆固醇相关，那些特别爱吃高脂食物，肥胖患者，糖尿病患者，更容易胆囊里长东西。相反，多吃新鲜蔬菜和水果却可以更好地预防这些疾病，就算已经形成了胆囊结石和胆囊息肉，只要及时调整饮食结构，也能避免胆囊结石的急性发作，预防胆囊息肉的恶变，因为新鲜蔬菜水果不仅富含叶酸、纤维素、抗坏血酸以及胡萝卜素等抗氧化物质，也能够降低胆固醇的含量。

②吸烟和酗酒可以使胆囊疾病发生的风险升高，因为吸烟可以导致胆囊排空延缓，胆汁潴留，酗酒可导致 Oddi 括约肌痉挛，容易引起胆汁淤积，所以应该戒烟戒酒。

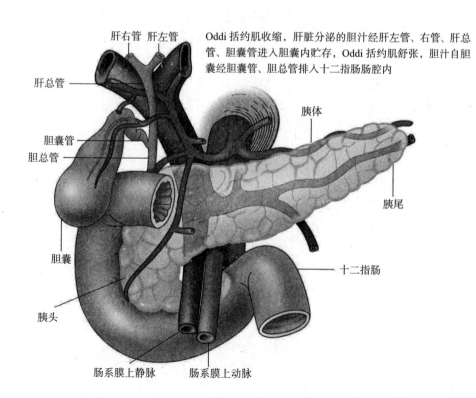

Oddi 括约肌收缩，肝脏分泌的胆汁经肝左管、右管、肝总管、胆囊管进入胆囊内贮存，Oddi 括约肌舒张，胆汁自胆囊经胆囊管、胆总管排入十二指肠肠腔内

肝右管　肝左管
肝总管
胆囊管
胆总管
胰体
胰尾
胆囊
十二指肠
胰头
肠系膜上静脉　肠系膜上动脉

③ 肥胖患者罹患胆囊结石和胆囊息肉的可能性更大，所以一定要控制好体重，饮食和运动相结合是最科学的方式，所以每天最好运动一下。

④ 养成定期体检的习惯，大部分胆囊息肉、胆囊结石甚至胆囊癌都可能没有任何表现，所以定期进行 B 超检查非常重要，即便发现了胆囊息肉和胆囊结石也不必过于担心，但也不能不闻不问，应该咨询专业的医生。

⑤ 对于没有症状的胆囊结石，理论上动态观察，定期复查即可，可以每 1~2 年复查 1 次 B 超；对于没有症状的胆囊息肉，如果息肉小于 1 厘米，也可以定期复查，每 1~2 年复查 1 次 B 超，如果发现息肉有增大趋势，应该及时就诊，由医生判断是否需手术治疗。

⑥ 对于已经行保胆取石的患者，要定期复查 B 超，而且要养成良好的生活习惯，因为结石是会复发的，对于已经行胆囊切除的患者，同样要定期复查 B 超，因为肝内胆管和肝外胆管同样可能会出现结石，它们对人体的危害也不容忽视。

第五章

开启吃之旅

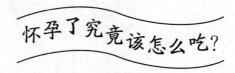

怀孕了究竟该怎么吃？

值夜班的时候，十万君拿来了医学生实习鉴定本，让我在上面打分写评语。

我恍然想起，自从他来消化内科实习，已经有整整两个月的时间了。两个月里，我们亦师亦友，早已培养了深厚的感情。所以当他突然拿出这个鉴定本，我反倒有些伤感了。

两个月前，一个实习医生走进医生办公室，他叫肖杰。后来，我知道了他绰号"十万君"的由来。两个月来，他跟着我查房、开医嘱、完善病历、进行医患沟通、辅助完善各种医疗操作，耳旁总是响起他的那句口头禅："老师，这是为什么呢？"

正因为对医学知识的如饥似渴和严谨探索的态度，才使得十万君进步很快，虽然只有短短两个月的时间，但我相信他一定受益匪浅。

可是，一切就要这样结束了吗？

我接过十万君递来的实习鉴定本，并没有急着打分和写评语，我说："在出科之前，让老师也问几个为什么吧。"话音刚落，十万君受宠若惊地望着我。

我想到不久前的三名孕妇，她们因为不同的消化道疾病住进了医院，想起她们在住院期间的共同困惑，于是脑海里闪现出第一个问题："怀孕了究竟该怎么吃？"

十万君微微皱起眉头，然后眼睛里有一条亮丽的光线掠过，这个曾一直问为什么的医学生，终于开口回答了我的第一个问题。

他流畅地回答道：和非妊娠期的女性相比，妊娠期所需要的营养肯定要高，这是毋庸置疑的。这是因为妊娠期间，子宫和乳房都会增大，胎盘和胎儿在生长发育的过程中必须依赖于营养，如果妊娠期出现营养不良，就会直接影响胎儿的生长和智力发育，从而导致器官发育不全、胎儿生长受限和低体重儿，容易造成流产、早产、胎儿畸形。

所以女性在妊娠期要注意补充营养，那么营养从哪里来，就是每天所吃的食物，这些食物应该含有丰富蛋白质、脂肪、糖类、微量元素和维生素。

蛋白质应该以优质蛋白质为主，它主要来源于动物，如肉类、牛奶、鸡蛋、奶酪；糖类主要来自淀粉；微量元素和维生素除了能从含有蛋白质、脂肪和糖类中的食物获得外，还存在于新鲜的水果和蔬菜之中。

十万君说到这儿，我接着提出了第二个问题："既然营养不良对孕妇和胎儿非常不利，那么是不是应该营养多多益善呢？"

当然不能。研究发现，孕期如果过度补充营养，会导致营养过剩，从而引起巨大儿和微量元素过剩，其中微量元素过剩还会引起中毒反应。

因此为了避免营养不良和营养过剩，孕妇在孕期应该均衡摄入营养，蛋白质、脂肪和糖类氧化后均可产生热能，可以按照适当比例进食，比如蛋白质占 15%，脂肪占 20%，糖类占 65%。孕早期，适当增加一些富含维生素的食物，可以谷物、蔬菜、水果为主。孕中期，胎儿的生长加速，孕妇的热量消耗和所需要的蛋白质比正常人增加 10%~20%，因此食物要以乳品、肉类、蛋类、蔬菜、水果为主。孕晚期，处于胎儿骨骼发育、皮下脂肪贮存、体重增加的阶段，孕妇除摄取适当的碳水化合物、蛋白质类食物外，还可适当增加脂肪性食物。

"第三个问题，除了饮食要注意外，有没有更简便的方法来判断营养状况呢？"我接着问道。

妊娠期体重监测非常重要，通过每天监测的体重数据，可以直接判断营养是否均衡，孕期比较理想的增长速度为妊娠早期总增长 1~2 千克，妊娠中期及晚期，每周增长 0.3~0.5 千克，总增长 10~12 千克，如果每周增重小于 0.3 千克或大于 0.5 千克，应该及时调整能量摄入，使其维持在科学的范围内，这样就不会出现营养不良或营养过剩的现象。

"最后一个问题，孕期为什么不能暴饮暴食？"我继续问十万君。

因为缺少科学的饮食知识，很多家庭认为，一旦怀孕了就一定要大补特补，错误的观念很容易造成暴饮暴食现象的发生，而这样的饮食行为，不但对孕妇和胎儿无利，还可能带来灾难性的不良后果。和非妊娠期的女性相比，妊娠期的女性更容易出现胃酸分泌降低，胃十二指肠运动下降，也更容易出现高血脂、高血糖、高雌激素状态，而这些都可能诱发消化功能紊乱、急性脂肪肝、妊娠性糖尿病、妊娠期急性胰腺炎的发生。

所以，妊娠期一定要保持营养的均衡，孕早期、孕中期和孕晚期，根据不同的情况及时调整饮食结构，太少或太多都不好，怎么吃，吃什么，这都是一门大学问。

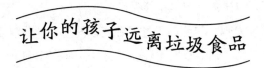

让你的孩子远离垃圾食品

　　说完了孕期究竟该怎么吃，我不得不冲十万君竖起了大拇指，食物与消化道的关系密不可分，但如何处理两者的关系，却真的是一门大学问。这需要全面的知识，也需要对人体消化道有深刻的了解，如果我们不能处理好两者的关系，身体将很快发出异常报警。

　　但是消化系统知识博大精深，作为一名合格的消化科医生，我们还需要关注另一个特殊群体，那就是儿童。新的问题是"儿童消化系统与成人相比，有哪些不同的地方？"

　　事实上，这并不能难倒十万君，他思考了一会儿回答道：儿童的消化系统与成人在结构上相同，它同样包括消化道和消化腺，但儿童的消化系统也有着独自的解剖和生理特点。

　　首先，婴儿的口底浅，尚不能及时吞咽所分泌的全部唾液，所以婴儿常常会发生生理性流涎。婴儿的食管呈漏斗状，食管下括约肌发育不成熟，控制能力差，所以也会常常发生胃食管反流。其次，婴儿的胃酸和各种酶的分泌都比成人少，所以消化功能差，由于贲门和胃底部肌张力低，而幽门括约肌发育良好，所以容易出现幽门痉挛而出现呕吐。婴儿的肠黏膜肌层发育差，肠系膜柔软而长，结肠无明显结肠带与脂肪垂，所以容易发生肠扭转和肠套叠。肠壁薄、通透性高、屏障功能差，肠内毒素容易进入体内，从而容易引起全身感染。最后，婴儿胆汁分泌较少，所以对脂肪的消化吸收功能较差，胰液和其消化酶的分泌易受外界影响，容易发生营养不良，婴儿时期肠道正常菌群脆弱，容易出现菌群失调，导致消化功能紊乱。

　　只有充分了解儿童的消化系统，我们才能更好地掌握食物的选择，才能保障他们的消化道更健康，说到这儿，我的第二个问题来了："儿童究竟该怎么吃？"

　　儿童的生长发育是一个连续渐进的动态过程，实际工作中我们将儿童年龄分为七期，包括胎儿期、新生儿期、婴儿期、幼儿期、学龄前期、学龄期和青春期。

　　每个时期儿童所需要的营养也是不同的，但总的来说，随着年龄的增长，生长发育也会越来越快，发育过程中营养的摄入就显得尤为重要。营养主要来源于蛋白质、脂肪、糖类、微量元素和维生素。蛋白质是构成机体组织和器官的重要成分，脂肪对于视网膜、脑、皮肤和肾脏功能的健全尤为重要，糖类为身体提供足够的能量，微量元素和维生素则在细胞代谢过程中发挥着至关重要的作用，所有这些营养都对儿童至关重要。

　　我满意地看着他，继续提问："那么，如何确保这些营养的均衡呢？"

　　对儿童来说，为了满足生长发育的需要，首先应该保证能量的供给，其次是蛋白质，最后才是脂肪，只有保持合适均衡的比例，才能避免代谢的紊乱。

　　举个简单的例子，如果摄入不足，就会出现蛋白质——能量营养不良，儿童会出现体重不增、体重下降、水肿、抵抗力下降、智力发育迟缓，长期得不到充足的营养，儿童的消化道还会出现消化液分泌减少、肠蠕动减弱、菌群失调。但如果摄入过多，又会出现儿童肥胖。研究发现，快餐、膨化食品、煎炸类食品、烧烤类食品、含糖饮料摄入过多，饮食不均衡，脂肪摄入过多，是导致儿童肥胖的主要原因。儿童肥胖不但会影响心肺功能，还会导致性早熟，有的孩子因为肥胖怕被别人讥笑而不愿与其他孩子交往，时间长了还会有心理障碍。

　　所以为了避免营养不良或营养过剩现象的出现，家长应该格外重视儿童的饮食结构。及时纠正儿童偏食、挑食和吃零食的不良习惯，对于营养不良的孩子，应该保证足够能量和蛋白质的摄入，对于营养过剩的孩子，则应该低脂肪、低糖饮食，同时要注意补充含有维生素和纤维素丰富的新鲜蔬菜和水果，说到这儿，很多家长可能会想到现在很流行的一个词，叫膳食纤维，其实膳食纤维指的就是不易被消化的食物营养素，主要包括纤维素、半纤维素、果胶、树脂和木质素，主要功能是吸收大肠水分、软化大便、促进肠蠕动，膳食纤维在肠道被细菌分解，还能产生短链脂肪酸，能够降低胆固醇。而膳食纤维可以从谷类、新鲜蔬菜和水果中就可获得。

食物里也有青春吗?

行医十年,我早已把青春献给了医学,但是今天,我还想和十万君谈一谈青春。

当年就读医学院的时候,我们用的教科书还是第六版,一晃那么多年过去了,十万君说现在已经改到第八版了。与时俱进,医学知识一直在更新,青春虽然早已停留在当年的那些教科书里,但年龄却随着新的知识一直在递增。

我让十万君说几个能突出青春特性的词汇,他想了一会,说了多愁善感和叛逆。

有关青春的词汇很多很多,年轻的时候,我们认为世界上所有的浪漫、自由都属于这个群体,但是再回头去看青春路,还真觉得多愁善感和叛逆特别合适。

所以我决定第三篇的考核,就与青春有关。

"食物中也有青春吗?"这是我的脑洞打开,十万君听了也吓了一跳。

你不得不承认,有时候和一个脑洞大开的学生待在一起,自己也会变得脑洞大开。

在我的行医生涯中,我也治疗过很多年轻的患者,从他们身上,我看到了青春涌动的活力,但是也看到了与青春有关的一些恶习,不管你承认不承认,它的确存在。

第一,有了青春,就可以想吃什么就吃什么。

年轻就是资本,任性叛逆,所以想怎么吃就怎么吃,想吃什么就吃什么。

不吃早餐,暴饮暴食,喜欢吃甜食、烧烤、辛辣刺激性食物,这是很多年轻人饮食的共性。如果你把这样的菜单放到一个老年人面前,他一定会摇头摆手,这都是年轻那会儿吃的了,现在不行了,哪一个都会让身体受不了。

而我们的消化道也和青春一样,永远都是那么的多愁善感,年轻时你怎么对它,日后它便怎么对你。很多年轻人以为身体棒棒,却忽视了不健康的饮食习惯对消化道的损伤,为何年轻患者罹患消化性溃疡、急性胰腺炎、脂肪肝的概率很高，饮食因素起着关键作用。

暴饮暴食和不规律进食习惯会破坏胃分泌的节律性，辛辣刺激、烧烤等食物则会破坏胃黏膜屏障，引起消化性溃疡，至于酗酒、高脂饮食，不但容易损伤肝脏，还容易损伤胰腺，从而诱发急性胰腺炎和脂肪肝。

第二，有了青春，就能远离癌症。

曾几何时，癌症离年轻人非常遥远，但是当我接诊了只有 25 岁的大肠癌患者时，我改变了自己的观点，当我碰到一个只有 17 岁的胃癌患者时，我彻底改变了自己的工作态度。

日后，碰到的每一位年轻患者，在诊断不清的时候，我都告诉自己，不能忽略癌症。

这是对患者负责，也是对自己负责，排除了癌症，皆大欢喜。但也应该冷静下来思考，如果不改变不健康的饮食习惯，下一次还会不会这么幸运？

明确了癌前病变甚至是癌症，更应该冷静下来思考，究竟是哪里出了问题？

现在很大一部分年轻人，自认为年轻就是资本，却忽视了自身健康，除了不健康的饮食外，熬夜、抽烟、缺少运动、多愁善感等，这些都增加了消化道疾病甚至癌症的发病风险，即便身体已经发出报警，但年轻人往往也不会重视，一拖再拖，等到医院检查的时候，往往已经病入膏肓。

所以有了青春，不等于就能远离癌症。只有保持良好的饮食习惯和生活方式，才能更好地降低患癌风险，才能让青春更美好。

第三，食物里的青春，应该是怎样的青春？

我和十万君在阔谈青春的时候，总能聊到很多共同话题，我们的青春里，食物真的占据重要地位，我想着自己当年在学校后门最爱吃的烧烤、臭豆腐和铁板炒粉，以及麦当劳、肯德基和鱿鱼丝，事实上这些食物对我的影响一直延续到现在，以致每一次经过这样的小店，我都会垂涎三尺，但一直在做着思想斗争。

最终，理智战胜冲动。作为一名医生，我每天和很多患者谈论健康饮食、健康生活方式，我了解任何一种高发的消化道疾病，我比任何人都清楚，哪些是垃圾食品，哪些是健康食品，很多时候，我们愿意吃垃圾食品，是因为首先吃习惯了，其次是太好吃了。

但随着时间的推移，这些被摄入消化道中的垃圾食品，会升高我们的血糖，提高我们的血脂，损伤我们的胃肠黏膜，诱发我们体内的基因突变，升高患癌风险。

与其拿垃圾食物来毁灭人生，倒不如保持一种健康的方式，让青春更健康更美好。

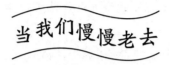

当我们慢慢老去

十万君特别喜欢赵照的一首歌《当你老了》，歌词里这样写着："当你老了，头发白了，睡意昏沉，当你老了，走不动了，炉火旁打盹……"

我突发奇想，问十万君："你觉得衰老的表现有哪些？"

十万君回答道：医学界对于衰老的定义是机体对环境的生理和心理适应能力进行性降低、逐渐趋向死亡的现象。从生理学上说，衰老是从受精卵开始一直进行到老年的个体发育史。从病理学上说，衰老是应激和劳损、损伤和感染、免疫反应衰退、营养失调、代谢障碍共同作用的结果。

但总的来说，衰老分为外在和内在表现，外在主要表现为头发变白、皮肤弹性降低、出现皱纹和老年斑、牙齿开始松动脱落、耳聋、眼花、驼背、脊柱变形等。

内在表现则主要是组织与器官的变化，比如头部会出现脑萎缩、脑动脉硬化，从而出现反应迟钝、记忆力障碍；比如心血管、心肌纤维逐渐萎缩，心肌细胞内脂褐质沉积，心瓣膜变得肥厚硬化、弹性降低，从而出现胸痛、气促、活动量降低。

十万君回答得十分正确，但今天，我们重点要说的则是消化系统。

随着年龄的增长，身体衰老的同时，我们的消化系统也会出现萎缩。我们都知道，消化系统包括消化道和消化腺，消化道包括口腔、咽、食管、胃、小肠和大肠，消化腺则包括口腔腺、肝、胰和消化管壁内的很多小腺体。

衰老，会带动整个消化系统的改变，打个比方，不会出现胃有改变而食管没改变。一荣俱荣，一衰俱衰，从口腔开始，我们的牙齿、牙龈都会发生萎缩性变化，牙齿将因此出现松动脱落，这时候，就不能咀嚼太硬或太粗糙的食物了。另外，酸辣冰冷等刺激性食物也会让牙齿和牙龈痛苦异常，伴随牙齿一起萎缩的是我们的唾液腺，唾液腺能够分泌唾液，可以帮助溶解食物，衰老后唾液腺的分泌也会减少，所以老年人常常会有口腔干燥的表现。

整个口腔黏膜和肌肉的萎缩，也会让吞咽变得有所困难。如果一次吃得太多，就可能导致食物不能很快进入食管，会产生一种噎住的感觉，因此进食需要细嚼慢咽。

衰老后，食管、胃、小肠和大肠的蠕动能力也都会减弱，因为食管下括约肌的功能障碍，食物可能更容易反流。另外，随着年龄的增长，老年人罹患反流性食管炎、食管癌的概率也会更大，食物还很容易在胃内潴留，引起腹部饱胀甚至幽门梗阻的现象。而在小肠和大肠的潴留，则容易引起便秘及肠梗阻。

各种消化腺的萎缩会让消化液及消化酶的分泌减少，因此食物的消化吸收就显得困难重重，我们年轻时可以一顿吃好几碗饭，但是老了还这么吃，就容易出现腹胀，这正是消化系统的萎缩，使得消化能力有限，如果消化负担过重，消化道就会报警。

最后，衰老还会伴随肿瘤的高发。这是因为消化功能障碍，食物在消化道内停留的时间会更长，食物代谢会产生一些废物，这些废物中的致癌成分会刺激消化道黏膜的异常增生。与此同时，随着年龄的增长，细胞的代谢更新也会减慢，容易出现基因突变的现象。

所以，当我们慢慢变老的时候，我们首先得保持一个良好的心态，只有服老才能更好地养老。如果不服老，还像年轻时那样，想怎么吃就怎么吃，消化道自然是无法承受的。

吃容易消化的食物，减少脂肪和糖类的摄入，适当补充优质蛋白质，坚持摄入一定量的新鲜蔬菜和水果，则能为我们补充一定的膳食纤维，对消化系统是大有裨益的。

我们还应该戒烟、戒酒。烟和烈酒都会刺激消化道黏膜的异常增生，也能诱导基因的突变，与之不同的是，我们应该保持规律的运动习惯，打太极拳、散步、游泳都是不错的选择，因为身体的衰老，也不再适合做高强度的运动，因为心脏会不堪重负。

最后，定期进行合适的检查能有效帮助我们发现消化道病变，比如胃肠镜检查能帮助我们发现胃和大肠病变，腹部彩超也能帮助我们判断肝脏、胆囊、胰腺是否健康。

参考
文献

[1] JANSSEN P, VANDEN B P, VERSCHUEREN S, et al. Review article: the role of gastric motility in the control of food intake [J]. Aliment Pharmacol Ther, 2011, 33(8): 880-894.

[2] CHEN J H, ZHANG Q, YU Y, et al. Neurogenic and myogenic properties of pancolonic motor patterns and their spatiotemporal organization in rats [J]. PLoS One, 2013, 8(4): e60474.

[3] ALBANIDOU-FARMAKI E, GIANNOULIS L, MARKOPOULOS A, et al. Outcome following treatment for Helicobacter pylori in patients with recurrent aphthous stomatitis [J]. Oral Dis, 2005, 11(1):22-26.

[4] 钟南山，赖克方. 重视慢性咳嗽的病因诊断与治疗 [J]. 中华结核和呼吸杂志，2005，28(11): 737.

[5] KINDT S, TACK J. Pathophysiology of noncardiac chest pain: not only acid[J]. Dis Mon, 2008, 54: 615-626.

[6] DELANEY B, MCCOLL K. Review article: Helicobacter pylori and gastrooesophageal reflux disease[J]. Aliment Pharmacol Ther, 2005, 22(Suppl 1): 32-40.

[7] GHOSH S K, JANIAK P, FOX M, et al. Physiology of the oesophageal transition zone in the presence of chronic bolus retention: studies using concurrent high resolution manometry and digital fluoroscopy[J]. Neurogastroenterol Motil, 2008, 20:750-759.

[8] MARTINEZ S D, MALAGON I B, GAREWAL H S, et al. Non-erosive reflux disease(NERD)-acid reflux and symptom patterns[J]. Aliment Pharmacol Ther.2003,17(4): 534-545.

[9]   DENT J, EL-SERAG H B, WALLANDER M A, et al.Epidemiology of gastroesophageal reflux disease: A systematic review[J]. Gut 2005, 54: 710-717.

[10] PRAKASH C , CLOUSE R E. wireless pH monitoring in patients with non-cardiac chest pain[J]. Am J Gastroenterol, 2006, 101(3): 446-452.

[11] EISEN G M, BARON T H, DOMINITZ J A, et al.Guideline for the management of ingested foreign bodies[J]. Gastrointest Endosc, 2002, 55: 802-806.

[12] 中华医学会消化内镜学分会 . 中国上消化道异物内镜处理专家共识意见 (2015 年，上海)[J]. 中华消化内镜杂志，2016，33(1)：19-25.

[13] 方莹 . 儿童消化道异物的内镜处理 [J]. 中华消化内镜杂志，2017，34(2)：80-82.

[14] CERRI, RUBEN W, CHRIS A. Evaluation and management of foreign bodies in the upper gastrointestinal tract [J]. Pediatric Case Reviews, 2003, 3(3): 150-156.

[15] JOSHI A A, BRADOO R A. A foreign body in the pharynx migrating through the internal jugular vein[J]. Am J Otolaryngol, 2003, 2: 89-91.

[16] KATSETOS M C, TAGBO A C, LINDBERG M P, et al. Esophageal perforation and mediastinitis from fish bone ingestion[J]. South Med J, 2003, 96(5): 516-520.

[17] 张效公 . 食管贲门外科学 [M]. 北京：中国协和医科大学出版社，2004：81-82.

[18] 李兆申 . 现代消化病药物治疗学 [M]. 北京：人民军医出版社 , 2005: 29-32.

[19] TONDREAU R L, KIRKLIN B R. Bezoars of the stomach[J]. Surg Clin North Am, 1950, 30(4): 1097-1108.

[20] NAVEAU S, POYNARD T, ZOURABICHVILI O, et al. Gastric phytobezoar destruction by Nd: YAG laser therapy[J]. Gastrointestinal Endoscopy, 1986, 32(6): 430-431.

[21] LADAS S D, TRIANTAFYLLOU K, TZATHAS C, et al. Gastric hytobezoars may be treated by nasogastric Coca-Cola lavage[J].European Journal of Gastroenterology & Hepatology, 2002,14(7): 801-803.

[22] GUPTA SURESH KUMAR, VERMA AMAR, BHARTI RAMESH, et al. Bizarre metal bezoar:a case report[J]. Indian J Surg, 2013, 75(Suppl 1): 356-358.

[23] BEOM JAE LEE, JONG-JAE PARK, HOOM JAI CHUN, et al.How good is cola for dissolution of gastric phytobezoars[J]. World J Gastroenterol, 2009, 15(18): 2265-2269.

[24] LIN C S, TUNG C F, PENG Y C, et al. Successful treatment with a combination of endoscopic injection and irrigation with coca cola for gastric bezoar-induced gastric outet obstrucyion [J]. J Chin Med Assoc, 2008, 71(1): 49-52.

[25] FRANCESCHI F, TORTORA A, GASBARRINI G, et al. Helicobacter pylori and extragastric diseases[J]. Helicobacter, 2014, 19 Suppl 1: 52-58.

[26] NAM S Y, RYU K H, PARK B J, et al. Effects of Helicobacter pylori infection and its eradication on lipid profiles and cardiovascular diseases[J]. Helicobacter, 2015, 20(2): 125-132.

[27] MANOLAKIS A, KAPSORITAKIS A N, POTAMIANOS S P. A review of the postulated mechanisms concerning the association of Helicobacter pylori with ischemic heart disease [J]. Helicobacter, 2007, 12(4): 287-297.

[28] VIZZARDI E, BONADEI I, PIOVANELLI B, et al. Helicobacter pylori and ischemic heart disease [J]. Panminerva Med, 2011, 53(3): 193-202.

[29] TAKAHASHI T, YUJIRI T, SHINOHARA K, et al. Molecular mimicry by Helicobacter pylori CagA protein may be involved in the pathogenesis of H.pylori-associated chronic idiopathic thrombocytopenic purpura [J]. Br J Haematol, 2004, 124(1): 91-96.

[30] SERIN E, GUMURDULU Y, KAYASELCUK F, et al.Halitosis in patients with Helicobacter pylori-positive non-ulcer dyspepsia: an indication for eradication therapy[J].European J Int Med, 2003, 14(1): 45-48.

[31] SUGANO K, TACK J, KUIPERS E J, et al. Kyoto global consensus report on Helicobacter pylori gastritis. Gut. 2015, 64:1353-1367.

[32] FALLONE C A, CHIBA N, VAN ZANTEN S V, et al.The Toronto Consensus for the Treatment of Helicobacter pylori Infection in Adults. Gastroenterology. 2016, 151: 51-69.

[33] GISBERT J P, PAJARES J M. Review article: 13C-urea breath test in the diagnosis

of Helicobacter pylori infection – a critical review[J]. Aliment Pharmacol Ther, 2004, 20(10): 1001-1017.

[34] STASI R, SARPATWARI A, SEGAL J B, et al. Effects of eradication of Helicobacter pylori infection in patients with immune thrombocytopenic purpura: a systematic review[J]. Blood, 2009, 113 (6): 1231-1240.

[35] MADISCH A, MIEHLKE S, NEUBER F, et al. Healing of lymphocytic gastritis after Helicobacter pylori eradication therapy -- a randomized, double-blind , placebo-controlled multicentre trial[J]. Aliment Pharmacol Ther, 2006, 23(4): 473-479.

[36] GHADIR M R, SHAFAGHI A, IRANIKHAH A, et al. Furazolidone, amoxicillin and omeprazole with or without bismuth for eradication of Helicobacter pylori in peptic ulcer disease[J]. Turk J Gastroenterol, 2011, 22 (1): 1-5.

[37] 中华医学会消化病学分会 H.pylori 学组 . 第四次全国 H.pylori 感染处理共识报告 [J]. 中华消化杂志，2012，32：655-661.

[38] 中华医学会消化病学分会 H.pylori 和消化性溃疡学组 . 第五次全国 H.pylori 感染处理共识报告 [J]. 中华消化杂志，2017，37(6)：364-378.

[39] ICHIKAWA H, SUGIMOTO M, SUGIMOTO K, et al. Rapid metabolizer genotype of CYP2C19 is a risk factor of being refractory to proton pump inhibitor therapy for reflux esophagitis [J]. J Gastroenterol Hepatol, 2016, 31(4): 716-726.

[40] MARTOS M, BUJANDA L, SALICIO Y, et al. Clarithromycin for first -line treatment of Helicobacter pylori infection after culture in high-resistance regions [J]. Eur J Gastroenterol Hepatol, 2014, 26(12): 1380-1384.

[41] SHIOTA S, SUZUKI R, YAMAOKA Y. The significance of virulence factors in Helicobacter pylori[J]. J Dig Dis, 2013, 14(7): 341-349.

[42] YAMAOKA Y. Mechanisms of disease: Helicobacter pylori virulence factors[J]. Nat Rev Gastroenterol Hepatol, 2010, 7(11): 629-641.

[43] SHIM J H, YOON J H, CHOI SS, et al. The effect of Helicobacter pylori CagA on the HER-2 copy number and expression in gastric cancer[J]. Gene, 2014, 546(2): 288-296.

[44] LJUNG R, MARTIN L, LAGERGREN J. Oral disease and risk of oesophageal and gastric cancer in a nationwide nested case-control study in Sweden[J]. Eur J Cancer, 2011, 47(14): 2128-2132.

[45] TURATI F, PELUCCHI C, GUERCIO V, et al. Allium vegetable intake and gastric cancer: a case-control study and meta-analysis[J]. Mol Nutr Food Res, 2015, 59(1): 171-179.

[46] BENZON LARSEN S, VOGEL U, CHRISTENSEN J, et al. Interaction between ADH1C Arg(272)Gln and alcohol intake in relation to breast cancer risk suggests that ethanol is the causal factor in alcohol related breast cancer[J]. Cancer Lett, 2010, 295(2): 191-197.

[47] YODA Y, TAKESHIMA H, NIWA T, et al. Integrated analysis of cancerrelated pathways affected by genetic and epigenetic alterations in gastric cancer[J]. Gastric Cancer, 2015, 18(1): 65-76.

[48] CURRIER M B, NEMEROFF C B. Depression as a risk factor for cancer: from pathophysiological advances to treatment implications[J]. Annu Rev Med, 2014, 65: 203-221.

[49] AJANI J A, BENTREM D J, Besh S, et al. National Comprehensive Cancer Network. Gastric cancer, version2.2013: featured updates to the NCCN Guideline [J]. J Natl Compr Canc Netw, 2013, 11(5): 531-546.

[50] CHOI K S, JUNG H Y, CHOI K D, et al. EMR versus gastrectomy for intramucosal gastric cancer: comparison of long-term outcomes[J]. Gastrointest Endosc, 2011, 73(5): 942-948.

[51] CHIU P W, TEOH A Y, TO K F, et al. Endoscopic submucosal dissection(ESD) compared with gastrectomy for treatment of early gastric neoplasia: a retrospective cohort study[J]. Surg Endosc, 2012, 26(12): 3584-3591.

[52] CORREA P, PIAZUELO M B. The gastric precancerous cascade[J]. J Dig Dis, 2012, 13(1): 2-9.

[53] LAUWERS G Y, CARNEIRO F, GRAHAM D Y, et al. Gastric carcinoma[M]// Bosman FT, Carneiro F, Hruban RH, et al. WHO classification of tumours of the

digestive system. 4thed. Lyon: IARC, 2010: 48-68.

[54] SHIKATA K,KIYOHARA Y,KUBO M, et al.A prospective study of dietary salt intake and gastric cancer incidence in a defined Japanese population:the Hisayama study[J]. Int J Cancer, 2006, 119(1): 196-201.

[55] LOH Y H, JAKSZYN P, LUBEN R N, et al.Nitroso compounds and cancer incidence:the European Prospective Investigation into Cancer and Nutrition (EPIC)-Norfolk Study[J]. Am J Clin Nutr, 2011, 93(5): 1053-1061.

[56] EOM B W, JOO J, KIM S, et al. Prediction Model for Gastric Cancer Incidence in Korean Populatoin[J]. PloS One, 2015, 10(7): e0132613.

[57] TANAKA S, TERASAKI M, KANAO H, et al. Current status and future perspectives of endoscopic submucosal dissection for colorectal tumors. Dig Endosc, 2012, 24(Suppl 1): 73-79.

[58] SCHERNHAMMER E S, LEITZMANN M F, MICHAUD D S, et al. Cholecystectomy and the risk for developing colorectal cancer and distal colorectal adenomas[J]. Br J Cancer, 2003, 88(1): 79-83.

[59] STEIN K, BOROWICKI A, SCHARLAU D, et al. Effects of synbiotic fermentation products on primary chemoprevention in human colon cells[J]. J Nutr Biochem, 2012, 23(7): 777-784.

[60] SCHULZ M D, ATAY C, HERINGER J, et al. High – fat-diet-mediated dysbiosis promotes intestinal carcinogenesis independently of obesity[J]. Nature, 2014, 514 (7523): 508-512.

[61] IMPERIALE T F, RANSOHOFF D F, et al.Risk for colorectal cancer in persons with a family history of adenomatous polyps: a systematic review[J]. Ann Intern Med, 2012, 156(10): 703-709.

[62] IMPERIALE T F. Aspirin and the prevention of colorectal cnacer[J] .N Engl J Med, 2003, 348: 879-880.

[63] ROY H K, KAROLSKI W J. WALI R K, et al.The nonsteroidal anti-inflammatory drug,nabumetone,differentially inhibits beta-catenin signaling in the MIN mouse and azoxymethane-treated rat models of colon carcinogenesis[J]. Cancer Lett,

2005, 217: 161-169.

[64] LEVY R. Sulindac in familial adenomatous polyposis[J]. N Engl J Med. 2002, 347: 615.

[65] 中华预防医学会微生态学分会 . 中国消化道微生态调节剂临床应用专家共识 [J]. 中国实用内科杂志，2016，36(10)：858-869.

[66] FURUSAWA Y, OBATA Y, FUKUDA S, et al. Commensal microbe-derived butyrate induces the differentiation of colonic regulatory T cells[J]. Nature, 2013, 504(7480): 446-450.

[67] MATRICON J, MELEINE M, GELOT A, et al. Review article: associations between immune activation, intestinal permeability and the irritable bowel syndrome[J]. Aliment Pharmacol Ther, 2012, 36(11-12): 1009-1031.

[68] ANDERSON J L, EDNEY R J, WHELAN K. Systematic review: faecal microbiota transplantation in the management of inflammatory bowel disease[J]. Aliment Pharmacol Ther, 2012, 36(6): 503-516.

[69] DIGNASS A, LINDSAY J O, STURM A, et al. Second European evidencebased consensus on the diagnosis and management of ulcerative colitis. Part 2: current management[J]. J Crohns Colitis, 2012, 6(10): 991-1030.

[70] ORLANDO A, RUSSO F. Retraction note to: intestinal microbiota, probiotics and human gastrointestinal cancers[J]. J Gastrointest Cancer, 2013, 44(4): 491.

[71] VA SIJEVIC T, SHAH N P, Probiotics-From Metchnikoff to bioactives[J]. International dairy journal, 2008, 18: 969-975.

[72] BENGMARK S. Colonic Food: Pre - and Probiotics[J]. American Journal of Gast roenterlolgy, 2006, 95: 5-7.

[73] WHELAN K, MYERS C E. Safety of probiotics in patients receiving nutritional support: a systematic review of case reports, randomized controlled trials, and nonrandomized trials[J]. Am J Clin Nutr, 2010, 91: 687-703.

[74] Center for Disease Control and Prevention. Detection of Enterobacteriaceae isolates carrying metallo-beta-lactamase-United States, 2010[J]. MMWR Morb Mortal Wkly Rep, 59(24): 750.

[75] ABE F, MUTO M, YAESHIMA T, et al. Safety evaluation of probiotic bifidobacteria by analysis of mucin degradation activity and translocation ability[J]. Anaerobe, 2010, 16(2): 131-136.

[76] FONG Y M,SUN R L, JARNAGIN W, et al. An anslysis of 412 cases of HCC at a western center[J]. Ann. Surg, 1999, 22(6): 79.

[77] CHUANG S C, LA VECCHIA C, BOFFETTA P. Liver cancer: descriptive epidemiology and risk factors other than HBV and HCV infection[J]. Cancer Lett 2009, 286: 9-14.

[78] LIM S G, MOHAMMED R, YUEN M F, KAO J H. Prevention of hepatocellular carcinoma in hepatitis B virus infection[J]. J Gastroenterol Hepatol 2009, 24: 1352-1357.

[79] LABBE G, PESSAYRE D, FROMENTY B. Drug -induced liver injury through mitochondrial dysfunction:mechanisms and detection during preclinical safety studies[J]. Fundam Clin Pharmacol, 2008, 22: 335-353.

[80] PESSAYRE D, MANSOURI A, BERSON A, et al. Mitochondrial involvement in drug-induced liver injury[J]. Handb Exp Pharmacol, 2010, 196: 311-365.

[81] MENDY M E, WELZEL T, LESI O A, et al. Hepatitis B viral load and risk for liver cirrhosis and hepatocellular carcinoma in The Gambia, West Africa[J]. J Viral Hepat, 2010, 17(2): 115.

[82] TERRAULT N A. Benefits and risks of combination therapy for hepatitis B[J]. Hepatology, 2009, 49(5 suppl): S 122 -128.

[83] PAPADOPOULOS V P, CHRYSAGIS D N, PROTOPAPAS A N, et al. Peginterferon alfa-2b as monotherapy or in combination with lamivudine in patients with HBeAg-negative chronic hepatitis B: a randomized study[J]. Med Sci Monit, 2009, 15(2): CR 56 -61.

[84] TERRAULT N A, BZOWEJ N H, CHANG K M, et al. AASLD guidelines for treatment of chronic hepatitis B [J]. Hepatology, 2016, 63 (1): 261-283.

[85] SARIN S K, KUMAR M, LAU G K, et al. Asian-Pacific clinical practice guidelines on the management of hepatitis B: a 2015 update[J]. Hepatol Int, 2016,

10(1): 1-98.

[86] MARTIN P, LAU D T, NGUYEN M H, et al. A treatment algorithm for the management of chronic hepatitis B virus infection in the United States: 2015 Update[J]. Clin Gastroenterol Hepatol, 2015, 13(12): 2071-2087.

[87] SINGH A E, PLITT S S, OSIOWY C, et al. Factors associated with vaccine failure and vertical transmission of hepatitis B among a cohort of Canadian mothers and infants[J]. J Viral Hepat, 2011, 18: 468-473.

[88] CHU C M, LIAW Y F. Prevalence of and risk factors for hepatitis B viremia after spontaneous hepatitis B surface antigen seroclearance inhepatitis B carriers[J]. Clin Infect Dis, 2012, 54: 88-90.

[89] SEO S I, KIM H S, KIM W J, et al. Diagnostic value of PIVKA-II and alpha-fetoprotein in hepatitis B virus-associated hepatocellular carcinoma[J]. World J Gastroenterol, 2015, 21: 3928-3935.

[90] LAMPERTICO P, MAINI M, PAPATHEODORIDIS G. Optimal management of hepatitis B virus infection-EASL Special Conference[J]. J Hepatol, 2015, 63: 1238-1253.

[91] 中华医学会肝病学分会, 中华医学会感染病学分会. 慢性乙型肝炎防治指南 (2010 年版)[J]. 中华肝脏病杂志, 2011, 19: 13-14.

[92] HEATHCOTE E J, MARCELLIN P, BUTI M, et al. Three-year efficacy and safety of tenofovir disoproxil fumarate treatment for chronic Hep-atitis B[J]. Gastroenterology, 2011, 140: 132-143.

[93] BANKS P A, BOLLEN T L, DERVENIS C, et al. Classification of acute pancreatitis-2012: revision of the Atlanta classification and definitions by international consensus[J]. Gut, 2013, 62 (1): 102-111.

[94] ZAHEER A, SINGH V K, QURESHI R O, et al. The revised Atlanta classification for acute pancreatitis: updates in imaging terminology and guidelines[J]. Abdom Imaging, 2013, 38 (1): 125-136.

[95] BABU R Y, GUPTA R, KANG M, et al. Predictors of surgery in patients with severe acute pancreatitis managed by the step-up approach [J]. Ann Surg, 2013,

257(4): 737-750.

[96] VAN BAAL M C, BESSELINK M G, BAKKER O J, et al. Timing of cholecystectomy after mild biliary pancreatitis: a systematic review[J]. Ann Surg, 2012, 255 (5): 860-866.

[97] MITSUNOBU M, HIROSHI T, AKIYOSHI N. Endoscopic removal of heterotopic pancreas for the relief of symptoms[J]. The American Journal of Gastroenterology, 2002, 97(12): 3205-3206.

[98] YOKOE M, TAKADA T, MAYUMI T, et al. Japanese guidelines for the management of acute pancreatitis: Japanese Guidelines 2015 [J]. J Hepatobiliary Pancreat Sci, 2015, 22(6): 405-432.

[99] TENNER S, BAILLIE J, DEWITT J, et al. American College of Gastroenterology guideline: management of acute pancre-atitis[J]. Am J Gastroenterol, 2013, 108(9): 1400-1415.

[100] MAYERLE J, HOFFMEISTER A, Werner J, et al. Chronic pancreatitis-definition, etiology, investigation and treatment[J]. Dtsch Arztebl Int, 2013, 110(22): 387-393.

[101] ISSA Y, BRUNO M J, BAKKER O J, et al. Treatment options for chronic pancreatitis[J]. Nat Rev Gastroenterol Hepatol, 2014, 11(9): 556-564.

[102] RODRIGEUZ A A, BERQUIST W, BINGHAM D. Gastric outlet obstruction caused by heterotopic pancreas in an adolescent[J]. Dig Dis Sci, 2015, 60(4): 835-837.

[103] WOOIL KWON, JIN-YOUNG JANG, SEUNG EUN LEE, et al. Clinicopathologic Features of Polypoid Lesions of the Gallbladder and Risk Factors of Gallbladder Cancer[J]. J Korean Med Sci, 2009, 24: 481-487.

[104] HEBER DAVID. Vegetables, fruits and phytoestrogens in the prevention of diseases[J]. J Postgrad Med, 2004, 50(2): 145-149.

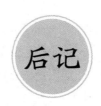

后记

半年前，我开始着手准备《肠胃知道答案——发现人体消化之旅》科普图书的创作，半年后，写完最后一节"当我们慢慢老去"，整个世界一下子变得格外安静，我打开窗户，看到无边的夜色，恍然想到了四个字，尘埃落定。

著名作家弗兰兹·卡夫卡（Franz Kafka）曾说过，为了我的写作，我选择孤独。

半年的时间里，我查看了国内外上百万字的医学文献，书海茫茫，字潮滚滚，我仿佛又回到了医学生时代，对知识的渴望胜于一切，然后那些生动的文字在我的脑海里不停跳跃，它们逐渐形成雏形，在漫长的时间里，通过敲击键盘，我将它们整理出来。

牛顿曾经说过，如果说我看得比别人更远一些，那是因为我站在巨人的肩膀上。

我常常以此自勉，虽然《肠胃知道答案——发现人体消化之旅》科普图书创作出来了，但是正因为那数百万字的医学文献，正因为无数消化界前辈呕心沥血的研究成果，正因为借鉴与学习，正因为崇拜与思考，才孕育了这本书，并让它有了科学性。

所以要感谢的人，真的很多很多。

首先，我要感谢消化界的同行和前辈，他们诸多研究非常精彩，正因为有了他们的努力，才让我们这些临床一线的医生有了学习参考的医学论文、著作、图书、视频，甚至是更新很快的临床指南，这些丰富的精神食粮，也让我眼界大开，受益匪浅。

其次，我要感谢本书的责任编辑，清华大学出版社的张宇老师，谢谢她给了我这一次施展才华的机会，让我在科普创作上更上一层楼。半年的时间里，无论在选题，还是书名，还是文章内容方面的修订，她都给予了莫大的帮助和指导。

最后，我还要感谢为本书绘制了精彩插图的璇子，感谢烧伤超人阿宝、科普作家云无心、科普作家子琳对本书的倾情推荐，感谢中南大学湘雅医学院附属株洲医院院长蔡安烈和郑州大学第一附属医院消化病院院长刘冰熔为本书倾情作序，正因有了你们，才让本书更加出彩。

然后，写完这些感谢的话后，我的眼睛突然湿润了。

我很幸福，当我把要出版科普书的消息告诉我的朋友、老师时，他们说，什么时候出版，我们一定都来买，彬彬写的科普，一定要看。

在写此书之前，其实我已经累计发表了上百万字的科普文章，我在网络上开通了微信公众号、头条号、微博，成立了自己的新媒体，有了自己的粉丝群。

很多患者经我诊治，然后也读过我的科普文章，我很庆幸，自己的努力能给他们带来科学的健康知识，让他们知道了如何认识疾病、预防疾病和对待疾病，在交流心得的同时，我和很多患者也都成了很好的朋友。

记得一位患者曾对我说过，写科普文章真的很不容易。

作为一名临床一线医生，每天都有大量的工作要做，查房、开医嘱、写病历、医患沟通、处理危急重症患者。除了要坚持天天查房，我们还要倒夜班，对医生来说，时间真的很宝贵。写科普文章要挤出时间，即便再累再忙也要写，为什么，就是因为优秀的科普文章能够让更多的人得到帮助。

就像一种常见的消化道疾病的预防和治疗，你和患者面对面，能花半个小时完全说清楚就很不错了，但如果你理论结合实际，通过生动的语言将它们记录下来，想想看，一篇点击达到"10万+"的科普文章，又能让多少人获益？而你的患者，在出院后依然可以看到你的文章，采取正确的预防措施，从而远离疾病的困扰，他会觉得你这样的医生真的很靠谱。

正因科普的重要，所以它越来越受欢迎，科普可以帮助更多的人，也可以快速消灭更多的谣言，让一些居心叵测者原形毕露，正因如此，科普在很多医院都备受重视。

比如不久前浙江大学发布的一则通知，浙大在校师生在主流媒体及其"两微一端"发表的文章将可认定为国内权威、核心、一级等学术期刊论文，纳入晋升评聘和评奖评优。

再比如山西省卫计委的一则通知，在全国率先把撰写科普文章纳入了2017

年度全省卫生系列高级专业技术职务任职资格评审条件。从单纯重视 SCI 论文，到提升科普的重要性日益显现，之所以如此，正是因为科普文章不但重在科学性，还重在普及，而在大众里也能普及这是 SCI 论文无法做到的。

在《肠胃知道答案——发现人体消化之旅》创作完之后，我的眼泪洒满键盘，有苦有乐、有酸有甜，它并非一种味道，所以才会让我如此刻骨铭心，我看着这些规整的宋体文字，在半年的时间里，我赋予了它们生命，这眼泪，便是为生命而流。

当然，世界上尚无十全十美的杰作，即便我对每一篇科普文章都认真备至，但依然难以保证它们的完美无瑕。医学领域科研进展非常快，每天都会出现很多新内容及新的研究成果，所以书中难免会有观点落后甚至出错的地方，也请更多的同行、朋友、老师给予指正，不胜感激。

部分图片取自网络，如有侵权，请及时联系我。

丁彬彬